Suchtproblematik

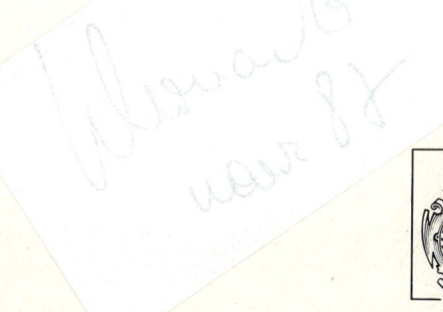

Bericht über die 5. Wissenschaftliche Tagung
der Deutschen Gesellschaft für Suchtforschung
und Suchttherapie
in Berlin 1984

Tagungspräsident:
Dietrich Kleiner

## Danksagung

Wir danken dem Bundesministerium für Jugend, Familie, Frauen
und Gesundheit und dem Senator für Wirtschaft und Verkehr,
Berlin, für die finanzielle Zuwendung zur Durchführung der
Tagung 1984.

Darüber hinaus hat das Bundesministerium für Jugend, Familie,
Frauen und Gesundheit beachtliche Mittel zum Ankauf des
Berichtbandes zur Verfügung gestellt. Dafür bedanken wir uns
ebenfalls.

Berlin, im September 1986      Deutsche Gesellschaft für
                               Suchtforschung und Suchttherapie

# Langzeitverläufe bei Suchtkrankheiten

Herausgegeben
von Dietrich Kleiner

im Auftrag des Vorstands
der Deutschen Gesellschaft für
Suchtforschung und Suchttherapie

Mit 38 Abbildungen und 80 Tabellen

Springer-Verlag
Berlin Heidelberg New York
London Paris Tokyo

Dr. med. Dietrich Kleiner
Händelallee 7
1000 Berlin 21

ISBN 3-540-17259-9 Springer-Verlag Berlin Heidelberg New York
ISBN 0-387-17259-9 Springer-Verlag New York Heidelberg Berlin

CIP-Kurztitelaufnahme der Deutschen Bibliothek: *Langzeitverläufe bei Suchtkrankheiten:* [in Berlin, Mai 1984]/hrsg. von Dietrich Kleiner im Auftr. d. Vorstands d. Dt. Ges. für Suchtforschung u. Suchttherapie. – Berlin; Heidelberg; New York; London; Paris; Tokyo: Springer, 1987.
(Bericht über die ... wissenschaftliche Tagung der Deutschen Gesellschaft für Suchtforschung und Suchttherapie; 5)
(Schriftenreihe zur Suchtproblematik)
ISBN 3-540-17259-9 (Berlin...)
ISBN 0-387-17259-9 (New York...)
NE: Kleiner, Dietrich [Hrsg.]; Deutsche Gesellschaft für Suchtforschung und Suchttherapie: Bericht über die...

Fotosatz: Brühlsche Universitätsdruckerei, Gießen
Offsetdruck: Heenemann, Berlin; Bindearbeiten: Lüderitz & Bauer, Berlin
2119/3020-543210

# Vorwort

Die Deutsche Gesellschaft für Suchtforschung und Suchttherapie
e. V. wurde 1978 in Berlin gegründet, um entsprechend dem
multidisziplinären Charakter des Suchtphänomens, Praktikern
und Wissenschaftlern unterschiedlicher Fachrichtungen ein Forum
zum Erfahrungs- und Gedankenaustausch zu bieten[1]. Nach
Tagungen in Nürnberg, Bochum, Freiburg und Würzburg kehrte
die Gesellschaft zur Durchführung ihrer 5. Wissenschaftlichen
Tagung an ihren Gründungsort Berlin zurück.

Thema der Tagung und des vorliegenden Bandes ist der der-
zeitige Stand von Nachuntersuchungen und Heilungsaussichten bei
den verschiedenen Abhängigkeitserkrankungen. Wegen der Vielzahl der angemeldeten Referate, auch aus dem benachbarten
Ausland, wurden erstmals zusätzlich Poster vorgestellt. Der Band
enthält alle Referate einschließlich der Posterdarstellungen.

Leider hat sich die Fertigstellung dieses Bandes ungewöhnlich
lange verzögert: Da ein neuer Verlag für die Veröffentlichung
gefunden werden mußte, waren umfangreiche und zeitaufwendige
Verhandlungen mit mehreren Interessenten notwendig. Insbesondere sollte sichergestellt werden, daß in Zukunft die Publikationen
der Gesellschaft kontinuierlich von einem Verlag herausgegeben
werden.

Im Namen des Vorstandes der Gesellschaft möchte ich mich bei
allen Kollegen bedanken, die durch einen Vortrag oder ein Poster
zu unserer Tagung beigetragen haben. Mein Dank gilt weiterhin
Frau Göcke für die hervorragende Vorbereitung und Organisation,
meinen jungen Freunden von Synanon/Berlin für ihre technische
Hilfestellung sowie Frau von Bilderling für die umfangreichen

---

[1] Geschäftsstelle der Deutschen Gesellschaft für Suchtforschung und
Suchttherapie e. V.: Westring 2, D-4700 Hamm 1, Frau Edith Göcke.

Arbeiten bei der Publikation dieses Bandes. Zuletzt möchte ich mich bei den verschiedenen Behörden für ihre finanzielle Unterstützung der Tagung bedanken.

Berlin, September 1986                    Dietrich Kleiner
                                          Herausgeber

# Vorwort

Langzeitverläufe von behandelten und unbehandelten Abhängigen standen im Mittelpunkt der 5. Wissenschaftlichen Tagung der Deutschen Gesellschaft für Suchtforschung und Suchttherapie im Mai 1984 in Berlin. Die Thematik ergab sich direkt aus der Entwicklung der therapeutischen Versorgung in den letzten 10–15 Jahren: Im Zusammenhang mit dem intensiven Ausbau der ambulanten und stationären Einrichtungen für Alkohol- und Drogenabhängige ab etwa 1970 traten Fragen nach der Effektivität und Qualität der therapeutischen Angebote zunehmend in den Vordergrund. Die daraufhin durchgeführten Katamnesen hatten jedoch für viele Mitarbeiter lediglich eine Legitimationsaufgabe. Sie sollten Versicherungsträger und die Öffentlichkeit davon überzeugen, daß die Kosten für die aufwendige Behandlung von Abhängigen sinnvoll eingesetzt sind. Der empfundene Legitimationsdruck hat zeitweilig dazu geführt, daß Mitarbeiter therapeutischer Einrichtungen Ängste und Ablehnung gegenüber der Durchführung von Katamnesen entwickelt haben. Diese Reaktion mag aus der damaligen Zeit und Entwicklung heraus teilweise verständlich sein. Die bisherigen Ergebnisse haben jedoch gezeigt, daß generell an der Legitimation der derzeitigen Behandlungsformen nicht mehr gezweifelt werden kann, auch wenn im Einzelfall noch viele Verbesserungen notwendig sind und manche Fragen offen bleiben.

Die in diesem Band zusammengefaßten Arbeiten der Tagung zeigen einen deutlichen Fortschritt in der Qualität der Katamneseforschung in den letzten Jahren, z. B. im bezug auf die methodische Anlage, die Messung der therapeutischen Effekte oder die verbesserte Datengrundlage aufgrund höherer Fallzahlen. Ein Problem bleibt allerdings nach wie vor die Abgrenzung der Effekte von Spontanremissionen.

Unter den deutschsprachigen Katamnesen ist der Typ der globalen „Legitimationskatamnese" noch vorherrschend. Dies ist zwar vor dem Hintergrund der oben beschriebenen Entwicklung verständlich, doch kann mit solchen Katamnesen der gegenwärtige Wissensstand in diesem Bereich kaum noch sinnvoll erweitert werden. In Zukunft müssen mehr und mehr differenzierte Katamnesen mit dem Ziel durchgeführt werden, in einem adaptiven Prozeß aus den Ergebnissen für die Verbesserung der therapeutischen Versorgung zu lernen. Insofern markiert die Tagung in Berlin eine Zäsur für die Weiterentwicklung der Katamneseforschung.

München, September 1986     Gerhard Bühringer
                            im Auftrag des Vorstandes
                            der Deutschen Gesellschaft
                            für Suchtforschung
                            und Suchttherapie

# Autorenverzeichnis

Benos, J., Priv.-Doz., Dr. med., Rhein-Haardt-Klinik,
Sonnwendstraße 86, 6702 Bad Dürckheim

Bühringer, G., Dr., Max-Planck-Institut für Psychiatrie,
Projektgruppe Rauschmittelabhängigkeit, Parzivalstraße 25,
8000 München 40

Bschor, F., Prof. Dr. med., Institut für Rechtsmedizin der FU
Berlin, Hittfortstraße 18, 1000 Berlin 33

Dehmel, S., Max-Planck-Institut für Psychiatrie, Projektgruppe
Rauschmittelabhängigkeit, Parzivalstraße 25, 8000 München 40

Engelhardt, B., Schloßpark-Klinik, Heubnerweg 2, 1000 Berlin 19

Fahrenkrug, W. H., Dr., Albert-Ludwigs-Universität,
Abt. für Med. Soziologie, Erwinstr. 58, 7800 Freiburg

Feuerlein, W., Prof. Dr. med., Max-Planck-Institut für Psychiatrie,
Kraepelinstraße 10, 8000 München 40

Grönbladh, L., B. Sc., Ulleraker Hospital, S-75017 Uppsala

Fiala, V., Dr., Triester Straße 78, A-2620 Neunkirchen (NÖ)

Geibel, O., Dr. med., Psychiatrisches Landeskrankenhaus
Weissenau, 7980 Ravensburg-Weissenau

Hanel, E., Dipl.-Psych., Max-Planck-Institut für Psychiatrie, Projektgruppe Rauschmittelabhängigkeit, Parzivalstraße 25, 8000 München 40

Jung, U., Dipl.-Psych., IFT - Institut für Therapieforschung, Parzivalstraße 25, 8000 München 40

Klett, F., Dipl.-Psych., Max-Planck-Institut für Psychiatrie, Projektgruppe Rauschmittelabhängigkeit, Parzivalstraße 25, 8000 München 40

Korczak, D., Dr., Infratest Gesundheitsforschung, Landsberger Straße 338, 8000 München 21

Ladewig, D., Prof. Dr. med., Psychiatrische Universitätsklinik, Wilhelm-Klein-Straße 27, CH-4025 Basel

Müller, N., Dr. med., Universitätsnervenklinik, Nußbaumstraße 7, 8000 München 2

Pfeiffer-Beck, M., Dipl.-Sozialwirtin, Psychiatrische Universitätsklinik, Schwabachanlage 10, 8520 Erlangen

Piesiur-Strehlow, B., Dr. med., Psychiatrische Universitäts-Klinik, v.-Sieboldstraße 5, 3400 Göttingen

Poser, W., Prof. Dr. med., Psychiatrische Universitäts-Klinik, v.-Sieboldstraße 5, 3400 Göttingen

Presslich, O., Dr. med., Allgemeines Krankenhaus der Stadt Wien, Psychiatrische-Universitätsklinik, Lazarettgasse 14, A-1097 Wien

Raschke, P., Dr., Universität Bielefeld, Fakultät für Soziologie, Universitätsstraße 1, 4800 Bielefeld 1

Rink, J., Dr., Friedrich-Ebert-Anlage 31, 6900 Heidelberg

Rommelspacher, H., Prof. Dr., Freie Universität Berlin,
Universitätsklinikum Charlottenburg, Psychiatrische Klinik
(WE 12), Abt. für Neuropsychopharmakologie, Ulmenallee 30,
1000 Berlin 19

Rothenbacher, H., Dr. med., Leiter des Bereichs für Suchtkrankheiten im Psychiatrischen Landeskrankenhaus Weissenau,
Kirchstraße 3, 7980 Ravensburg-Weissenau

Steinhausen, H.-Ch., Prof. Dr. Dr., Psychiatrische und
Neurologische Klinik der FU Berlin, Abteilung für Psychiatrie
und Neurologie des Kindes, Platanenallee 23, 1000 Berlin 19

Szabo, K., Synanan International, Bernburger Straße 24/25,
1000 Berlin 61

Trabert, W., Dr. med., Universitätsklinik - Psychiatrie,
6650 Homburg/Saar

Uchtenhagen, A., Prof. Dr. med., Direktor, Sozialpsychiatrischer
Dienst der Psychiatrischen Universitätsklinik, Lenggstraße 31,
CH-8029 Zürich

Watzl, H., Dr., Universität Konstanz, Sozialwissenschaftliche
Fakultät/Psychologie, Postfach 5560, 7750 Konstanz

Wille, R., Dr. med., Leiter der Jugend- und Drogenberatung des
Stadtjugendamtes München, Augustenstraße 47 Rgb.,
8000 München 2

Wolf, B., Dr. med., Psychiatrische Klinik der Universität,
Nußbaumstraße 7, 8000 München 2

# Inhaltsverzeichnis

## Langzeituntersuchungen bei Drogenabhängigen

## Freie Beiträge

## Poster

# Forschungsgrundlagen

# Standards für die Durchführung von Katamnesen bei Abhängigen: Ergebnisse einer Arbeitsgruppe der Deutschen Gesellschaft für Suchtforschung und Suchttherapie

G. Bühringer

## Zusammenfassung

Es wird zunächst auf die Entwicklung der Katamneseforschung in den letzten Jahren eingegangen. Unterschiedliche Funktionen von Katamnesen werden diskutiert, die mangelnde Vergleichbarkeit bisheriger Studien an Beispielen gezeigt. Anschließend wird die Zielsetzung der Arbeitsgruppe der Deutschen Gesellschaft für Suchtforschung und Suchttherapie bei der Entwicklung von Katamnesestandards dargestellt. Die Themenbereiche der Standards werden mit Beispielen erläutert.

## Einführung

Im folgenden werden die Ergebnisse einer Arbeitsgruppe der Deutschen Gesellschaft für Suchtforschung und Suchttherapie zur Entwicklung von Katamnesestandards vorgestellt (Deutsche Gesellschaft für Suchtforschung und Suchttherapie 1985).

Noch vor einigen Jahren wurden Katamnesen teilweise heftig kritisiert oder zumindest mißtrauisch beobachtet. Viele Personen zweifeln erst recht an der Notwendigkeit von Katamnesestandards. Solche Vorbehalte sind ernst zu nehmen, zumindest, wenn wir wollen, daß die Standards in der Zukunft auch genutzt werden. Es soll deshalb zunächst auf die Begründung eingegangen werden, warum wir einerseits Katamnesen und andererseits Katamnesestandards für notwendig halten.

## Warum Katamnesen?

Katamnesen haben in der Forschung eine relativ junge Geschichte und eine Vielfalt unterschiedlicher Funktionen. Dies gilt speziell für den Abhängigkeitsbereich wie auch generell für die gesamte Psychotherapieforschung. Ab etwa 1950 wurden Ergebnisse erster kontrollierter Therapieexperimente publiziert, ab etwa 1970 in größerer Anzahl (für eine Einführung vgl. Revenstorf 1984). Unsere

3

**Tabelle 1.** Übersicht über mögliche Funktionen katamnestischer Untersuchungen

|  | Forschungs-orientierte Fremdkatamnesen | Einrichtungs-interne Katamnesen |
|---|---|---|
| Dokumentation | × | × |
| Kontrolle/Legitimation | × | |
| Bedingungsanalyse | × | |
| Therapieverbesserung | × | × |
| Indikationsstellung | × | |

These lautet, daß Katamnesen im Abhängigkeitsbereich um so mehr für die Verbesserung der Therapie benötigt werden, je komplexer und vielfältiger die vorhandenen therapeutischen Maßnahmen werden. Dies soll im folgenden begründet werden.

Als Ende der 60er Jahre die Behandlung von Alkohol- und Drogenabhängigen erstmals in der Bundesrepublik Deutschland unter fachlichen Gesichtspunkten analysiert wurde, waren die therapeutischen Maßnahmen in der Regel einfach und für alle Klienten nahezu identisch strukturiert. Mängel waren für Wissenschaftler wie Praktiker so offensichtlich, daß zunächst die Beobachtung des therapeutischen Vorgehens und der Organisationsstruktur genügte, um Verbesserungsvorschläge machen zu können (vgl. z. B. Bühringer 1981).

Die Aufgabe von Katamnesen war v. a. die der Dokumentation des damals noch relativ unbekannten Therapieerfolgs (Tabelle 1). Das Fehlen von Hypothesen und einfache methodische Auswertungen sowie die Berechnung globaler Erfolgsquoten kennzeichneten die ersten Untersuchungen. Was die Kritik vieler Mitarbeiter hervorrief, war die Funktion, die die Katamnesen neben der Dokumentation in den Augen der Öffentlichkeit und vieler Behörden zusätzlich hatte: nämlich eine Kontroll- und Legitimationsfunktion. Das öffentliche Mißtrauen gegenüber den zum großen Teil neuen und manchmal auch dubiosen Therapieverfahren und gegenüber den in die therapeutische Versorgung neu einbezogenen Berufsgruppen war groß.

Es kann an dieser Stelle nicht darauf eingegangen werden, ob dies berechtigt oder unberechtigt war; es soll lediglich ein Grund für die ablehnende Haltung vieler Mitarbeiter gegenüber Katamnesen genannt werden, der z.T. heute noch besteht.

Dazu kam die früher recht unerschütterliche Überzeugung, daß das jeweilige therapeutische Vorgehen das bestmögliche sei und keiner empirischen Überprüfung bedürfe.

Wir haben heute eine Vielzahl von Alternativen für einzelne therapeutische Aspekte. Zum Beispiel sind Differenzierungen der Behandlung möglich:

– nach ambulanter, stationärer oder teilstationärer Behandlung,
– nach der Therapiedauer,
– nach mehr oder weniger Einzeltherapie,
– nach mehr oder weniger Individualisierung der therapeutischen Inhalte.

Die Fortschritte der letzten Jahre sowie die vorhandenen therapeutischen und organisatorischen Alternativen führen dazu, daß Maßnahmen zur Verbesserung der therapeutischen Versorgung nicht mehr so deutlich sind wie früher. Ein Beispiel dafür ist die Nachsorge nach stationärer Behandlung. Bis heute ist die Meinung in der Fachwelt relativ einhellig, daß eine gute Nachsorge die Ergebnisse verbessert. Die empirischen Belege dazu sind dünn: Wir wissen nicht, ob die derzeitigen Maßnahmen der Nachsorge einen Einfluß auf das Therapieergebnis haben. Einerseits ist es aus theoretischen Überlegungen offensichtlich, daß die ambulante Weiterbetreuung nach einer intensiven Phase der stationären Therapie positive Auswirkungen auf das Therapieergebnis haben müßte. Wie eine effektive Nachsorge allerdings aussehen sollte, ist andererseits nicht mehr so offensichtlich zu bestimmen (vgl. Bühringer 1982).

Mit der Differenzierung der Therapieangebote, und wir stehen erst am Anfang dieses Prozesses, wird die Frage interessant, welche Therapie sich als die beste herausstellt. Die Thematik bewegt seit langem die Psychotherapieforschung und wurde einmal als Grand-Prix-Entscheidung bezeichnet (Gottmann u. Markman 1978). Ohne dies hier zu begründen (vgl. dazu Bühringer 1983), kann man als Fazit festhalten, daß aus methodischen, ethischen und Kostengründen solche Grand-Prix-Fragen auch nur annäherungsweise nicht zu beantworten sind.

Was bleibt als Alternative? Weitermachen wie bisher? Auf der einen Seite sind verschiedene Mängel in der therapeutischen Versorgung eindeutig und bedürfen einer Verbesserung, auf der anderen Seite sind die Alternativen zur Verbesserung nicht mehr so eindeutig wie vor einigen Jahren. Eine mögliche Lösung des Dilemmas liegt darin, in einem sukzessiven Vorgehen einzelne Aspekte zu untersuchen und zu verbessern. Damit wird die Untersuchung der Grand-Prix-Frage aufgegeben zugunsten einer langfristigen Strategie der kleinen Schritte. Beurteilungskriterium ist dabei, inwieweit sich die Ergebnisse durch die Veränderung einzelner Aspekte verbessern. Damit erhalten Katamnesen zusätzliche Funktionen: Um nämlich Veränderungen sinnvoll beginnen zu können, sind zunächst Hypothesen über das Bedingungsgefüge zwischen einzelnen Merkmalen der Umwelt, der Therapie oder der Person sowie den kurz- und langfristigen Ergebnissen zu untersuchen. Zweitens müssen Katamnesen wiederholt und systematisch durchgeführt werden, um Effekte veränderter Maßnahmen überprüfen zu können. Eine weitere Funktion, die derzeit noch für schwer realisierbar gehalten wird, liegt darin, Hinweise für eine verbesserte Indikationsstellung bei Beginn der Behandlung zu finden (Bühringer 1983).

Bei der Durchsicht der deutschsprachigen Katamneseliteratur, z. B. in der Zeitschrift **Suchtgefahren**, zeigt sich allerdings, daß die genannten neuen Funktionen von Katamnesen erst in wenigen Studien berücksichtigt werden. Der Typ der globalen „Legitimationskatamnese" ist nach wie vor vorherrschend (vgl. z. B. Klett, Hanel u. Bühringer 1984), obwohl mit solchen Katamnesen der gegenwärtige Wissensstand in diesem Bereich kaum noch sinnvoll erweitert werden kann.

Die genannten Funktionen geben neben Wissenschaftlern auch den Mitarbeitern therapeutischer Einrichtungen eine wichtige Aufgabe. Auf der Ebene der Dokumentation der Ergebnisse und der Überprüfung von Therapieverbesserungen ist es möglich und auch sinnvoll, daß therapeutische Organisationen selbst Katamnesen durchführen (vgl. Tabelle 1).

Die Frage nach der Notwendigkeit von Katamnesen läßt sich zusammenfassend folgendermaßen beantworten: Katamnesen haben im Laufe der Jahre entsprechend der zunehmenden Komplexität der therapeutischen Versorgung zunehmende Funktionen bekommen. Waren sie ursprünglich lediglich zur Dokumentation globaler Effekte vorgesehen, mit denen neue therapeutische Programme kontrolliert und legitimiert werden sollten, tritt der Aspekt einer sukzessiven Verbesserung des therapeutischen Programms, der dazu notwendigen Bedingungsanalyse und der empirischen Überprüfung zunehmend in den Vordergrund. Je weniger offensichtlich Ansätze zur Verbesserung sind, desto wichtiger werden katamnestische Ergebnisse als Hinweis- und Beurteilungsinstrument.

## Warum Katamnesestandards?

Veränderte Funktionen von Katamnesen verändern den Inhalt und die Methodik der Katamnesen selbst. Die Überprüfung von Hypothesen oder die Verbesserung therapeutischer Maßnahmen erfordern komplexe Fragestellungen, wiederholte Durchführung und verbesserte methodische Analysen. Alles zusammen bedeutet, daß Katamnesen auf jeden Fall aufwendiger werden. Dies heißt aber auch, daß aus ökonomischen Gesichtspunkten Katamnesen möglichst gut genutzt werden sollten. Aufgrund der auch forschungsmethodologisch schwierigen Situation, daß experimentelle Bedingungen selten zu realisieren sind (vgl. Cambell u. Stanley 1969), kann die Unsicherheit bei der Interpretation der Ergebnisse u. a. dadurch reduziert werden, daß verschiedene vorhandene Katamnesen gemeinsam ausgewertet werden. Dies bedeutet, daß sie so angelegt sein müssen, daß solche Auswertungen bzw. die in den letzten Jahren in der Psychotherapieforschung zunehmenden Metaanalysen überhaupt möglich werden (Glass 1976; Glass, McGraw u. Smith 1981; Smith, Glass u. Miller 1980; vgl. dazu auch Revenstorf 1984).

Betrachtet man die Realität, so wird ohne große Begründung deutlich, daß die Voraussetzungen bei weitem nicht erreicht sind. Im folgenden werden Auszüge aus einer Sekundäranalyse deutschsprachiger Katamnesen bei Drogenabhängigen dargestellt (Klett, Hanel u. Bühringer 1984). Zur Vereinfachung sind die unterschiedlichen Studien durchnumeriert. In Tabelle 2 zeigt die mittlere Spal-

**Tabelle 2.** Auswahlkriterien und Prozentsatz einbezogener Klienten in deutschsprachigen Katamneseuntersuchungen. (Auszug aus Klett et al. 1984)

| Nr. | Anteil einbezogener Klienten [%] | Auswahlkriterium |
|---|---|---|
| 1 | 77 | Beginn des Drogenkonsums vor dem 21. Lebensjahr<br>Konsum von illegalen Drogen |
| 2 | ? | ? |
| 3 | 95 | Vollständige Anamnesedaten<br>Mindestens 0,5, höchstens 5 Jahre entlassen |
| 4 | 100 | Totalerhebung |
| 5 | 90 | Mindestens 7 Tage in Therapieeinrichtung<br>Bei Aufnahme drogenfrei |
| 6 | 100 | Totalerhebung |
| 7 | 26 | Reguläre Therapiebeendigung der Phase 1 |
| 8 | 56 | Mindestens 6 Monate entlassen<br>Therapiedauer ohne Entweichung mindestens 160 Tage |
| 9 | 100 | Totalerhebung |
| 10 | 100 | Totalerhebung |
| 11 | ? | ? |

te, wieviel Prozent der Klienten eines Bezugszeitraums in die Katamnese überhaupt einbezogen wurden und die rechte Spalte, nach welchen Kriterien dabei vorgegangen wurde. Ein Stern hinter einer Zahl gibt an, daß wir die Daten – teilweise sehr mühsam – selbst aus einer Publikation berechnet haben, ein Fragezeichen, daß die Angabe unbekannt ist. Die beiden ausgewählten Aspekte zeigen deutlich, daß bereits in der Anlage einer Katamnese extreme Unterschiede bestehen. Zum Beispiel wurden zwischen 5% und 74% der Klienten eines Bezugszeitraums nicht in die Katamnese einbezogen.

In Tabelle 3 ist dargestellt, wie Drogenfreiheit gemessen bzw. beurteilt wurde. Auch hier gibt es so extreme Unterschiede, daß ei-

**Tabelle 3.** Kriterien für Drogenfreiheit in deutschsprachigen Katamnese-untersuchungen. (Auszug aus Klett et al. 1984)

| Nr. | Kriterien für Drogenfreiheit |
|---|---|
| 1 | 1) Pro Vierteljahr höchstens einmaliger Konsum von illegalen Drogen<br>2) Pro Monat höchstens 3maliger stärkerer Alkoholkonsum<br>3) Höchstens gelegentliche Einnahme von Analgetika, Hypnotika und Tranquilizern |
| 2 | Verlaufstypenbeschreibung nach Uchtenhagen |
| 3 | 1) Drogenfrei im gesamten Zeitraum<br>2) 80% und mehr des gesamten Zeitraums drogenfrei<br>3) 18 Monate und länger nach Rückfall drogenfrei<br>4) Nicht öfter als 2mal kurzzeitig rückfällig |
| 4 | Drogenabstinent zum Zeitpunkt der Befragung |
| 5 | 1) Kein Rückfall zwischen den Befragungen<br>2) Drogenfrei zum Zeitpunkt der Befragung (Urteil des Interviews, Urinprobe und Aussage des Klienten)<br>3) Drogenfrei nach einmaligem Rückfall |
| 6 | Angaben der Angehörigen, bezogen auf den Zeitraum seit der Entlassung |
| 7 | Differenzierte mehrdimensionale Kategorisierung, vollständiger Rückfall, episodischer Rückfall, Drogenstabilität, berufliche Integration |
| 8 | Einteilung in 4 Erfolgsgruppen:<br>I. Kein Rückfall<br>II. Ein einziger Rückfall<br>III. Mehr als 6 Monate drogenfrei<br>IV. Haschisch am Wochenende |
| 9 | Drogenfrei und sozial integriert (Arbeit und neues soziales Umfeld, keine Szenenkontakte) |
| 10 | Kein Rückfall nach Entlassung oder drogenfrei nach Rückfall |
| 11 | Frei von harten Drogen und schulisch/beruflich integriert |

ne Sekundäranalyse kaum möglich ist. Die exemplarisch darge-stellten Unterschiede treffen auf fast alle von uns ausgewählten Merkmale der untersuchten Studien zu. Über ähnliche Mängel und Probleme berichtet z. B. auch Täschner (1984).

Folgt man der Überlegung, daß aufgrund der zunehmenden Komplexität therapeutischer Maßnahmen auch Katamnesen komplexer werden, dann ist es allein schon aus ökonomischen Gründen notwendig, sie möglichst effektiv durchzuführen und verschiedene Studien für gemeinsame Auswertungen und Schlußfolgerungen zu nutzen. Dies ist derzeit aber nicht möglich.

## Entwicklung der Standards

Die beschriebene Situation war Ausgangspunkt für die Entwicklung von Katamnesestandards. Im Dezember 1982 hat der Vorstand der Deutschen Gesellschaft für Suchtforschung und Suchttherapie einen Arbeitskreis[1] mit der Zielsetzung ernannt, Katamnesestandards zu entwickeln. Der Arbeitskreis hat in 2 Arbeitsgruppen weitere Fachleute hinzugezogen[2].

Für die Erstellung der Standards wurden folgende grundlegenden Aspekte festgelegt:

1) Die Deutsche Gesellschaft für Suchtforschung und Suchttherapie strebt keine eigenen Katamnesen an, sie will lediglich 2 Ziele erreichen:
   - Die wissenschaftliche Forschung soll durch eine Vereinheitlichung grundlegender Anforderungen an Katamneseuntersuchungen erleichtert werden.
   - Die Bemühungen therapeutischer Einrichtungen bei der Durchführung von eigenen Katamnesen sollen unterstützt werden.

2) Die Katamnesestandards sollen grundsätzlich folgende Bereiche umfassen:
   - Planung und Organisation von Katamnesen;
   - Fragen mit Antwortkategorien;
   - Auswertung und Publikation der Ergebnisse.

3) Die Katamnesestandards sollen für ambulante, teilstationäre und stationäre Einrichtungen gleichermaßen gelten, soweit die Maßnahme „Entwöhnungsbehandlung" oder Kombinationen

[1] Dr. Gerhard Bühringer (Vorsitz), Prof. Dr. Wilhelm Feuerlein, Prof. Dr. Wolfram Keup (zeitweilig), Prof. Dr. Dieter Ladewig, Herbert Ziegler.
[2] Für den Alkohol- und Medikamentenbereich: Dipl.-Psych. Walter Koester, Dr. Heinrich Küfner (Vorsitz), Dr. Hans Watzl. – Für den Bereich illegaler Drogen: Dr. Peter Graw, Dipl.-Psych. Franz Klett (Vorsitz), Dipl.-Soz.-Arb. Wolfgang Rometsch, Dr. Rolf Wille.

von Maßnahmen mit der Entwöhnungsbehandlung (z. B. stationäre Entwöhnungsbehandlung und ambulante Weiterbehandlung) betroffen sind.

4) Der Umfang soll sich auf absolut notwendige Mindeststandards beschränken, um einerseits Erfahrungen zu gewinnen und andererseits die weitere Entwicklung und Forschung nicht zu hemmen. Insbesondere forschungsorientierte Katamnesen umfassen immer spezifische Hypothesen, deren Untersuchung nicht standardisiert werden kann.

Im Rahmen dieser Festlegungen haben die beiden Arbeitsgruppen gemeinsam die Katamnesestandards entwickelt. Berücksichtigt wurden inländische und ausländische Katamneseuntersuchungen der letzten Jahre. Thematisch im Vordergrund der ausgewählten Standards steht die zunehmend als zentral angesehene Erfassung der Klientencharakteristika und der Problemlage sowie der Ergebnisse zum Mißbrauchverhalten, zur beruflichen, sozialen und rechtlichen Situation. Bei der Auswahl und Formulierung der Standards wurden die Dokumentationssysteme AMDP (1981), DOSY (Verband der Fachkrankenhäuser 1983) und EBIS (Hachmann et al. 1982) berücksichtigt. Aufgrund der interdisziplinären Besetzung der Arbeitsgruppen orientieren sich die Standards nicht an einem einheitlichen theoretischen Konzept, sondern stellen einen pragmatischen Kompromiß der Beteiligten dar. Insgesamt gilt lediglich, daß bei der Formulierung der Standards auf eine möglichst präzise Operationalisierung Wert gelegt wurde, um Interpretationsschwierigkeiten und unterschiedliche Auslegungen bei der Anwendung zu vermeiden.

Um eine möglichst breite Zustimmung bei den zukünftigen Benutzern zu erreichen, wurden Entwürfe der Standards solchen Wissenschaftlern im deutschsprachigen Raum zugeleitet, die Erfahrung mit Katamnesen haben. Weiterhin wurde ein Hearing mit Vertretern der im Abhängigkeitsbereich tätigen Verbände und großen therapeutischen Einrichtungen durchgeführt. Soweit möglich, wurden die Vorschläge bei der weiteren Überarbeitung der Standards berücksichtigt. Dies ergab im Einzelfall erhebliche Probleme, da viele Vorschläge sich deutlich widersprachen.

Die Tatsache, daß es möglich war, trotz unterschiedlicher Ausgangsauffassungen und unterschiedlicher Berufsgruppen gemeinsam die Standards zu entwickeln, wird als ein gutes Zeichen für eine stärker als bisher abgestimmte Forschung in der Zukunft gesehen [3].

Die Publikation über die Katamnesestandards umfaßt neben einer Einführung folgende Teile (Deutsche Gesellschaft für Suchtforschung und Suchttherapie 1985):
– Kapitel 2: Hinweise zur Planung und Durchführung von Katamnesen;
– Kapitel 3: Mindeststandards;
– Kapitel 4: Ergänzende Standards;
– Anhang 1: Aus den Standards abgeleitete Fragebogen;
– Anhang 2: Literaturliste.

Für Personen, die sich in Katamneseuntersuchungen einarbeiten wollen, sind im Kapitel 2 einige wichtige Hinweise zusammengestellt. Unter anderem wird auf mögliche Fragestellungen, auf die Art der Datenerhebung, die Auswahl der Klientenstichprobe, auf verschiedene Aspekte der Durchführung von Katamnesen sowie auf wichtige Punkte der Auswertung und Veröffentlichung eingegangen. Die entwickelten Standards wurden in Mindeststandards (Kapitel 3) und ergänzende Standards (Kapitel 4) eingeteilt. Die Mindeststandards werden als kleinster gemeinsame Nenner angesehen und sollen möglichst bei allen Katamneseuntersuchungen beachtet werden. Die ergänzenden Standards sollen möglichst berücksichtigt werden, wenn der entsprechende Themenbereich in die Katamnese einbezogen wird. Hier war die Arbeitsgruppe der Meinung, daß eine einheitliche Formulierung zwar wünschenswert wäre, aber nicht in Form von Mindeststandards.

Im Anhang 1 sind die Standards, die Fragen bzw. Antwortkategorien betreffen, in Fragebogenform dargestellt. Die Gliederung erfolgte nach folgenden Unterlagen: Einrichtungsbogen, Aufnahmebogen, Entlassungsbogen, Katamnesebogen und Interviewerprotokoll. Damit soll Mitarbeitern therapeutischer Einrichtungen die Durchführung von Katamnesen erleichtert werden, falls sie nicht die Zeit haben, aus den Standards unter Einbeziehung eigener Fragestellungen selbständig ihre Fragebogen zu formulieren.

Im Anhang 2 ist eine Literaturliste zu Katamneseuntersuchungen bei Alkohol- und Drogenabhängigkeit mit über 200 Titeln zusammengestellt (Stand August 1984). Die Liste ist gegliedert nach allgemeiner Literatur zur Psychotherapieforschung und speziell zur Alkohol- bzw. Drogenabhängigkeit sowie nach deutsch- und fremdsprachigen Arbeiten.

[3] Ich möchte mich bei allen Mitgliedern des Arbeitskreises und der beiden Arbeitsgruppen für ihre Mitarbeit bedanken, insbesondere jedoch Herrn Klett und Herrn Dr. Küfner für die Übernahme der zahlreichen redaktionellen und koordinierenden Aufgaben. Mein Dank gilt auch allen Kollegen und allen Vertretern von Verbänden und Einrichtungen, die zur Entwicklung der Standards beigetragen haben, sowie dem Bundesministerium für Jugend, Familie und Gesundheit für seinen finanziellen Zuschuß zur Durchführung des Hearings und zur Drucklegung der Standards.

## Einzelbeschreibung ausgewählter Standards

Insgesamt wurden in 6 Themenbereichen 74 Mindeststandards formuliert. Der Themenbereich 2, nämlich die Fragen und Antwortkategorien bei der Aufnahme und der Katamnese, umfaßt mit 37 Standards genau die Hälfte. Dazu kommen Fragen für den Zeitpunkt der Entlassung sowie für das Interviewprotokoll, soweit persönliche Interviews geführt werden. Die Themenbereiche 1, 5 und 6 betreffen die Planung, Auswertung und Publikation der Ergebnisse.

Zusätzlich zu den 74 Mindeststandards wurden weitere 25 Standards formuliert, von denen sich 23 ausschließlich auf die Datenerhebung bei Aufnahme und Katamnese beziehen und 2 ergänzende Standards auf die Entlassung. Es wird vorgeschlagen, diese Standards zu verwenden, falls der jeweilige Themenbereich in die Katamnese einbezogen wird. Im folgenden werden einige Standards zu den jeweiligen Themenbereichen vorgestellt und erläutert.

---

**Übersicht über die Katamnesestandards**

a) Mindeststandards (74)

| | |
|---|---:|
| 1. Zur Organisation und Durchführung von Katamnesen | 7 |
| 2. Zur Datenerhebung bei der Aufnahme und Katamnese | 37 |
| 3. Zur Datenerhebung bei der Entlassung | 5 |
| 4. Zur Datenerhebung für das Interviewerprotokoll | 5 |
| 5. Zur Beschreibung der Einrichtung und des Programms | 10 |
| 6. Zur Darstellung der Ergebnisse | 10 |

b) Ergänzende Standards (25)

| | |
|---|---:|
| 1. Zur Datenerhebung bei der Aufnahme und Katamnese | 22 |
| 2. Zur Datenerhebung bei der Entlassung | 2 |

---

### Zur Organisation und Durchführung von Katamnesen

Zu diesem Themenbereich gehören 7 Standards. Ein Beispiel dafür stellt der Standard 1 für die Festlegung der Erhebungszeitpunkte dar. Es wurde festgelegt, daß neben der Erhebung am Beginn und am Ende der Behandlung auf jeden Fall eine Einjahreskatamnese durchgeführt wird. Sind langfristige Katamnesen geplant, so sollen der Zweijahres- und/oder Fünfjahreszeitraum zusätzlich einbezogen werden. An diesem Beispiel wird deutlich, daß viele der Standards den Status von Konventionen haben. Es gibt bis heute kein eindeutiges Argument, ob eine Katamnese nach einem halben Jahr, 1 Jahr, 2 Jahren oder einer anderen Zeit durchgeführt werden soll. Zwar gibt es Hinweise dafür, daß kurze Katamnesezeiträume mit hoher Sicherheit die Ergebnisse mittelfristiger Zeiträume vorhersagen können, doch gilt dies nicht für langfristige Ergebnisse. Es ist deshalb lediglich eine Konvention, gerade die genannten Zeitpunkte auszuwählen.

Der Standard 3 legt fest, daß die Klientenpopulation alle Personen eines Zeitraums umfaßt, die das Behandlungsprogramm beendet haben oder eine Zufallsstichprobe daraus, falls diese Klientenpopulation sehr umfangreich ist. Zu jedem Standard gibt es in der Regel Erläuterungen, die einzelne Begriffe präzisieren oder ergänzende Hinweise geben. Der Sinn dieses Standards liegt darin, daß nicht im vorhinein durch bestimmte Auswahlverfahren eine Reduktion der Klientenpopulation vorgenommen wird, die mit hoher Sicherheit nicht zufällig ist und damit das Ergebnis systematisch beeinflussen kann.

Der Standard 6 aus diesem Bereich legt fest, daß für Klienten mit einer Drogen- oder Medikamentenproblematik unangekündigt Drogenfreiheitskontrollen vorgesehen werden. Dies ist ein

---

**Standard 1**

Folgende *Meßzeitpunkte* werden berücksichtigt: Status
– zu Beginn der Behandlung (die ersten 2 Wochen) und
– am Ende der Behandlung (letzte Woche) und
– 1 Jahr nach Behandlungsende

Bei langfristigen Katamnesen zusätzlich   Schwankungsbereich:
– 2 Jahre nach Behandlungsende und/oder   maximal ± 2 Monate
– 5 Jahre nach Behandlungsende

---

**Standard 3**

Die Klientenpopulation umfaßt alle Personen des Untersuchungszeitraums, die ein Behandlungsprogramm beendet haben oder eine Zufallsstichprobe daraus.

> **Standard 6** (gilt nur forschungsorientierte Katamnesen)
>
> Für Klienten mit einer Drogen- oder Medikamentenproblematik werden unangekündigt Drogenfreiheitskontrollen (Urinproben) zu den jeweiligen Katamnesezeitpunkten vorgesehen. Bei Interviewdurchführung werden alle besuchten Klienten einbezogen, bei schriftlicher Befragung die Kontrollstichproben (s. Nr. 4).

Beispiel für einen Standard, der lediglich für forschungsorientierte Katamnesen gilt. Dies trifft auf etwa 10% der Mindeststandards zu.

**Zur Datenerhebung bei Aufnahme und Katamnese**

Dieser Bereich umfaßt 37 Standards. Bei dem gezeigten Standard 14 über die Kategorisierung des Lebensbereichs im letzten halben Jahr wird ebenfalls deutlich, daß zu einem großen Teil Konventionen festgelegt wurden, wie bestimmte Frageformulierungen und Antwortkategorien aussehen sollen.

Der Standard 18 zeigt, daß soweit als möglich auf vorhandene Kategorisierungen Rücksicht genommen wurde, in diesem Fall auf das Statistische Jahrbuch der Bundesrepublik Deutschland. Damit sind Vergleiche der Klientengruppe mit der Bevölkerung bzw. mit anderen Gruppierungen möglich.

> **Standard 14**
>
> Überwiegender Lebensbereich im letzten halben Jahr
>
> 01  In eigener Wohnung
> 02  Bei Angehörigen
> 03  Zur Untermiete
> 04  In Wohngemeinschaft
> 05  In therapeutischer Einrichtung
> 06  In psychiatrischem Krankenhaus
> 07  Im Allgemeinkrankenhaus
> 08  In Nachsorgeeinrichtung/Übergangseinrichtung
> 09  In Justizvollzugsanstalt
> 10  Sonstige Wohngelegenheit ...............................................................
> 11  Ohne festen Wohnsitz

**Standard 18**

Überwiegende Erwerbstätigkeit im letzten halben Jahr

01  Nicht erwerbstätig
02  Auszubildender
03  Angestellter/Beamter
04  Arbeiter/Hilfsarbeiter
05  Facharbeiter
06  Selbständiger/Freiberufler
07  Mithelfender Familienangehöriger
08  Schüler/Student
09  Hausfrau
10  Rentner, Pensionär
11  Sonstige .......................................................................
Höhe des monatlichen Nettoeinkommens ...........................................

Der Standard 37 zeigt eine weitere Besonderheit, nämlich die Beschränkung einzelner Fragen auf bestimmte Abhängigkeitsgruppen, in diesem Fall auf die Gruppen Alkohol- und Medikamentenabhängigkeit.

Um die Antwortkategorien zum Konsumverhalten durch eine Aufzählung aller Mißbrauchstoffe nicht unzumutbar lang zu gestalten, wurden einzelne Fragen, in diesem Fall das Konsumverhalten, für spezifische Klientengruppen gesondert formuliert. Dies bedeutet nicht, daß z. B. der Alkoholkonsum bei Drogenabhängigen nicht erfaßt wird, die Erfassung ist lediglich unterschiedlich ausführlich. Diese Vereinfachung ist auch deshalb notwendig, da die aus den Katamnesestandards entwickelten Fragen sowohl für persönliche Interviews als auch für schriftliche Befragungen geeignet sein sollen.

**Standard 37**

Häufigkeit des Medikamentenkonsums in den letzten 3 Monaten

| Häufigkeit der Einahme in den letzten 3 Monaten | Nicht eingenommen | Gelegentlich | Häufig | Fast täglich oder täglich |
|---|---|---|---|---|
| | 1 | 2 | 3 | 4 |
| 01 Schlafmittel<br>welche: ..................... | ☐ | ☐ | ☐ | ☐ |
| 02 Beruhigungsmittel<br>welche: ..................... | ☐ | ☐ | ☐ | ☐ |
| 03 Opiate oder Ersatzmittel mit opiatähnlicher Wirkung<br>welche: ..................... | ☐ | ☐ | ☐ | ☐ |
| 04 Schmerzmittel (außer 03)<br>welche: ..................... | ☐ | ☐ | ☐ | ☐ |
| 05 Appetitzügler, Aufputschmittel<br>welche: ..................... | ☐ | ☐ | ☐ | ☐ |
| 06 Sonstige Medikamente<br>welche: ..................... | ☐ | ☐ | ☐ | ☐ |
| 07 Sonstige illegale Drogen<br>welche: ..................... | ☐ | ☐ | ☐ | ☐ |
| 08 Schnüffelstoffe<br>welche: ..................... | ☐ | ☐ | ☐ | ☐ |
| 09 Tabak | ☐ | ☐ | ☐ | ☐ |

## Zur Datenerhebung bei der Entlassung

Hierzu gehören 5 Standards. Im Beispiel 46 geht es um die Art der Entlassung aus der Behandlung. Der Standard 47 dokumentiert den überwiegenden Grund für die Entlassung.

**Standard 46**

Art der Entlassung

1 Reguläre Entlassung
2 Abbruch durch Klient
3 Abbruch durch Einrichtung
4 Sonstiges: ...............................................................................
(z. B. Verlegung in eine andere Einrichtung)

**Standard 47**

Überwiegender Grund für Entlassung

01 Reguläre Therapiebeendigung
02 Rückfall mit Drogen, Alkohol oder Medikamenten
03 Verstoß gegen die Hausregeln (außer 02)
04 Überstellung in Strafvollzug
05 Wunsch, weiterhin Drogen zu nehmen
06 Therapie wurde vom Klienten als ausreichend erachtet
   (andere Gründe als 05)
07 Zusätzliche Erkrankung
08 Sonstige Gründe: ...........................................................

## Zur Datenerhebung für das Interviewprotokoll

Werden persönliche Interviews für die Katamnesen durchgeführt, sollen zusätzliche Informationen erfaßt werden, wobei hierfür 5 Standards vorgesehen sind. Standard 52 gilt für Drogen- und Medikamentenabhängige und regelt die Antwortkategorien im Zu-

**Standard 52** (gilt nur für forschungsorientierte Katamnesen)

Bereitschaft zur Urinkontrolle (D, M)

1 Sofort bereit
2 Nach Überzeugung bereit
3 Bereit, konnte aber nicht
4 Trotz Überzeugungsversuch keine Bereitschaft
5 Auf Urinkontrolle verzichtet, da Drogen- oder Medikamentenkonsum vom Klienten angegeben
6 Auf Urinkontrolle verzichtet, da untergebracht
7 Sonstiges: ...................................................................

18

sammenhang mit der Bereitschaft zur Urinkontrolle. Auch hier handelt es sich um einen Standard, der lediglich für Forschungskatamnesen gilt.

## Zur Beschreibung der Einrichtung und des Programms

Zu diesem Themenbereich gehören 10 Standards. Das Beispiel zeigt Standard 55 für die Erfassung die Art der Behandlungseinrichtung.

---

**Standard 55**

Art der Behandlungseinrichtung

1  Psychiatrisches Krankenhaus, psychiatrische Station in sonstigen Krankenhäusern
2  Stationäre Einrichtung für Entwöhnungsbehandlung
3  Stationäre/teilstationäre Nachsorgeeinrichtung
4  Tagesklinik
5  Ambulante Beratungs- und Behandlungsstelle
6  Sondereinrichtung
7  Sonstige: .......................................................................................

---

## Zur Darstellung der Ergebnisse

Im letzten Bereich der Mindeststandards geht es nicht mehr um Fragen und Antwortkategorien, sondern um die Berechnung und Publikation von Ergebnissen. Die 10 Standards wurden v. a. einbezogen, weil häufig in Publikationen wichtige Basisinformationen fehlen. Standard 65 regelt, in welcher Form die Katamnesedurchführung beschrieben werden soll.

---

**Standard 65**

Die Publikation enthält eine Beschreibung der *Katamnesedurchführung* mit folgenden Angaben:
– Katamnesezeitraum (Mittelwert und Standardabweichungen)
– Beschreibung der Katamnesedurchführung und der dabei beteiligten Personen

---

In Standard 68 wird festgehalten, bei wieviel Personen eine Katamnese durchgeführt oder nicht durchgeführt werden konnte. Er legt auch fest, wie die Ausfallsquote berechnet wird.

In Standard 74 wird festgelegt, wie Erfolgsangaben berechnet werden. Hierzu zunächst eine Vorbemerkung. Die Standards in der

---

**Standard 68**

Die in die Katamnese einbezogenen Klienten werden nach der folgenden Übersicht dargestellt. Die Ausfallquote wird auch einschließlich der nicht in die Katamnese einbezogenen Klienten angegeben:

− Katamnese durchgeführt
− Katamnese verweigert
− Klient nicht erreicht/nicht gefunden
− Todesfälle
− Katamnese nicht durchzuführen (z. B. Besuch im Gefängnis nicht erlaubt)
− Sonstiges: ..........................................................................................

---

**Standard 74**

Alle prozentualen Erfolgsangaben werden nach folgenden Berechnungsformen angegeben:

Bezugsgröße:

Erfolgsquote planmäßig entlassener Klienten

Berechnungsform 1: Bezogen auf die in der Katamneseuntersuchung erreichten Klienten mit planmäßiger Entlassung einschließlich Todesfälle (= 100%)

Berechnungsform 2: Bezogen auf alle Klienten der Klientenpopulation des Bezugszeitraums mit planmäßiger Entlassung (= 100%)

Bezugsgröße:

Erfolgsquote planmäßig und vorzeitig entlassener Klienten (= alle Klienten)

Berechnungsform 3: Bezogen auf die in der Katamneseuntersuchung erreichten Klienten einschließlich Todesfälle (= 100%)

Berechnungsform 4: Bezogen auf alle Klienten der Klientenpopulation des Bezugszeitraums (= 100%)

20

jetzigen Fassung haben an dieser Stelle noch eine Lücke. Es werden keine verbindlichen Kategorisierungen für den therapeutischen Erfolg vorgegeben. Dies erschien aufgrund der Komplexität und des derzeitigen Entwicklungsstandes über die Erfolgsbeurteilung von therapeutischen Programmen als noch zu früh, da die unterschiedlichen Konzepte zur Abhängigkeit derzeit noch stark divergieren.

Als vorläufige Lösung wurde eine strikte Trennung zwischen quantitativer Ergebniserfassung und Umsetzung in eine Erfolgsbeurteilung vorgenommen. Ein Beispiel soll dies erläutern. In den Standards ist genau geregelt, in welcher Form das Trinkverhalten oder der Medikamentenkonsum quantitativ erfaßt wird. In einer Publikation ist es nach der Darstellung dieser Ergebnisse notwendig, eine Beurteilungskategorisierung vorzunehmen, z. B. in: Abstinenz, Abstinenz nach Rückfall, unverändert oder verschlechtert. In den Katamnesestandards ist festgehalten, daß ein solcher Transformationsprozeß von Häufigkeitsdaten in Erfolgsbeurteilungen so transparent dargestellt wird, daß mit den Häufigkeitsangaben Sekundärberechnungen und alternative Erfolgskategorisierungen möglich werden (Standard 73).

Unabhängig vom Problem der Erfolgsbeurteilung ist das Problem der Bezugsgröße von Prozentangaben. Man kann auf der einen Seite den Prozentsatz erfolgreich Behandelter lediglich auf die erreichten Personen in der Katamnese beziehen und erhält in der Regel sehr gute, mit hoher Sicherheit zu gute Ergebnisse. Man kann andererseits die Ergebnisquote auf alle Klienten beziehen und im Sinne einer konservativen Schätzung alle nicht erreichten Klienten als Mißerfolg werten. Man erhält mit dieser Berechnung in der Regel die schlechtesten Werte, mit hoher Sicherheit schlechtere, als sie tatsächlich sind. Die „wahren" Werte sind aufgrund der Ausfallquoten nur annäherungsweise zu berechnen. Um das Dilemma zu lösen, wurden beide Berechnungsformen als Standard vorgegeben: einmal bezogen auf die erreichten Klienten, zum anderen bezogen auf die in die Katamnese einbezogenen Klienten. Die beiden Berechnungsformen gelten einerseits für planmäßig entlassene Klienten, andererseits für die gemeinsame Gruppe der planmäßig und vorzeitig entlassenen Klienten (Standard 74).

## Schluß

Die vorliegenden Standards sind ein erster Versuch. Es wird davon ausgegangen, daß der Text im Laufe der Jahre aufgrund von Erfahrungen modifiziert bzw. ergänzt wird. Angestrebt wird eine regelmäßige Überarbeitung, um den jeweils neuesten Erfahrungen bei der Durchführung von Katamnesen gerecht zu werden. Die Deutsche Gesellschaft für Suchtforschung und Suchttherapie ruft Wissenschaftler und Mitarbeiter therapeutischer Einrichtungen auf, die Standards für ihre Arbeit zu nutzen sowie Erfahrungen und Verbesserungsvorschläge der Gesellschaft zur Verfügung zu stellen.

## Literatur

AMDP-System (1981) Manual zur Dokumentation psychiatrischer Befunde, 4. Aufl. Springer, Berlin Heidelberg New York

Bühringer G (1981) Planung, Steuerung und Bewertung von Therapieeinrichtungen für junge Drogen- und Alkoholabhängige. Röttger, München

Bühringer G (1982) Probleme und Widersprüche in der Nachsorge von Drogenabhängigen. In: Deutsche Hauptstelle gegen die Suchtgefahren Schriftenreihe zum Problem der Suchtgefahren, Bd 24. (Hrsg) Hoheneck, Hamm, S 40–56

Bühringer G (1983) Argumente zur Neuorientierung der Therapiedauer bei Abhängigen. Suchtgefahren 29/2:202–210

Campbell DT, Stanley JC (1969) Experimental and quasi-experimental designs for research. McNally, Chicago

Deutsche Gesellschaft für Suchtforschung und Suchttherapie (1985) Standards für die Durchführung von Katamnesen bei Abhängigen. Lambertus, Freiburg

Glass GV (1976) Primary and secondary analysis of research. Educ Researcher 5:3–8

Glass GV, McGraw H, Smith ML (1981) Meta-analysis in the social sciences. Sage, New York

Gottmann JM, Markman J (1978) Experimental design for psychotherapy research. In: Garfield SL, Bergin AE (eds) Handbook of psychotherapy and behavior change. Wiley, New York, pp 23–63

Hachmann E, Bühringer G, Helas I, Schmidtobreick B, Ziegler H (1982) Systembeschreibung EBIS. Ein Handbuch für Benutzer. EBIS-Berichte, Bd 5. EBIS-AG der Deutschen Hauptstelle gegen die Suchtgefahren, Hoheneck, Hamm

Klett F, Hanel E, Bühringer G (1984) Sekundäranalyse deutschsprachiger Katamnesen bei Drogenabhängigen. Suchtgefahren 30/4:245–265

Revenstorf D (1984) Stärken und Schwächen der Meta-Analysen für den Therapievergleich. In: Brengelmann JC, Bühringer G (Hrsg.) Therapieforschung für die Praxis 4. Röttger, München, S 203–236

Smith ML, Glass GV, Miller T (1980) The benefits of psychotherapy. Wiley, New York

Täschner K-L (1984) Behandlungsergebnisse bei Drogenabhängigen. Lebensversicherungsmedizin 2:49–53

Verband der Fachkrankenhäuser für Suchtkranke (1983) DOSY. Dokumentations-System DOSY '82. Therapiedaten der stationären Behandlung für Suchtkranke, Kassel

# Amerikanische Langzeituntersuchungen zu Alkoholproblemen *

W. H. Fahrenkrug

## Zusammenfassung

Um einen Überblick über amerikanische Langzeitstudien zu geben, werden der Rand Report 1 und 2, die Studie von G. Vaillant sowie Studien über Langzeitverläufe bei nichtabhängigen Problemtrinkern der Alcohol Research Group an der University of California, Berkeley, vorgestellt, und die Ergebnisse kritisch bewertet.

Die Untersuchung von Langzeitverläufen bei Alkoholproblemen ist keine neue Forschungsperspektive [1] in den USA. Es existiert bereits eine ganz stattliche Anzahl von Langzeitstudien [2], die allerdings vom Forschungsdesign und Erkenntnisinteresse her häufig auf Fragestellungen zugeschnitten sind, die das hier bearbeitete Thema der Langzeitverläufe bei behandelten und unbehandelten Alkoholabhängigen nicht oder nur am Rande aufgreifen (etwa Studien zur Ätiologie des Alkoholismus). Zudem erfüllen die wenigsten Studien die auch von amerikanischen Autoren (Kandel

---

\* Mein Dank für Hinweise und Hilfe bei der Literaturbeschaffung geht an Penny Page vom Rutgers Center of Alcohol Studies in New Brunswick, N.J., und Robert Room von der Alcohol Research Group an der University of California, Berkeley.

[1] Über die generellen Vorteile und Probleme, insbesondere auch methodologischer Art, von Langzeitstudien im Bereich der Suchtforschung finden sich Ausführungen in Professor Feuerleins Grundsatzreferat in diesem Band.

[2] Die bibliographischen Angaben sind der Literaturliste zu entnehmen: McCord (1960, 1962), Robins (1962), Jones (1968, 1971), Goodwin (1971), Fillmore (1974), Cahalan u. Roizen (1974), Fillmore (1975), Clark (1976a), Clark u. Armor (1976b), Armor et al. (1976), Jessor u. Jessor (1977), Roizen et al. (1978), Fillmore et al. (1979), Polich (1980a,b), Armor (1980), Pettinati et al. (1982), Robins u. Smith (1982), Zucker u. Noll (1982), Fillmore u. Midanik (1983), Temple (1983), Donovan et al. (1983), Westermeyer u. Peake (1983) und Vaillant (1983).

1978, S. 30) gestellte Forderung eines mindestens 4 jährigen Beob-
achtungszeitraums bei Longitudinalstudien.

Die folgenden Ausführungen umfassen deshalb lediglich Arbeiten, die eine Langzeitperspektive von 4 Jahren bei 1) behandelten
Alkoholikern, 2) unbehandelten Alkoholikern und 3) sog. nichtabhängigen Problemtrinkern besitzen. Von Interesse sind dabei
Fragestellungen nach Behandlungserfolgen, Stabilität der Besserung, Rückfallquoten, spontanen Remissionen und nach der Chronizität und Progression von Alkoholproblemen, wie sie besonders
im 2. Rand Report von Polich et al. (1980 b), in der z. Z. intensiv
diskutierten Studie von G. Vaillant (1983) sowie für den Bereich
des Problemtrinkens in den Arbeiten des Ehepaars Jessors (1977)
und der Forschungsgruppe der Alcohol Research Group an der
University of California, Berkeley, mit ihrem Direktor R. Room
(1980) behandelt werden.

## Langzeitverläufe bei behandelten Alkoholabhängigen:
## die Rand Reports von 1976 und 1980

Was unter dem Kürzel der Rand Reports in den USA in den *letzten
Jahren kontrovers* diskutiert wurde [3], bezieht sich auf die von Armor et al. (1976) und Polich et al. (1980 b) vorgelegten Forschungs-
berichte der Rand Corporation zu Fragen der Alkoholismusbe-
handlung in Einrichtungen des National Institute on Alcohol
Abuse and Alcoholism (NIAAA). Besonders der 2. Report, in dem
die Patienten der Behandlungseinrichtungen über 4 Jahre beobachtet wurden, soll hier etwas ausführlicher betrachtet werden.

Wo nun allerdings der 2. Rand Report dargestellt wird, sollte
der 1. Rand Report (Armor et al. 1976) nicht fehlen, da in beiden
Studien mit demselben Sample gearbeitet wurde, auch wenn im 1.
Report mit den Beobachtungszeitpunkten nach 6 und 18 Monaten
der Vierjahresforderung nicht genüge getan wurde. Trotzdem
lohnt sich nach der Regel: je mehr Beobachtungszeitpunkte in einer
Langzeitstudie vorhanden sind, desto informativer sind die Ergebnisse, ein kurzer, vergleichender Blick auf den 1. und 2. Rand Report. Die Rand-Forscher bedienten sich bei ihrer Analyse der Da-

---

[3] Vergleiche die Kommentare und Antworten von Emmrich et al. (1977),
ebenso die Kritik von Crawford u. Pell (1977).

ten eines "routine monitor systems" von 44 vom NIAAA installierten Alkoholismusbehandlungszentren. Anfang der 70er Jahre konnten 21% der Klienten (n = 2 371 Männer) 6 Monate nach Behandlungsbeginn erneut zu ihrem Zustand befragt werden. Von diesen Klienten wiederum, nunmehr selektiert aus 8 Einrichtungen, gaben 1 340 Personen nach 18 Monaten ein weiteres Interview, was einer Follow-up-Rate von 62% entsprach.

Nachdem man gut die Hälfte der Befragten als untypische Alkoholproblemfälle (Trunkenheit am Steuer etc.) aussortieren mußte, blieben am Ende 600 Fälle offenbar echten Alkoholismus als Analysegrundlage für die Panels übrig, nicht eben viel, denkt man an die Ausgangsgesamtheit von 11 500 Personen, die das Monitor-System erfaßt hatte. Der 1. Rand Report wartete mit einer Besserungsrate von 70% 6 und 18 Monate nach Behandlungsbeginn auf. Ein beachtlicher Erfolg, doch was war Besserung? Natürlich Langzeitabstinenz über 6 Monate, aber auch Einmonatsabstinenz und – hier lag ein Stein des Anstoßes – ein fortgesetzter durchschnittlicher Alkoholkonsum zwischen 3 und 5 Ounces (6–10 drinks pro Tag), soweit *keine ernsten Symptome* für alkoholbezogene Probleme vorlagen. Dies ist eine sehr liberale Definition der Besserung, wie sich erweisen wird.

Etwa je ein Drittel der Gebesserten waren Sechsmonatsabstinente, Einmonatsabstinente und sog. „Normaltrinker".

Dies waren nun allerdings Schnappschußvergleiche für bestimmte Zeitpunkte, die die Frage nahelegten, wie es mit der Stabilität der Besserung über den Gesamtzeitraum der Untersuchung stand. Auch hier kamen die Rand-Leute zu einem hervorragenden Ergebnis: 60% kontinuierliche Besserung für alle 3 Kategorien.

Je ein Viertel der Befragten waren dauerhafte Abstinente oder „Normaltrinker" geworden, und die andere Hälfte oszillierte gebessert zwischen Abstinenz und Normaltrinken. Beim Vergleich der Besserungs- und Rückfallquoten für Langzeitabstinente und „Normaltrinker" kamen die Rand-Forscher zu keinen signifikanten Unterschieden, allerdings lag die Zahl der nicht signifikanten Fälle für beide Gruppen mittlerweile um die 30. Dies ist eine zu schmale Basis, um daraus – wie es geschah – eine prinzipielle Gleichberechtigung von Abstinenz und renormalisiertem Trinken als Therapieziel abzuleiten, wie sich im 2. Report erweisen sollte.

Nun erklärte sich die hohe Besserungsrate nicht nur durch Sampleprobleme, Zuverlässigkeit der Self-Reports der Befragten, Definitionstricks der Forscher etc., sondern zusätzlich durch die hohe Rate von *53% „spontaner Remissionen"*, die sich bei einer Vergleichsgruppe von "contacts only" zeigte. Subtrahierte man die Spontanheilungen von dem 70%igen Erfolg, so blieben gute 20% Therapieeinfluß auf die Besserungen übrig, wobei weder Art des Behandlungszentrums (Inpatient/Outpatient) noch die Behandlungsmethode (Beratung/Therapie, Individualtherapie/Gruppentherapie), wohl aber die *Menge* der empfangenen Behandlung von positivem Einfluß auf die Besserung waren. Ansonsten besaßen die bekannten Klientenmerkmale: hoher Sozialstatus, stabile Lebenslage und geringere Abhängigkeitssymptome bei Behandlungsbeginn die höchste prognostische Kraft für Behandlungserfolge. Während generell bei den Behandelten die Besserung durch regelmäßige Teilnahme an Veranstaltungen der Anonymen Alkoholiker nicht gesteigert wurde, war das bei unbehandelten Alkoholikern für 26% doch der Fall, allerdings um den Preis der Übernahme des Abstinenzgebotes.

Zusammenfassend verblüffte der 1. Rand Report mit seinen Ergebnissen einer hohen, allerdings durch eine gleichfalls hohe Rate „spontaner Remission" für unbehandelte Fälle abgeminderten Besserungsrate durch die Behauptung der Stabilität der Besserung bei einer gewissen Mobilität durch die Besserungskategorien, durch eine gleichgroße Rückfallchance für Langzeitabstinente und „Normaltrinker" sowie durch den niedrigen Effekt der Behandlungsvariablen auf die erzielten Besserungserfolge. Wo Behandlungseinflüsse nur so wenig Varianz der Langzeitverläufe erklärten, fielen die Rand-Forscher auf die „individuelle Entscheidung", seinen Alkoholkonsum zu reduzieren bzw. abstinent zu leben, als die entscheidende Variable für die Genesung vom Alkoholismus zurück.

Es soll hier darauf verzichtet werden, die Kritik und die Polemik um den Report zu referieren. Statt dessen soll sofort zum 2. Report übergegangen werden, der nun einen Vierjahreszeitraum umfaßte und in dem Polich et al. (1980b) die methodologischen und inhaltlichen Probleme ihres Erstwerkes auszubügeln versuchten. Diesmal lagen für 600 behandelte Patienten ausführliche Informationen für die Vierjahresperiode vor. Zusammen mit der Vergleichsgruppe der "contacts only" hatte man eine stolze Follow-up-Rate von 85% erreicht und nunmehr jegliches Symptom von Alkoholproblemen aus den Besserungskategorien eliminiert. Auch war das „Beobachtungsfenster" für die einzelnen Meßpunkte von 1 Monat im 1. Report auf 6 Monate erweitert worden. Heraus kamen nun folgende Ergebnisse: 21% der Befragten hatten sich über 1 Jahr abstinent verhalten, 7% immerhin 6 Monate lang und 18% blieben, sowohl was die Konsummenge (maximal 5 Ounces) als auch die Abhängigkeitssymptome und Folgeschäden anging, "non-problem-drinkers." Dies war insgesamt also eine Besserungsrate von 46%, d. h. 54% waren auf die eine oder andere Weise rückfällig geworden. Wer zu Beginn der Behandlung und an den diversen Meßpunkten definitive Abhängigkeitssymptome gezeigt hatte, blieb auch nach 4 Jahren mit hoher Wahrscheinlichkeit ungebessert. Fortgesetztes moderates Trinken allein erhöhte jedoch die Wahrscheinlichkeit von Alkoholproblemen nicht. Der 25%ige Verlust der Besserungsrate im Zeitraum zwischen 18 Monaten und 4 Jahren erklärte sich besonders durch die Langzeitverläufe der Einmonatsabstinenten nach 6 und 18 Monaten, die im 1. Report als gebessert galten, sich nun aber als überwiegend (85%) rückfällig erwiesen hatten.

Die eher *skeptische Einschätzung der Besserungschancen* wurde auch dadurch bestätigt, daß keine der verschiedenen Remissionsgruppen ein wesentlich gebessertes „psychosoziales Funktionieren" erreicht hatte (eine geringfügig erhöhte Beschäftigungsquote ausgenommen). Besserung des Trinkverhaltens (inklusive des Nichttrinkens) bedeutete mithin noch keine soziale Rehabilitation der Patienten.

Der 2. Rand Report lieferte auch *Langzeitdaten zur Mortalität* seines Samples, die hier kurz wiederzugeben sind. 14,5% der untersuchten Alkoholiker starben innerhalb der 4 Jahre, was eine zweieinhalbfach höhere Mortalität gegenüber der vergleichbaren generellen Population bedeutete. Diese Exzeßmortalität wird nun gerade durch explizit alkoholbezogene Todesursachen erklärt (Leberkrankheiten, chronischer Alkoholismus, Unfälle und Selbstmorde). Die alkoholbezogene Mortalitätsrate für Langzeitabstinente war nur geringfügig niedriger als diejenige für "non-problem drinker"; eine deutlich höhere Sterbewahrscheinlichkeit besaßen jedoch die Kurzzeitabstinenten und die fortgesetzt symptomatisch Trinkenden (9% bzw. 20%).

Die Darstellung der Ergebnisse des Einflusses der diversen Behandlungsvariablen können hier knapp gehalten werden, da der 2. Rand Report im wesentlichen den 1. Rand Report bestätigte. Die Hintergrundvariablen der Patienten korrelierten nicht oder nur sehr gering mit dem Trinkstatus nach 4 Jahren, außer für die Abhängigkeitssymptome und die soziale Stabilität bei Behandlungsbeginn. Erneut spielte eher die erhaltene „Menge" an Behandlung eine signifikante Rolle für die Besserungschancen. Wer im ersten Behandlungsjahr mehr als 7 Tage hospitalisiert oder mehr als 21 "intermediate days" in Behandlung war oder aber mehr als 5 ambulante Besuche der Behandlungsstätten absolviert hatte – was als "high treatment" galt –, zeigte eine um 9% gebesserte Problemrate nach 4 Jahren. Gegenüber den „Nur-Kontakten" ohne Behandlung, die gleichwohl nach 4 Jahren zu 30% spontan gebessert waren, bestand immerhin eine Besserungsrate von 20%. Geringfügig bessere Erfolge wurden dabei mit reinen oder gemischten "outpatient-settings" erzielt. Immerhin 75% der Befragten hatten über den Beobachtungszeitraum Kontakt mit den Anonymen Alkoholikern (AA) gehabt. Gleichwohl war ihre Problemrate nicht geringer als beim restlichen Viertel der Behandelten. Wer jedoch nach 4 Jahren noch regelmäßig AA-Kontakt hatte, wies deutlich eine höhere Abstinenzquote auf (45%). Ob hier tatsächlich ein Kausaleffekt vorlag oder das Ergebnis auf Selbstselektion der Patienten zurückzuführen war, ließen die Rand-Forscher dahingestellt.

Wie stand es nun mit der Stabilität der Besserung über den Vierjahreszeitraum? Hier war der 1. Rand Report zu besonders optimistischen Ergebnissen für die 6- und 18-Monats-Meßpunkte gelangt. Gut 30% der 18-Monats-Langzeitabstinenten war nach 4 Jahren rückfällig geworden; 53% der Kurzzeitabstinenten und 41% der angeblichen „Normaltrinker" hatten das gleiche Schicksal erlitten. Mit steigendem Beobachtungszeitraum und häufigeren Meßpunkten trat somit eine deutliche Instabilität der Besserung auf, wobei die *Abstinenten* nun doch eine *bessere Prognose* besaßen als die renormalisierten Trinker. Doch der Rand Report differenzierte noch einmal: Wer über 40 Jahre alt war, einen hohen Grad von Alkoholabhängigkeit gezeigt hatte und verehelicht war, hatte bei Abstinenz geringere Rückfallquoten, umgekehrt hatten ledige Patienten unter 40 Jahren mit geringerer Abhängigkeitssymptomatik bei einem "non-problem drinking" als Behandlungsziel nach 4 Jahren geringere Rückfallquoten. Für die Ehevariable hatten die Rand-Forscher keine Erklärung, außer "environmental stress."

Das Fazit zur Frage der Stabilität oder Instabilität lautete somit: nach 2½ Jahren nur 13% stabile Langzeitabstinente und 9% kontinuierliche "non-problem drinker." Die klinische Realität hatte die Rand-Forscher wieder. Als sie gar noch ihre Patienten baten, sich retrospektiv zu erinnern, wer über die gesamte Zeit der 4 Jahre abstinent gelebt hatte, blieben 9% oder 48 Fälle übrig, 10% hatten das über 2 Jahre hinweg getan, 38% waren intermittierend trocken und trinkend, 43% blieben problematisch über die Zeit, und von dauerhaftem "non-problem drinking" war nicht mehr die Rede.

Zusammenfassend sind gesunkene Besserungsraten, geringes Vertrauen in kurzfristige Remissionen keine Garantien für die psychosoziale Rehabilitation der Gebesserten, eine hohe Instabilität der Besserung mit viel therapeutischem Drehtürbetrieb, differentielle Rückfallquoten (mit Grad der Abhängigkeit, Alter und sozialer Stabilität als entscheidende Variablen), Abstinenz als bessere Prognose, aber auch immerhin die mögliche Rückkehr zu Phasen „nichtproblematischer Trinkmuster" die Kernergebnisse des 2. Rand Reports, der bei weitem nicht die Aufmerksamkeit in der amerikanischen Diskussion gefunden hat wie sein Vorgänger, vielleicht weil seine Ergebnisse wieder mehr mit dem Common sense der im Alkoholfeld engagierten Gruppen übereinstimmen.

## Langzeitverläufe bei unbehandelten Alkoholabhängigen: die „Naturgeschichte des Alkoholismus" nach Vaillant

Es ist wohl die Einzigartigkeit, Daten zu Langzeitverläufen von unbehandelten Alkoholproblemen über 40 Jahren zu besitzen, die die 1983 erschienene Studie von G. Vaillant mit dem verheißungsvollen Titel *The Natural History of Alcoholism* z. Z. in den Mittelpunkt der amerikanischen Diskussionen rücken läßt. Vaillants Arbeit basiert auf Daten zum Alkoholgebrauch und Alkoholproblemen von 660 Männern, die zwischen 1940 und 1980 im Rahmen der Harvard Medical School Study of Adult Development untersucht wurden. Dabei wurden für 200 Collegestudenten und ein Vergleichssample von 450 weniger privilegierten Core-City-Männern über 40 Jahre hinweg auch Daten zum Trinkverhalten erhoben. Zusätzlich verfügt Vaillant über ein 100 Personen starkes Sample behandelter Alkoholiker aus dem berühmten CASPAR-Behandlungsprogramm im Staate Massachusetts, das über 8 Jahre hin verfolgt wurde. Für die Harvard-Studenten existieren Fragebogendaten in 2 jährigem Rhythmus und Interviews in Abständen von 5–10 Jahren; für die City-Boys, die 6–11 Jahre bei ihrer ersten Befragung alt und ursprünglich die Kontrollgruppe des Ehepaars Glueck für ihre Langzeitstudie zur Jugenddelinquenz[4] waren, liegen zudem Paneldaten für das Alter von 25, 31 und 47 Jahren vor. Obwohl der Panelverlust nur bei 20% liegt, will Vaillant die Repräsentativität seines Sample (nur männlich, nur weiß, nur wenige Jahrgänge) nicht überbetont wissen.

Trotzdem ist der Vergleich zweier sozial unterschiedlicher, unbehandelter Populationen von Alkoholkonsumenten über einen derartig langen Zeitraum und auch die Achtjahresstudie über behandelte Alkoholiker von großem Interesse. Ohne hier die einzelnen Prozentwerte aufzuzeigen, zeigen sich folgende Profile: die College-Männer sind langfristig eher abstinent, zählen in der Breite eher zu den moderaten Trinkern und besitzen einen geringeren Anteil an "heavy drinkers." Die ehemaligen Straßenjugendlichen und heutigen Core-City-Männer besitzen geringe Abstinenzquoten und ein größeres Kontingent an starken Trinkern. Entsprechend gerieten sie auch zu über 35% im Verlauf der 40 Jahre in Alkoholprobleme. Trotz aller Mühen ist es nicht gelungen, einen vergleichbaren Wert für die Harvard-Leute im Buch von Vaillant zu finden.

Hingegen wurden die 110 Core-City-Männer mit Alkoholmißbrauch genauer untersucht und dargestellt. *Vier Muster* kristallisierten sich über die Zeit heraus: „progressiver Alkoholismus" (34%), „stabile Abstinenz" (33%), ein „Zurück zum asymptomatischen Trinken" (17%) und ein „atypischer Alkoholismus" (16%), auf den noch zurückzukommen ist. Auf die Frage, ob Alkoholismus eine „progressive Krankheit" sei, geht aus Vaillants Daten

---

[4] Vgl. Glueck u. Glueck (1950, 1968).

hervor, daß dies der Fall ist, je schwerer, häufiger und langfristiger definitive Symptome von Alkoholmißbrauch und Abhängigkeit (gemessen nach der DMS-3-Skala der Amerikanischen Psychiatrischen Gesellschaft [5]) vorliegen. Für diese Fälle gilt immer noch das Jellinek-Modell des Alkoholismus. Eine eigene Spezies geben die „atypischen Alkoholiker" ab, die zwischen Abstinenz und nicht-symptomatischem Trinken oszillieren und dabei nicht wie beim Rand Report eine ausgesprochen schlechte Prognose haben, sondern dies ohne erkennbare Folgeschäden tun. Sie haben laut Vaillant einen "M.A. in alcohol abuse," den auch einige Harvard-Absolventen besitzen. Atypische Alkoholiker sind eher seltene Meister des "heavy drinking under voluntary control," die gleichwohl noch mit Recht „Prosit" sagen dürfen.

Nun kurz zum Achtjahressample der behandelten Alkoholiker. Ihre Sterblichkeit war mit 29% 3mal höher als diejenige in einer vergleichbaren Normalpopulation. Jeweils ein Drittel der Todesursachen war direkt alkoholbezogen oder aber Unfälle und Selbstmorde. Für seine Ergebniskategorien "stable remission", "intermittent alcoholism" und "chronic alcoholism" konnte Vaillant nach 8 Jahren 29%, 23% und 46% verbuchen, darunter *5% stabile Ohne-Symptom-Trinker*. Eine kurzfristig günstige Prognose war auch hier vom Grad der Abhängigkeit, prämorbider „sozialer Stabilität" und Abwesenheit von Soziopathie abhängig. Bei fortgeschrittenem Alkoholismus nahm der Einfluß der Prämorbiditätsvariablen jedoch deutlich ab. Häufige und regelmäßige AA-Kontakte begünstigten für Vaillant die Prognose auf Besserung.

Zur Thematik der Abstinenz als Behandlungsziel interessierte Vaillant die Frage nach der Erreichbarkeit und nach den Vor- und Nachteilen des Abstinenzzustandes. Seine 48 Abstinenten umfaß-

---

[5] Das diagnostische Manual der Amerikanischen Psychiatrischen Gesellschaft nennt 4 Kriteriengruppen, nach denen das Vorliegen von Alkoholmißbrauch und Alkoholabhängigkeit festgelegt werden kann: A. Kontinuierlicher oder episodischer Gebrauch von Alkohol über mindestens einen Monat; B. soziale Komplikationen durch den Alkoholgebrauch; C. 1) psychische Abhängigkeit, 2) pathologische Gebrauchsmuster von Alkohol; D. 1) Toleranzbildung, 2) Entzugserscheinungen. Für Alkoholmißbrauch sind die unter A, B und C genannten Indikatoren notwendig. Bei Alkoholabhängigkeit müssen alle unter A, B, C und D genannten Merkmale vorliegen.

ten 21 „sicher Abstinente", die mindestens 3 Jahre enthaltsam gelebt hatten. Zu 70% waren sie ohne Behandlungseinfluß abstinent geworden, nach eigenen Angaben eher durch „Ersatzabhängigkeiten", die Konfrontation mit den Folgen des Alkoholmißbrauches, die Anonymen Alkoholiker oder eine neue Liebesbeziehung als durch externen Zwang oder religiöse Konversion. Als Konsequenz der erreichten Abstinenz konnte auch Vaillant keine signifikanten Unterschiede bei der physischen Gesundheit zwischen Abstinenten und progressiven Alkoholikern feststellen. Bei der *psychosozialen Anpassung* waren jedoch *deutliche Besserungen* eingetreten, besonders aber beim subjektiven Wohlbefinden. Vaillant sieht Abstinente besonders gefährdet in der ersten Zeit der Aufnahme des alkoholenthaltsamen Lebensstiles durch einen Lernprozeß mit Anpassungskrisen und erhöhter Rückfallgefahr. Auf die Dauer ist Langzeitabstinenz jedoch allemal ein besserer Zustand für Alkoholiker als die Progression in den chronischen Alkoholismus bzw. das Hoffen auf die seltenen „spontanen Remissionen".

Gibt es nun ein *Zurück zum „nichtsymptomatischen Trinken"* für Vaillant? Für immerhin 5% seines Samples hatte er dieses ausgemacht. Wieder ist es der Grad der Abhängigkeit zu Beginn der Behandlung, von dem alles abhängt. Ist auf dem Kontinuum der "alcohol dependence" ein gewisser "point of no return" überschritten, verliert das Trinkverhalten jegliche „Plastizität" und schaltet auf "automatic pilot." Patientenmerkmale spielen bei der Rückkehr zum Normaltrinken keine Rolle, und nicht Behandlung hilft diesen Zustand zu erreichen, sondern eher „effektive Konfrontation" mit den Folgen des Alkoholmißbrauchs. Über innere und äußere Kontrolle des Verlangens nach Alkohol und den Wechsel des sozialen Netzwerkes ist fortgesetztes kontrolliertes Trinken für eine Handvoll von Alkoholikern auch für Vaillant möglich. Mit Recht konstatiert er jedoch, daß damit kein entscheidender Beitrag zur Verminderung des Millionenheers abhängiger Alkoholiker in den USA geleistet ist.

Es ist schwierig, Vaillants – besonders verglichen mit den Rand Reports – methodisch und inhaltlich eher konfuses Buch abschließend einzuschätzen, zumal hier gemeinhin Getrenntes und Kontroverses zu behende synthetisiert werden. So ist Alkoholismus sowohl auf einem Kontinuum von Alkoholproblemen angeordnet als auch eine „Krankheitsentität" mit Eigenleben. Nicht bestimmte Probleme im Umgang mit Alkohol (etwa der Kontrollverlust) sind entscheidend für das Vorliegen von Alkoholismus, sondern die Zahl und das häufige Auftreten von Alkoholproblemen (atypischer Alkoholismus?); und definitive Alkoholabhängigkeit ist so schwer zu bestimmen wie der Übergang von gelb zu grün im Farbenspektrum.

Vaillant sieht Alkoholismus einerseits als „chronic disorder" (also doch nicht als Krankheit), die gleichwohl keinen irreversiblen progressiven Verlauf nehmen muß. Eine erste Phase des "heavy social drinking" (3–5 Drinks pro Tag) kann über Jahre hinweg symptomfrei aufrechterhalten werden, geht aber offenbar für 10–15% der Männer in den USA in einen Alkoholmißbrauch (8–10 Drinks pro Tag) mit multiplen Folgeproblemen über. Die Hälfte der derart Trinkenden gelangt selbsttätig zur Abstinenz oder zu nichtsymptomatischen Trinkformen zurück. Ganz untypische Alkoholiker trinken intermittierend auf diese harte Art ein Leben lang, offenbar ohne Probleme. Etwa ein Viertel aller Alkoholmißbraucher (3–5% der Amerikaner) gerät in den Zustand der Alkoholabhängigkeit mit Entzugserscheinungen. Hier ist Heilung nur über Abstinenz möglich, da das Trinken jegliche Plastizität verloren hat. Der beschriebene Phasenverlauf kann zwischen 5 und 30 Jahren dauern. Vaillants Einschätzung des Behandlungseinflusses auf die Besserung schwankt zwischen Hoffnung und Skepsis: Einfluß ja, aber vielleicht doch eher im Sinne einer positiven Förderung der Selbstheilungskräfte. Eine Besserung von 10% der Fälle im ersten Jahr und später eine Remissionsrate pro Jahr von 2–3% mag er zubilligen. Stabile Abstinenz ist trotz aller Beschränktheit der tatsächlichen Rehabilitation immer noch das beste Therapieziel und am ehesten über „Ersatzabhängigkeiten", externe √erstärker, deutlichen "social support" der Abhängigen und Indoktrination zu erreichen. Insofern scheint ein regelmäßiger AA-Kontakt hilfreich zu sein. Es ist nicht verwunderlich, daß Vaillant mit diesem vielseitigen Programm von allen Seiten Zuspruch empfängt.

## Langzeitverläufe bei nichtabhängigen Problemtrinkern

Die Kategorie des Problemtrinkens ist trotz unablässiger Kritik an ihrer Sinnhaftigkeit [6] aus der amerikanischen Diskussion nicht verschwunden. Die Erforschung von alkoholbezogenen Individual- und Sozialproblemen, die sich nicht unter ein umfassendes Krankheitskonzept *des* Alkoholismus (definiert durch Kontrollverlust, intensives Verlangen nach Alkohol oder Alkoholabhängigkeit) subsumieren lassen, hat sogar mit der Alcohol Research Group an der University of California in Berkeley einen eigenen Ort gefunden. Aus dem Umkreis dieser Forschungsgruppe stammen auch die meisten der hier zum Abschluß zu referierenden Arbeiten zu Langzeitverläufen bei „nichtabhängigen Problemtrinkern". Clark u. Cahalan (1976 b) stellten in ihrer sich über eine Vierjahresspanne erstreckenden Längsschnittstudie fest, daß ein einfacher „Schneeballeffekt" bei der Problementwicklung des Alkoholtrinkens nicht vorlag. Neben einer nicht unbeträchtlichen „spontanen Remission" [7] von *problematischen Trinkmustern* konstatierten die Autoren ein häufiges Oszillieren zwischen verschiedenen Problemtypen sowie „Ein- und Ausphasen" bei Alkoholproblemen. Fillmore (1974, 1975) und Fillmore et al. (1979) konnten in ihren Langzeitstudien diese Ergebnisse bestätigen, besonders in einer über 27 Jahre verlaufenden Longitudinalstudie an Collegestudenten. Nur ein geringer Teil der adoleszenten Problemtrinker (17–21 Jahre) geriet in ihrer weiteren Biographie in eine typische Alkoholikerkarriere. Der Großteil „reifte" mit steigendem Lebensalter (Ende Zwanzig, Anfang Dreißig) aus den jugendlichen Alkoholproblemen heraus (vgl. auch Temple 1983). Diesen Befund bestimmter Transitionsphasen in und aus Problemen im Umgang mit alkoholischen Getränken bestätigten auch die Studien des Ehepaars Jessors (1977) zum generellen Problemverhalten Jugendlicher und junger Erwachsener (vgl. auch Donovan et al. 1983).

---

[6] Siehe stellvertretend für diese Kritik den Begriff des „Problemtrinkens" in dem mit Lexikonanspruch auftretenden Artikel von Keller (1977, S. 56).

[7] Spontane Remissionen werden von allen Studien mit Langzeitperspektiven konstatiert. Die Streubreite der angegebenen Prozentwerte reicht von 5–70%. Vgl. zu dieser Thematik auch Roizen et al. (1978) und Polich (1980 a).

Die Betonung der „situativen Faktoren" bei der Problemgenese sowie die Erkenntnis, "that the high rate of turn-over in drinking problems will be associated with specific environmental circumstances and life events" (Cahalan 1978) führte zu einem generellen Zweifel der Vertreter des Problemtrinkens an der Chronizität und Progression von Alkoholproblemen über vorhersagbare Stufen. Obwohl Alkoholprobleme und Alkoholabhängigkeit auf einem Kontinuum des Trinkverhaltens angelegt sein sollen, wurde gleichwohl von den „Zwei Welten" (Room 1980) der Alkoholproblematik gesprochen, deren eine von einer Subpopulation chronisch Alkoholabhängiger (1–3% der Gesamtbevölkerung) bewohnt ist und der Welt des „klinischen Alkoholismus" entspricht. Eine völlig andere Population (10–15% der Gesamtbevölkerung) erfährt hingegen in der Alltagswelt ein breites Spektrum alkoholbezogener Probleme, ohne daß Abhängigkeitssymptome vorliegen. Erst in jüngster Zeit werden Versuche unternommen, Brücken zwischen diesen Welten „transitorischer Alkoholprobleme" mit Ereignischarakter und „chronischer Alkoholabhängigkeit" als permanentem Zustand zu schlagen.

So entdeckten Fillmore u. Midanik (1983), daß die Variable „Alter" eine entscheidende deskriptive Rolle für den Übergang von Phasen ereignishafter Alkoholprobleme zum Zustand dauerhafter Alkoholabhängigkeit spielt. In ihrer Analyse zweier Kohorten 20- bis 30 jähriger und 40- bis 50 jähriger Problemtrinker zeigte sich für die ältere Gruppe eine signifikant höhere Chronizität der Alkoholprobleme. Ihr Problemprofil nähert sich deutlich dem bekannten Muster chronischer Alkoholabhängigkeit an.

## Schlußfolgerung

Langzeitstudien zu Alkoholproblemen gehören in den USA seit einigen Jahren verstärkt zum Rüstzeug der Suchtforschung. Im Vordergrund stehen dabei Untersuchungen behandelter Alkoholabhängiger mit Fragestellungen nach Umfang und Bedingungen des Behandlungserfolgs, nach der Stabilität möglicher Besserungen über längere Zeiträume – wobei 2–4 Jahre als minimaler Zeitraum für aussagefähige Ergebnisse gelten – und nach Rückfall- und Remissionsraten. Mit den Rand Reports zu Behandlungseinrichtungen des National Institute on Alcohol Abuse and Alcoholism liegen für diesen Bereich methodisch reflektierte und inhaltlich vielsagende Daten vor. Für die Langzeitverläufe einer unbehandelten Alkoholabhängigkeit ist das Material eher spärlich. Entsprechend intensiv wird zur Zeit die Studie zur *Naturgeschichte des Alkoholismus* von Vaillant diskutiert.

Eine amerikanische Spezialität sind die Longitudinalstudien zu Formen „nichtabhängigen Problemtrinkens" in der Population der USA. Hier zeigen die Studien ein sehr breites Spektrum und eine hohe Variabilität von alkoholbezogenen Problemen in der Bevölkerung, besonders im Alter bis zu 30 Jahren. Eine Chronifizierung der Alkoholprobleme und eine Progression des Alkoholismus wird jedoch nur selten beobachtet, statt dessen Prozesse des „Herauswachsens" und „Herausreifens" aus jugendspezifischen Alkoholproblemen.

Wo Langzeitstudien auf die hohe Verschiedenartigkeit und Veränderlichkeit behandelter und unbehandelter Alkoholabhängigkeit bzw. Alkoholprobleme, auf die Inhomogenität der betroffenen Populationen sowie auf den hohen Einfluß von situativen und Umweltfaktoren auf die Entstehung, Entwicklung und Einflußnahme von bzw. auf Alkoholprobleme verweisen, wird eine generelle Disaggregierung von Problemtypen notwendig. Bei einer insgesamt in den letzten 40 Jahren 20fachen Vergrößerung des amerikanischen Behandlungssystems kommt es immer mehr auf eine differenzierte Abstimmung spezieller Alkoholprobleme von bestimmten Populationen mit einer Vielzahl von klar zu definierenden Interventionsmöglichkeiten auf das Trinkverhalten an. Dies muß nicht nur aus Gründen der Kosteneffizienz der Behandlungs- und Kontrolleinrichtungen geschehen, sondern auch, um zufällige und damit meist vergebliche Eingriffe zu vermeiden und die Förderung der Selbstheilungskräfte bei Alkoholproblemen zu erhöhen.

## Literatur

Armor DJ (1980) The rand reports and the analysis of relapse. In: Edwards G, Grant M (eds) Alcoholism treatment in transition. University Park Press, Baltimore, pp 81–94
Armor DJ, Polich JM, Stambul HB (1976) Alcoholism and treatment. The Rand Corporation, Santa Monica (Rand Report 1)

Cahalan D (1978) Subcultural differences in drinking behavior in U.S. National Surveys and Selected European Studies. In: Nathan P, Marlatt GA, Løberg T (eds) Alcoholism. New directions in behavioral research and treatment. Plenum, New York, pp 235–255

Cahalan D, Roizen R (1974) Changes in drinking problems in a national sample of men. Alcohol Research Group, Berkeley (Working paper 35)

Clark W (1976a) Loss of control, heavy drinking and drinking problems in a longitudinal study. J Stud Alcohol 37:1256–1290

Clark W, Cahalan D (1976b) Changes in problem drinking over a four year span. Addict Behav 1:251–259

Crawford J, Pell J (1977) The Rand Report: A brief critique. Addict Behav 2:141–146

Donovan JE, Jessor R, Jessor L (1983) Problem drinking in adolescence and young adulthood. A follow-up study. J Stud Alcohol 44/1:109–137

Emrick CD, Stilson DW (1977) Comment and response to the "Rand Report." J Stud Alcohol 38/1:152–153

Fillmore KM (1974) Drinking and problem drinking in early adulthood and middle age. An exploratory 20-year follow-up study. QJ Stud Alcohol 35:819–840

Fillmore KM (1975) Relationship between specific drinking problems in early adulthood and middle age. QJ Stud Alcohol 36:882–907

Fillmore KM, Midanik L (1983) The chronicity of drinking problems among men: A longitudinal study. Alcohol Research Group, Berkeley (Working Paper F – 160)

Fillmore KM, Bacon S, Hyman M (1979) The 27 year longitudinal panel study of drinking by students in college, 1949–1976. Final report to NIAAA. Social Research Group, Berkeley

Glueck S, Glueck E (1950) Unravelling juvenile delinquency. The Commonwealth Fund, New York

Glueck S, Glueck E (1968) Delinquents and non-delinquents in perspective. Harvard University Press, Cambridge

Goodwin DW, Crane JB, Guze SB (1971) Felons who drink: A 8-year follow-up. QJ Stud Alcohol 32:136–147

Jessor R, Jessor L (1977) Problem behavior and psychosocial development; a longitudinal study of youth. Academic Press, New York

Jones MC (1968) Personality correlates and antecedents of drinking patterns in adult males. J Consult Clin Psychol 32:2–12

Jones MC (1971) Personality antecedents and correlates of drinking patterns in women. J Consult Clin Psychol 36:61–69

Kandel D (1978) Longitudinal research on drug use. Empirical findings and methodological issues. Hemisphere, Washington

Keller M (1977) Lexicon of disablements related to alcohol consumption. In: Edward G, Gross, MM, Keller M, Moser J, Room R (eds) Alcohol-related disabilities. WHO, Genf (Offset Publication, Nr 32, pp 23–60)

McCord W, McCord JM (1962) A longitudinal study of the personality of alcoholics. In: Pittman DJ, Snyder CR (eds) Society, culture and drinking patterns. Wiley, New York, pp 413–430

McCord W, McCord J, Gudeman J (1960) Origins of alcoholism. Standford University Press, Standford

Pettinati HM, Sugerman AA, DiDonato N, Maurer HS (1982) The natural history of alcoholism over four years after treatment. J Stud Alcohol 43:201–215

Polich JM (1980a) Patterns of remission in alcoholism. In: Edwards G, Grant M (eds) Alcoholism treatment in transition. University Park Press, Baltimore, pp 95–112

Polich JM, Armor DJ, Braike H (1980b) The course of alcoholism: 4 years after treatment. The Rand Corporation, Santa Monica (Rand Report 2)

Robins LN, Smith EM (1982) Longitudinal studies of alcohol and drug problems: Sex differences. In: Kalant OJ (ed) Alcohol and drug problems, vol 5. Plenum, New York, pp 203–234

Robins LN, Bates WM, O'Neil P (1962) Adult drinking patterns of former problem children. In: Pittman DJ, Snyder CR (eds) Society, culture and drinking patterns. Wiley, New York, pp 395–412

Roizen R, Cahalan D, Shanks P (1978) "Spontaneous remission" among untreated problem drinkers. In: Kandel DB (ed) Longitudinal research on drug use: Empirical findings and methodological issues. Wiley, New York, pp 197–221

Room R (1980) Treatment-seeking population and larger realities. In: Edwards G, Grant M (eds) Alcoholism treatment in transition. Croom Helm, London, pp 205–224

Temple MT (1983) The variability of drinking patterns and problems among young men, age 16–31: A longitudinal study. Alcohol Research Group, Berkeley (Working Paper)

Vaillant G (1983) The natural history of alcoholism. Harvard University Press, Cambridge

Westermeyer J, Peake E (1983) A ten-year follow-up of alcoholic native Americans in Minnesota. Am J Psychiatry 140/2:189–194

Zucker R, Noll R (1982) Precursors and developmental influences on drinking and alcoholism: Etiology from a longitudinal perspective. U.S. Department of Health and Human Services, N.I.A.A.A. (Alcohol and health monograph, Nr 1: Alcohol consumption and related problems)

# Langzeitverläufe des Alkoholismus
# (mit Literaturübersicht
# aus dem europäischen Raum)

W. Feuerlein

## Zusammenfassung

Fragen der Definition (Alkoholabhängigkeit vs. Alkoholmißbrauch), des „natürlichen Verlaufs" des Alkoholismus und der verschiedenen therapeutischen Variablen werden behandelt, ferner werden methodische Probleme besprochen: Reliabilität und Validität, „Regression zur Mitte", prospektive Planung unter Einbeziehung mehrerer „Zeitfenster", Selektion, Kontrollgruppe, Verlaufskriterien, Patientenauffindung und Beiziehung sonstiger Unterlagen. Es werden 9 Arbeiten aus Europa dargestellt, die einen katamnestischen Zeitraum von mindestens 4 Jahren umfassen. Folgende Schlußfolgerungen werden gezogen: Kleine Rückfälle bei sonst guter Remission sind häufig. Sie treten oft erst nach Jahren auf. Etwa 50–66% der Alkoholiker werden nach längerer Zeit wieder so rückfällig, daß Probleme entstehen. Im Alter kommt es bei früheren Alkoholikern häufig zu einer Verminderung des Alkoholkonsums.

Bevor ich auf die Darstellung von Arbeiten über Langzeitverläufe des Alkoholismus eingehe, möchte ich einige allgemeine Vorbemerkungen machen.

## Zur Definition

Die Definition des Alkoholismus ist seit Jahrzehnten ein immer wieder zu diskutierendes Problem; in den letzten Jahren haben sich neue Gesichtspunkte über die Definition des Alkoholismus ergeben, die die alte, weitgehende bekannte Definition der WHO von 1952 abgelöst haben. Die neueren Definitionen, die von Edwards u. Gross (1976) im Auftrag der WHO entwickelt wurden, unterscheiden zwischen Alkoholabhängigkeit und alkoholbezogenen Folgeschäden ("alcohol related disabilities"). Alkoholabhängigkeit gilt als eine besondere Form der alkoholbedingten Folgeschäden. Dieses Konzept hat vor allen Dingen in den angloamerikanischen Ländern eine weitere Vertiefung erfahren, es wurde auch in

40

die Definition des Alkoholismus des Diagnostic and Statistic Manual of Mental Diseases (DSM III) der American Psychiatric Association (1981) aufgenommen und hat sich jetzt zumindest in Nordamerika weitgehend durchgesetzt. Hier wird beim Alkohol (wie bei Drogen) zwischen Abhängigkeit und Mißbrauch unterschieden. Unter Mißbrauch wird pathologisches Trinkverhalten sowie Verschlechterung der sozialen und beruflichen Situation infolge Alkoholmißbrauchs verstanden, sofern diese Störungen mindestens einen Monat andauern. Alkoholabhängigkeit ist außer durch die Kriterien des Mißbrauchs noch durch Toleranzentwicklung und Entzugserscheinungen definiert.

In den Arbeiten, die im nachfolgenden zitiert werden sollen, werden in der Regel solche Differenzierungen nicht vorgenommen, so daß eigentlich in jeder dieser Studien die jeweils zugrundeliegende Definition angegeben werden müßte, um Unklarheiten zu vermeiden. Dies läßt sich aber in vielen Fällen aus den Originalarbeiten nicht explizit entnehmen.

**Probleme des Verlaufs
und der Therapievariablen**

Wenn man beim Alkoholismus besonders die psychische Abhängigkeit ins Auge faßt, die ja in erster Linie für die fatale, im Laufe der Jahre immer wieder auftretende Rückfallneigung verantwortlich gemacht werden muß, wird man für die Diskussion von Langzeitverläufen des Alkoholismus Zeiträume fordern, die Jahrzehnte umfassen. Dies entspricht auch den Ergebnissen von Studien über den „natürlichen Ablauf des Alkoholismus" ("the natural history of alcoholism") des 1983 erschienenen Werkes von Vaillant. Leider finden sich in der Literatur nur sehr wenige Arbeiten, die über so lange Zeiträume berichten. Diese wenigen Arbeiten sind im übrigen methodisch, zum mindesten zum Teil, besonders problematisch. Die Ursachen für diese methodischen Schwierigkeiten sollen später besprochen werden. Um überhaupt eine größere Zahl von Arbeiten berücksichtigen zu können, scheint es zweckmäßig, in diesem Referat die Grenzen zurückzustecken. Es sollen hier Arbeiten besprochen werden, die über einen Zeitraum von mindestens 4 Jahren nach Erfassung der Patienten bzw. nach Therapiebeginn berichten. Dabei sollen nur Verläufe unter Behandlung berücksichtigt werden, worunter jede irgendwie geartete Therapie durch einen berufsmäßigen Therapeuten verstanden wird. Eine einmalige professionelle Beratung, die der Erfassung des Patienten dient, wird nicht als Behandlung gewertet, obwohl ihr u. U. eine erhebliche therapeutische Bedeutung zukommen kann. Erst recht wurden nicht sog. intervenierende Variablen berücksichtigt, die als wichtige lebensgeschichtliche Ereignisse von großer therapeutischer Wirksamkeit in der Karriere von Alkoholikern erscheinen können.

Ein besonderes Problem stellen die zahlreichen semiprofessionellen therapeutischen Aktivitäten z. B. von Selbsthilfegruppen und Laientherapeuten dar, die sich in ihrer therapeutischen Valenz schwer erfassen lassen. Unter diesen Umständen erscheint der Begriff der Spontanremission grundsätzlich fragwürdig. Deswegen sind sichere Aussagen über Spontanverläufe bei Alkoholikern derzeit nur unter noch größeren Vorbehalten möglich als Aussagen über Verläufe unter Therapie.

## Weitere methodische Probleme

Es gibt eine Reihe von mehr oder minder ausführlichen theoretischen und pragmatischen Arbeiten über methodische Fragen der Verlaufsbeurteilung (z. B. von Uhl u. Springer 1979; Baekeland et al. 1975; Gottheil 1979; Feuerlein 1980; Schuckitt u. Cahalan 1976). Auf die grundlegende Frage der Definition wurde schon hingewiesen. Weitere Probleme liegen in der Auswahl der Meßinstrumente, mit denen die Daten bei den verschiedenen Meßzeitpunkten erhoben werden. Entscheidend sind deren *Reliabilität* und *Validität*. Insbesondere sind klare Vorstellungen über die inhaltliche Validität der Meßinstrumente (z. B. Fragebögen), ferner die Auswahl der geeigneten statistischen Methoden notwendig. In diesem Zusammenhang sei auch auf die Bedeutung der Variabilität der Mittelwerte hingewiesen. Das Problem der *Regression zur Mitte*, die abhängig von der Meßgenauigkeit ist, muß besonders bei der Interpretation der Ergebnisse berücksichtigt werden. Wird dieses Phänomen vernachlässigt, so besteht die Gefahr, daß Differenzen in den Resultaten fälschlich eine inhaltlich begründete Signifikanz zugewiesen wird, während sie sich einfacher durch die Regression zur Mitte erklären läßt (s. auch Uhl u. Springer 1979; Cooke 1980).

Bei der Planung der Untersuchungen sollte, wenn irgend möglich, *prospektiv* vorgegangen werden. Die meisten der älteren Untersuchungen sind nicht nach diesem Prinzip durchgeführt worden, sondern basieren auf retrospektiven Erhebungen. Ein großes Problem stellt ferner die Beiziehung einer *Kontrollgruppe* dar. Sie wird zwar aus methodischen Gründen gefordert, ist aber praktisch sehr schwer zu rekrutieren. Insbesondere lassen sich Kontrollgruppen von unbehandelten Alkoholikern aus den oben genannten Gründen, v. a. wegen der Ubiquität von therapeutisch wirksamen intervenierenden Variablen, in den meisten Ländern kaum mehr aufstellen (vgl. auch Room 1980).

Des weiteren ist auf das Problem der *Selektion* der Probanden hinzuweisen. Keine der zitierten Arbeiten berichtet über das gesamte Spektrum von Alkoholikern, sondern immer nur über eine bestimmte Auswahl. Die Kriterien für diese Selektion, die die Beurteilung der späteren Verlaufsergebnisse beeinflußt, sind aber nicht immer angegeben.

Vom praktischen Gesichtspunkt ergeben sich des weiteren folgende Probleme, die hier nur kurz angedeutet werden sollen:

1) Die *Aufstellung der Kriterien* für die Beurteilung des Verlaufs. In den meisten Arbeiten sind die interessierenden Aspekte nur zum Teil bearbeitet, so daß um der Vergleichbarkeit willen die Aussagen auf den kleinsten gemeinsamen Nenner reduziert werden mußten, nämlich auf das Trinkverhalten. Aussagen über die Effizienz bestimmter Therapiemethoden sollen hier nicht versucht werden. Zu dieser Fragestellung sei v. a. auf die beiden Übersichtsarbeiten von Emrick aus dem Jahr 1974 und 1975 verwiesen. Aus diesen Arbeiten läßt sich allerdings nicht die Dauer der jeweiligen katamnestischen Zeiträume entnehmen.

2) Die *Auffindung von Patienten* und ihre Motivierung zur katamnestischen Erhebung.

3) Die *Beiziehung von Unterlagen* (Krankengeschichten usw.) von fremden Einrichtungen. Beides war von jeher schwierig, es ist durch das neue Datenschutzgesetz in der Bundesrepublik

Deutschland zusätzlich erschwert worden. Einige der nachfolgend zitierten Untersuchungen wären unter dem derzeitigen geltenden Recht nicht mehr möglich.

4) Die *Wiederholung der Erhebungen* in gewissen Abständen innerhalb des katamnestischen Zeitraums, um so einen genaueren Überblick über den Verlauf zu erhalten. Je mehr *„Zeitfenster"*, desto realistischer die Information über das tatsächliche Ergebnis der Behandlung.

## Darstellung der einzelnen Arbeiten

Tabelle 1 zeigt eine Übersicht über verschiedene Langzeitergebnisse. Um Überschneidungen mit dem Beitrag von Fahrenkrug zu vermeiden, sollen hier nur Arbeiten besprochen werden, die aus dem europäischen Raum stammen.

1) Lundquist berichtete 1973 über eine Gruppe von 200 männlichen Alkoholikern, die im Alter von 30–55 Jahren 1–4 Wochen lang in Schweden stationär behandelt worden waren. Die Patienten stammten vorwiegend aus mittleren sozialen Schichten. Sie wurden nach mehreren, meist nach 9 Jahren nachuntersucht. 45 (23%) Patienten waren gestorben, über 155 Patienten konnten Informationen eingeholt werden und zwar durch persönliche Interviews. 28% (37%) der Gesamtstichproben waren abstinent oder signifikant gebessert, 19% (25%) gebessert ("improved and not detoriated"), während 29,5% (38%) als Noch-Alkoholiker charakterisiert wurden [1].

2) Eine weitere Studie stammt ebenfalls aus Schweden (Öjesjö). Sie wurde 1981 publiziert. Es handelt sich dabei um den Teil einer epidemiologischen Längsschnittuntersuchung, in der 96 männliche Probanden definiert wurden, die Alkoholmißbrauch betrieben. Aber nur bei 47 Probanden läßt sich nachträglich feststellen, daß sie als „addicts" bzw. als „chronic alcoholics" die Kriterien der Alkoholabhängigkeit nach der DSM III erfüllen. 1972, also 15 Jahre nach Beginn der Studie, wurden Nachunter-

---

[1] Die Zahlen in Klammern beziehen sich auf die Stichprobe nach Abzug der Todesfälle.

suchungen durch Interviews und durch Beiziehung anderer Informationen (z. B. Krankengeschichten, Strafregister u. ä.) durchgeführt. Rund 70% der Patienten erhielten im Laufe ihres katamnestischen Zeitraums irgendeine nicht näher definierte Behandlung wegen des Alkoholmißbrauchs. Zum Zeitpunkt der Katamnese waren von den 47 Probanden 32% verstorben, je 8,5% waren abstinent bzw. wurden als Abuser eingestuft, 51% waren weiterhin alkoholabhängig. Von den 49 Abusern waren 21% verstorben, 20% als Alkoholiker eingestuft, 8% weiterhin Abuser und 51% waren remittiert.

3) Eine dritte, norwegische Studie stammt aus dem Jahre 1974. Es handelt sich um eine Doktorarbeit von Bratfos (zit. nach Vaillant 1983), in der Krankengeschichten von 1 179 stationär behandelten Alkoholikern nach 10 Jahren nachgeprüft wurden. Diese Studie leidet zunächst an der geringen Ausschöpfungsquote. Über 59% der Patienten waren keine Informationen mehr zu erhalten. Von weiteren 16% war zu erfahren, daß sie inzwischen gestorben waren. Insgesamt konnten nur Informationen über 412 lebende Probanden (35%) eingeholt werden. Von ihnen waren 13% abstinent, 87% weiter Alkoholiker, kein einziger hatte ein sog. asymptomatisches Trinken aufzuweisen.

4) 1966 veröffentlichten Kendell u. Staton aus Großbritannien einen Bericht über 62 zunächst unbehandelte Patienten, die nach durchschnittlich 6,7 Jahren nachuntersucht werden konnten. 92% wurden wieder erfaßt. Von ihnen waren 40% später noch in irgendeiner Form behandelt worden. 18% der erfaßten Patienten waren gestorben, 15% waren abstinent, 8% wiesen ein „normales soziales Trinken" auf, während die restlichen 59% ihr altes Trinkverhalten fortgesetzt hatten.

5) Eine ähnliche Studie stammt aus einem psychiatrischen Landeskrankenhaus der Bundesrepublik Deutschland. Es wurden 1965 von Wieser u. Kunad Katamnesen nach durchschnittlich 8 Jahren bei 167 Patienten erhoben. Es konnten von 92% der Probanden Informationen gewonnen werden. Diese waren höchstens 6 Monate lang in einer vorwiegend kustodialen stationären Behandlung gewesen. 39% dieser Probanden waren bei der Katamnese verstorben, 5% waren abstinent, 12% gebessert, 44% waren rückfällig geworden.

**Tabelle 1.** Alkoholiker mit (fraglicher oder teilweiser) Behandlung (*A* Österreich, *CH* Schweiz, *GB* Großbritannien, *N* Norwegen, *S* Schweden)

| Autor | Jahr | Katamnese-dauer (Jahre) | Gesamte Stichprobe | Nachunter-suchte Stichprobe [%] | Todes-fälle [%] |
|---|---|---|---|---|---|
| *A*: Fischer | 1979 | 5 | 535 ♂ | 35 | ? |
| *GB*: Kendell u. Staton | 1966 | durch-schnittlich 6, 7 | 62 | 92 | 18 |
| *D*: Wieser u. Kunad | 1965 | durch-schnittlich 8 | 167 | 92 | 39 |
| *D*: Klein | 1981 | 4–5 | 310 ♂ | 65 | 7 (von $n = 283$ |
| *D:* Müller | 1981 | 3,5–5,66 | 201 | 88 | 16 |
| *CH*: Ciompi u. Eisert | 1971 | durch-schnittlich 25,6 | 197 | 96 | – |
| *USA*: Polich et al. (Rand-Report-II) | 1980 | 4 | 758 | 96,5 | 14,5 |
| *USA*: Pendery et al. | 1982 | 10 | 20 | 95 | 20 |
| *USA*: West et al. | 1982 | 7 | 158 | 83 | 20 |

| Interview über Verlauf[a] [%] | Abstinente[a] [%] | Besserungen[a] [%] | Problemtrinker bzw. Ungebesserte[a] [%] | Bemerkungen |
|---|---|---|---|---|
| 35 (100) | (9) | (18) | (73) | Vorwiegend zwangsweise behandelte Alkoholiker (PKH Graz) |
| 82 | 15 | 8 | 59 | 40% irgendwie später behandelt |
| 61 | 5 | 12 | 44 | Kustodiale stationäre Behandlung ≤6 Monate |
| 65 | (46) | (11) | (43) | Erhebungen in 87% bei nachbetreuenden Einrichtungen |
| 71 (100) | (24) | (19) | (57) | |
| 96 | 9 + 14 zwangsabstinent | 55 | 18 | Überlebende >65 Jahre nach stationärer Behandlung |
| 72 (100) | ständig (7) 6 Monate vor Katamnese (28) | ständig (12) 6 Monate vor Katamnese (18) | ständig (81) 6 Monate vor Katamnese (54) | |
| 75 | 30 | 5 | 40 | Mit Verhaltenstherapie und Therapieziel „Kontrolliertes Trinken" behandelte Alkoholiker |
| 63 (100) | (21) | (13) | (65) | 2monatige stationäre Behandlung |

47

**Tabelle 1** (Fortsetzung)

| Autor | Jahr | Katamnese-dauer (Jahre) | Gesamte Stichprobe | Nachunter-suchte Stichprobe [%] | Todes-fälle [%] |
|---|---|---|---|---|---|
| *USA:* Olson et al. | 1981 | 4 | 137 | 78 | 7 |
| *A*: Jellinger | 1969 | 4 | 2961 | 19 | 7 |
| *A*: Jellinger | 1969 | 7 | 2961 | 3 | 11 |
| *A*: Demel | 1969 | durch-schnittlich 4,78 | 1314 | ? | 11 |
| *S*: Lundquist | 1973 | meist 9 | 200 ♂ | 100 | 23 |
| *S*: Öjesjö | 1981 | 15 | 47 Alkohol-abhängige (nach) DSM III), | 100 | 32 |
| | | | 49 Alkohol-abuser ♂ | 100 | 21 |
| *N*: Bratfos, zit. nach Vaillant, 1983 | 1974 | 10 | 1179 | 41 | 6 |

[a] Die Prozentzahlen in Klammern beziehen sich auf die nachuntersuchte Stichprobe nach Abzug der Todesfälle.

| Interview über Verlauf[a] [%] | Abstinente[a] [%] | Besserungen[a] [%] | Problemtrinker bzw. Ungebesserte[a] [%] | Bemerkungen |
|---|---|---|---|---|
| 71 (100) | ständig (37) 6 Monate vor Katamnese (65) | – | – | 4 unterschiedliche Behandlungsprogramme |
| 93 | 24 | 34 | 34 bzw. unbehandelt | 41% der stationär Behandelten wurden ambulant weiterbehandelt |
| 89 | 21 | 37 | 31 | 41% der stationär Behandelten wurden ambulant weiterbehandelt |
| ? | 33 | ? | ? | Ambulante Behandlung mit Antabus |
| 77 (100) | einschließlich signifikant Gebesserte 28 (37) | 19 (25) | 29,5 (38) | Vorwiegend Mittelklasse, stationär behandelt |
| 68 | 8,5 | 8,5 | 51 | Längsschnittuntersuchung. Ca. 66% erhielten eine nicht näher definierte Behandlung |
| 79 | 51 | 8 | 20 | |
| 35 (100) | (13) | – | (87) | Stationäre Behandlung |

6) 1981 teilte Klein in einer bisher unveröffentlichten Diplomarbeit Ergebnisse einer Katamnese an 310 männlichen Alkoholikern aus einer deutschen Suchtfachklinik mit. Die Katamnesen wurden 4–5 Jahre nach Behandlungsbeginn durchgeführt, vorwiegend schriftlich oder telefonisch, wobei in erster Linie die einweisenden und weiterbetreuenden Beratungsstellen, Gesundheitsämter und andere Einrichtungen befragt wurden. Insgesamt konnten über 65% der Probanden Informationen beigebracht werden. Es ergab sich dabei, daß 46% von ihnen abstinent waren, 11% gebessert und 43% rückfällig. 7% von insgesamt 283 Probanden waren verstorben.

7) 1979 wurde von Fischer aus Graz eine Untersuchung an 535 Alkoholikern publiziert. Diese waren in einem psychiatrischen Landeskrankenhaus stationär behandelt worden, zum überwiegenden Teil zwangsweise. Es wurden 35% der Probanden nach durchschnittlich 5 Jahren durch Sozialarbeiter erfaßt. Von den Patienten, über die berichtet wurde, waren 9% abstinent, 18% gebessert, 73% rückfällig.

8) Eine weitere Studie aus der Bundesrepublik Deutschland behandelt 201 Alkoholiker aus dem Max-Planck-Institut für Psychiatrie (Müller 1981). Die Patienten waren dort ambulant oder stationär 1969–1971 behandelt worden, sie wurden 36–58 Monate später nachuntersucht. Die Untersuchung wurde im Rahmen der Psychiatrieenquete durchgeführt. Insgesamt konnten über 96% der Probanden Angaben gemacht werden. Bei 61% der Patienten konnte ein persönliches semistandardisiertes Interview in der Wohnung des Patienten erhoben werden, meistens unter Beiziehung von Angehörigen. Außerdem gelang es, über 88% der Patienten Fremdinformationen zu erhalten, insbesondere von Gesundheitsämtern, Suchtberatungsstellen und von 10 Krankenhäusern der Region München und Oberbayern. So konnten insgesamt Informationen über den Alkoholkonsum von 71% der Probanden gewonnen werden. Es ergab sich dabei, daß 24% dieser Patienten derzeit abstinent waren; es konnte ziemlich wahrscheinlich gemacht werden, daß sie über den gesamten katamnestischen Zeitraum abstinent geblieben waren. 24% hatten mäßig getrunken, 19% waren gebessert, bei 57% kam es zu einem vollen Rückfall in das alte Trinkverhalten, da-

von bei 30% während des gesamten katamnestischen Zeitraums, bei 27% zumindest während der letzten 3 Monate vor
der Erhebung. 16% der Gesamtstichprobe waren verstorben.
Es ist darauf hinzuweisen, daß die genannten 201 Probanden
unausgelesene Patienten aus der Poliklinik bzw. aus der Klinik
waren, die meistens von einem Allgemeinkrankenhaus überwiesen worden waren. 70% waren schon wegen ihres Alkoholismus
vorbehandelt gewesen. Die Behandlung im katamnestischen
Zeitraum war sehr unterschiedlich: 54% waren irgendwann
während dieser Zeit in ärztlicher Nachsorge, 24% in Nachbetreuung von Selbsthilfegruppen, nur 6 hatten eine Behandlung
in einer Suchtfachklinik, weitere 5 in einem psychiatrischen
Krankenhaus.

9) Den längsten Beobachtungszeitraum umfassen Untersuchungen von Ciompi u. Eisert (1971) an Alterspatienten in der fran-
zösischen Schweiz. Es wurden in diese Untersuchung 197 Patienten einbezogen, die wegen Alkoholismus in stationäre psychiatrische Behandlung gekommen waren und zum Zeitpunkt der
Erhebung mindestens 65 Jahre alt waren. Der katamnestische
Zeitraum umfaßte im Schnitt 25 Jahre. 96% der in die Untersuchung einbezogenen Patienten konnten nachuntersucht werden. Dabei ergab sich, daß 9% abstinent waren, dazu kamen
weitere 14%, die sozusagen zwangsweise infolge ihres Aufenthaltes in entsprechenden Einrichtungen abstinent lebten, 55%
wiesen eine Besserung ihres Trinkverhaltens mit mehr oder minder ausgeprägter sozialer Anpassung auf. Bei 18% hatte die Al-
koholkarriere einen ungünstigen Verlauf genommen.

## Schlußfolgerungen

Zunächst muß betont werden, daß es viel zu wenig qualitativ entsprechende Arbeiten über Langzeitverläufe bei Alkoholikern gibt,
insbesondere bei Patienten, die eine angemessene Therapie und
Nachsorge erhalten haben. Auf die Problematik von sog. Spontan-
verläufen wurde schon hingewiesen. Trotz dieser Vorbehalte sollen
einige Aussagen versucht werden:

1) Relativ häufig sind bei grundsätzlicher, über längere Zeit durch-
gehaltener Abstinenz und voll erhaltener sozialer Anpassung

gelegentliche kleine Rückfälle, die aber wieder vom Patienten mit oder ohne fremde Hilfe aufgefangen werden. Diese Rückfälle treten relativ häufig erst nach Ablauf von 18 Monaten nach der ersten Behandlung auf, so daß eine Katamnese zu diesem Zeitpunkt noch keine zuverlässigen Aussagen über den weiteren Verlauf gestattet. Auch dies ist eine Feststellung, die im Gegensatz zu verschiedenen früheren Beobachtungen steht. Allerdings scheint es von dieser Regel bei hochmotivierten Gruppen Ausnahmen zu geben. Das "non-problem-drinking" ohne sonstige sozial nachteilige Folgen beschränkt sich auf einen kleinen Teil der Alkoholiker, wobei offen bleiben muß, ob hier wirklich von einem kontrollierten Trinken gesprochen werden kann oder ob es sich nicht vielmehr um einen episodischen Alkoholismus ohne stärkere soziale und gesundheitliche Konsequenzen handelt.

2) Etwa 50–66% der Alkoholiker werden nach längerer Zeit wieder so rückfällig, daß Probleme in gesundheitlicher und/oder sozialer Hinsicht entstehen.

3) Bei Alkoholikern über 65 Jahre kommt es relativ häufig zu einer erheblichen Reduktion des Alkoholismus.

## Literatur

### a) Langzeitergebnisse

Baekeland F, Lundwall L, Kissin B (1975) Methods for the treatment of chronic alcoholism: A critical appraisal. In: Gibbin RJ, Israel Y, Kalant H, Pophan RE, Schmidt W, Smart RG (eds) Research advances in alcohol and drug problems, 2. Wiley & Sons, New York Chichester

Ciompi L, Eisert M (1971) Etudes catamnestiques de longue durée sur le vieillissement des alcooliques. Soc Psychiatry 6:129–151

Cooke DJU (1980) Spontaneous recovery or statistical artifact. Br J Addict 75(3):323–324

Demel H (1975) Erklärung für das Versagen in der Nachbetreuung rückfälliger Süchtiger, speziell Alkoholkranker. Vortrag am 31. internat. Kongreß für Alkoholismus und Drogenabhängigkeit in Bangkok am 25.3.75

Diagnostic and Statistical Manual of Mental Disorders (DSM III) (1981) Substance use disorders. Am Psychiatr Assoc Ment Hosp Serv Monogr Ser 5

Edwards G, Gross MM (1976) Alcohol dependence: Provisional description of a clinical syndrom. Br Med J 6017:1058–1061

Emrick CD (1974) A review of psychologically oriented treatment of alcoholism. I. The use and interrelationship of outcome criteria and drinking
behavior following treatment. Quart J Stud Alc 35:523–549

Emrick CD (1975) A review of psychologically oriented treatment of alcoholism. II. The relative effectiveness of different treatment approaches
and the affectiveness of treatment versus no treatment. J Stud Alc 36:88–
108

Feuerlein W (1980) Auswertung und Ergebnisse von Behandlungsprogrammen bei Alkoholismus. In: Ladewig D (Hrsg) Der aktuelle Stand
in der Behandlung Drogen- und Alkoholabhängiger. Karger, Basel
München, S 101–115

Fischer W (1979) Bericht über 5jährige Nachbeobachtungsergebnisse nach
stationärer Behandlung an der Alkoholikerstation des Landes-Sonder-
krankenkauses für Psychiatrie und Neurologie in Graz. Wien Z Suchtforsch 2/3:39–43

Gottheil E (1979) An introduction to the evaluation of alcoholism outcome
studies. Curr Alcohol 7:275–285

Jellinger K (1969) Die ambulante Weiterbehandlung Alkoholkranker. In:
Kryspin-Exner K (Hrsg) Theorie und Praxis der Therapie der Alkoholabhängigkeit. Hollinek, Wien

Kendell RE, Staton MC (1966) The fate of untreated alcoholics. QJ Stud
Alcohol 27:30–41

Klein K-H (1981) Probleme bei Katamnesen von Alkoholiker-Therapien;
katamnestische Untersuchung in einer Fachklinik für Alkoholabhängige. Diplomarbeit, Freiburg

Lundquist GAR (1973) Alcohol dependence. Acta Psychiatr Scand 49:332–
340

Müller W (1981) Katamnestische Untersuchung an 201 teilweise ambulant,
teilweise stationär behandelten Alkoholikern aus den Jahren 1969–1971.
Med Dissertation, Universität München

Öjesjö L (1981) Long-term outcome in alcohol abuse and alcoholism
among males in the Lundby general population, Sweden. Br J Addict
76:391–400

Olson RP, Ganley R, Devine VT, Dorsey GC Jr (1981) Long-term effects
of behavioral versus insight-oriented therapy with inpatient alcoholics.
J Consult Clin Psychol 49:866–877

Pendery ML, Maltzman IM, West LJ (1982) Controlled drinking by alcoholics? New findings and a reevaluation of a major affirmative study.
Science, vol 217, S 169–175

Polich JM, Armor DJ, Braiker HB (1980) The course of alcoholism: Four
years after treatment. Rand, Santa Monica

Robson RA (1963) An evaluation of the effects of treatment on the rehabilitation of alcoholics. Alc Found Brit Columbia, Vancouver

Room R (1980) New curves in the course: A comment on Polich, Armor
and Braiker "The course of alcoholism". Br J Addict 75:351–360

Schuckit MA, Cahalan C (1976) Evaluation of alcoholism treatment pro-
grams. In: Filstead WJ, Rossi JJ, Keller M (eds) Alcohol and alcohol
problems – new thinking and new directions. Ballinger, Cambridge
Uhl A, Springer A (1979) Probleme bei der Untersuchung von Spontanremission und therapeutischer Effizienz bei suchtkranken Patienten. Wien
Z Suchtforsch 2/2:3–14
Vaillant GE (1983) The natural history of alcoholism. Harvard University
Press, Cambridge London
West MR, Barr HL, Antes DE (1982) Predicting status of alcoholics 7 years
after treatment. Alcoholism, vol 6, No 1, S 157
Wieser S, Kunad E (1965) Katamnestische Studien beim chronischen Alko-
holismus und zur Frage von Sozialprozessen bei Alkoholikern. Nerven-
arzt 36:477–483

## b) Spontanverläufe

Lemere F (1953) What happens to alcoholics? Am J Psychiatr 109:674–
675
Roizen R, Cahalan D, Shanks P (1978) Spontaneous remission among
untreated problem drinkers. In: Kandel DB (ed) Longitudinal research
on drug use. Wiley, New York
Tuchfeld BS (1981) Spontaneous remission in alcoholics. Empirical obser-
vations and theoretical implications. J Stud Alcohol 42:626–641

# Katamnesen bei Opiatabhängigkeit

D. Ladewig

## Zusammenfassung

Grundsätzliche Probleme bei Katamnesen wie Stichprobenselektion, die Wahl des Katamnesezeitraums und die Frage nach den Erfolgskriterien werden diskutiert. Ferner wird ein Überblick über 27 Katamneseuntersuchungen bei Opiatabhängigen zwischen 1962 und 1982 gegeben. Probleme und Ergebnisse unterschiedlicher Vergleichsstudien werden dargelegt, zum einen hinsichtlich des therapeutischen Klimas in unterschiedlichen therapeutischen Gemeinschaften, zum anderen unter dem Gesichtspunkt verschiedener Behandlungsmodalitäten.

Es mag kein Zufall sein, daß die DGSS als Gesellschaft für Suchtforschung und -therapie erst nach einer Reihe von anderen Themen jenes der Therapie zum Tagungsthema gewählt hat. Dies spiegelt einmal eine berechtigte Zurückhaltung gegenüber dem wissenschaftlichen Objekt Therapie wider, zum anderen macht sich hierin auch eine Ambivalenz bemerkbar gegenüber einem Prozeß, dem man entweder sehr nahe oder distanziert gegenübersteht. Das Spektrum der Meinungen über Therapie geht bekanntlich weit auseinander. Es umfaßt Konzepte, in denen krankheitbedingtes Fehlverhalten durch gezielte Interventionen zu beeinflussen versucht wird, ebenso wie solche, in denen allenfalls Rahmenbedingungen definiert sind, innerhalb derer Veränderungen, z. B. im Sinne einer „Nachreifung", stattfinden. Unklar bleibt immer, welche Anteile an einer Entwicklung therapeutisch induziert und welche das Ergebnis einer sog. natürlichen Entwicklung sind.

Um es vorweg zu nehmen: Therapieforschung steht, trotz einer Reihe von Ansätzen, noch am Anfang ihrer Entwicklung (Ladewig 1980, 1982, 1984).

Basis für eine Therapieforschung sind

1) modellhafte Vorstellungen über die Ätiologie und Folgeerscheinungen der Opiatabhängigkeit, insbesondere soweit sie klinisch im Verhaltens- und Befindlichkeitsbereich erfaßbar sind;

2) die Existenz von Behandlungsstrategien, unter denen Veränderungen beim einzelnen über die Zeit möglich werden, die in einen sinnvollen Zusammenhang zum therapeutisch induzierten Geschehen einer Einrichtung gesetzt werden können;

3) eine Form der Dokumentation, in der relevante Merkmale eines Klienten und einer Einrichtung erfaßt werden.

Voraussetzung für eine derartige Forschung war, daß sich in den 70er Jahren Alternativen zum bisherigen Behandlungsangebot und Therapiesetting entwickelten, mit denen Bedingungen geschaffen wurden, in denen Opiatabhängige lernen konnten, ohne Heroin zu leben. Neben praktischen Erfahrungen in der Entwicklung therapeutischer Gemeinschaften zeichneten sich mit der Entwicklung der Verhaltenstherapie und aus psychoanalytischer Sicht, mit jener der Selbsttheorie, neue Wege ab, um psychologische Aspekte der Opiatabhängigkeit zu verstehen.

Die Erfahrungen aus der internationalen Therapieforschung lassen sich in 3 Sätzen zusammenfassen:

1) Als Behandlungsmodalitäten werden international v. a. die stationäre Langzeittherapie in therapeutischen Gemeinschaften oder spezialisierten klinischen stationären Einrichtungen und die Methadonsubstitutionsbehandlung genannt, wobei der ersteren Behandlungsform, nicht was die Erreichung sozialer Selbständigkeit angeht, wohl aber was intrapsychische Veränderungen und Entwicklungen betrifft, der Vorrang zu geben ist.

2) Die Erfolgschancen werden einerseits bestimmt durch die Selektivität vom Behandlungsangebot und andererseits durch die Retentionsrate innerhalb eines Behandlungsprogramms, d. h. mit zunehmender Verweildauer wächst die Erfolgschance.

3) Bei den therapeutischen Gemeinschaften werden verschiedene Modelle je nach Struktur, Selbstverständnis der Mitarbeiter u. a. unterschieden; bei den psychotherapeutischen Techniken stehen Elemente der Verhaltenstherapie und Gesprächspsychotherapie im Vordergrund.

## Auswertung von Nachuntersuchungsergebnissen

### Methodische Aspekte

Eine umfangreiche nordamerikanische und europäische Literatur zum Thema Nachuntersuchungsergebnisse bei Opiatabhängigkeit macht es dem Leser nicht leicht, sich ins Bild zu setzen. Je nach Auswahl der von einem Autor selektionierten Literatur und der berücksichtigten Therapiemethoden und Stichproben sind unterschiedlichste Aussagen möglich.

Häufige Probleme in der Interpretation der Effizienz einer Behandlungseinrichtung ergeben sich bei Nachuntersuchungen aus der möglichen Selektion der Nachuntersuchten. In einer Vergleichsuntersuchung von 3 wichtigen Modellen therapeutischer Einrichtungen der Drogenhilfe (Aebi-Hus, Evilard; Gatternweg, Riehen; Drogenhilfe, Tübingen) stellten wir fest, daß bei den Nachuntersuchten ein vergleichbar großer Prozentsatz von 79% bzw. 73% erfolgreich rehabilitiert worden war. Die Untersuchungsstichprobe, die diesem Befund zugrunde lag, war vergleichsweise klein (Tabelle 1).

Ein weiteres Problem von Nachuntersuchungen betrifft das Problem Querschnitt/Längsschnitt. Die Anzahl jener, die über den gesamten Nachuntersuchungslängsschnitt abstinent bleiben, ist i. allg. wesentlich kleiner als der Prozentsatz jener, die zum Untersuchungszeitpunkt (Querschnitt) abstinent sind. Weitere Probleme betreffen dasjenige der Definition des Differenzwertes (Eintritts-/Austrittsnachuntersuchung) bzw. das der definierten „baseline". Da auch Eintritts- und Austrittsmessungen Querschnittsbefunde darstellen, wird besser eine *Zeitperiode* definiert, die als Vergleichsgrundlage in Betracht kommt. Je nach Untersuchungskriterium wurden für die Vor-/Nachuntersuchungsvergleichszeit Monate bis Jahre angesetzt. So verglichen Mandell et al. (1974) den Heroinkonsum 2 Monate vor Behandlungseintritt mit dem Konsumverhalten über die Vergleichsdauer von 2 Monaten vor dem Nachuntersuchungszeitpunkt (s. auch Burt 1981). Der Vorteil von Prospektivstudien ist der, daß fortlaufend in 3-, 6- oder 12 monatigen Abständen Vergleichsdaten erhoben werden können.

Bezüglich anderer Verlaufskriterien wurden größere Zeitdimensionen als Vergleichsgrundlage definiert. So verglichen Chambers

**Tabelle 1.** Vergleichsuntersuchungen von 3 wichtigen Modellen therapeutischer Einrichtungen der Drogenhilfe. (Nach Ladewig u. Graw 1985)

| | Aebi-Hus, Evilard (1974–1980) n [%] | Gatternweg, Riehen (1974–1980) n [%] | Drogenhilfe, Tübingen (1974–1980) n [%] |
|---|---|---|---|
| Anzahl Klienten | 337 (100) | 36 (100) | 618 (100) |
| Abbrecher | 187 (56) | 25 (69) | 328 (52) |
| Reguläre Austritte | 65 (19) | 11 (31) | 122 (21) |
| Ausschlüsse | 23 (7) | | |
| Noch im Programm stehend | 62 (18) (31. 12. 80) | | 168 (27) (31. 12. 78) |
| Nachuntersuchung | 1981 | 1981 | 1979 |
| | Erfolgreiche Rehabilitation 63 (79) | Erfolgreiche Rehabilitation 8 (73) | Erfolgreiche Rehabilitation 96 (79) |
| | Sporadisch bis regelmäßig Alkohol/Haschisch 58 (73) | | |
| | Drogenfreiheit 5 (6) | | |
| | Konsum harter Drogen 17 (21) | Rückfälligkeit 3 (27) | Rückfällige und Umsteiger 19 (16) |
| | | | Nicht auffindbar 7 (5) |
| Total Nachuntersuchte | 80 (100) | 11 (100) | 122 (100) |

58

u. Inciardi (1974) das Jahr, das der Behandlung vorausgegangen war, mit jenem, das der Behandlung nachfolgte bezüglich des Legalverhaltens. Bale et al. (1980) verglichen als Kriterium Arbeit und Schulbesuch 2 Jahre vor Behandlung mit dem diesbezüglichen Verhalten in der Einjahresnachuntersuchungsperiode.

Damit sind bereits die wichtigsten und am häufigsten genannten Kriterien, um soziale Stabilisierung zu definieren, genannt. Es liegt auf der Hand, daß neben dem Drogen-, Legal- und Arbeitsverhalten andere Kriterien existieren und operationalisiert werden müssen, um Entwicklungsverläufe zu erfassen. Folgende Irrtumsquellen bei der Beurteilung von Entwicklungsverläufen bei Opiatabhängigkeit können vorliegen:

---

Forscher
– Selektion von Voruntersuchern
– Selektion von Therapieverfahren

Selektion der Nachuntersuchten
– Therapieabsolventen/Therapieabbrecher
– Erreichbarkeit der definierten Stichprobe
– Verstorbene

Methodik der Nachuntersuchung
– Querschnitt/Längsschnitt
  (Differenzwert: Eintritt/Austritt-Nachuntersuchung)
– Definition der Kriterien
– Bewertung von Entwicklungen
  – Anpassungsleistung
  – Intrapsychische Veränderung

---

## Ergebnisse einer Auswahl von Katamnesestudien

Im folgenden soll versucht werden, einige ältere und neuere Nachuntersuchungen bei Opiatabhängigkeit auszuwerten. Am häufigsten untersucht wurde das Drogenverhalten bzw. die Frage nach dem Anteil von Klienten, die Opiatabstinenz erreichen. Auf die Schwierigkeiten der Abstinenzdefinition soll hier nicht eingegangen werden. Mehrere Untersucher, so Simpson u. Lloyd (1981), untersuchten den Einfluß der Katamnesedauer auf die Abstinenzrate. Sie fanden 1, 2, 3 und 5 Jahre nach der Entlassung aus verschiedenen Behandlungsprogrammen Abstinenzraten von 21%,

23%, 25% und 27%. Frykholm et al. (1976) fanden, daß die Abstinenzrate innerhalb des 1. Jahres zuerst abnimmt und nach 1 Jahr laufend zunimmt; so betrug die Abstinenzrate nach 1 Jahr 23% und nach 3 Jahren 27%. Was das Ausmaß der Abstinenzrate betrifft, liegen die meisten Abstinenzraten zwischen 19 und 40% mit zwei deutlichen Extremwerten von 65% (Winick 1962) und 2% (Harrington u. Cox 1979). Berücksichtigt man alle Nachuntersuchungen, zeigt sich eine gewisse Konvergenz der gefundenen Abstinenzraten: In den Studien aus Nordamerika liegen die Werte zwischen 19% und 40%, in europäischen Studien bewegen sie sich zwischen 23% und 43% (Tabelle 2).

Neben der Abstinenzrate interessiert insbesondere die Überlebensquote. Bschor u. Wessel (1983a, b) haben seit Jahren in verdienstvoller Weise diese Thematik aufgegriffen und sind, auch bei unterschiedlicher Untersuchungsmethodik, im internationalen Quervergleich immer wieder auf eine Todesrate von 1–3% pro Katamnesejahr gestoßen.

Neben der Abstinenz wird in der Literatur die Deliktfreiheit als zweitwichtigstes Kriterium sozialer Stabilisierung angesehen. Es gibt sogar Studien, die sich ausschließlich der Frage der Delinquenz der Drogenabhängigen widmen und die Deliktfreiheit als einziges Kriterium des Outcome verwenden, z. B. Kneisler u. Heller (1974). In amerikanischen Untersuchungen wurden Delinquenzreduktionsraten von 25–62% mitgeteilt. Bei Studien im mitteleuropäischen Raum liegt die Reduktionsrate von behandelten Patienten zwischen 26% und 37%.

Wie bereits der Delinquenz, kommt auch der Arbeit/Beschäftigung unter den verschiedenen sozialen und wirtschaftlichen Bedingungen verschiedener Länder ein generell wichtiger, aber im Ausmaß unterschiedlich ausgeprägter Wert zu. Zahn u. Ball (1972) untersuchten 108 Puertoricaner, die zwischen 1935 und 1962 in Lexington/USA behandelt worden waren, auch bezüglich ihres Arbeitsverhaltens. Von der Gesamtstichprobe waren 18% ständig beschäftigt, wobei dies für 43% der Drogenfreien (mindestens 3 Jahre drogenfrei) und für 12% der Nichtdrogenfreien zutraf. In der Studie des Drug Abuse Reporting Program (DARP) (Simpson u. Lloyd 1981) findet man 1 Jahr vor der Behandlung Beschäftigungsraten von 20–33%, im Anschluß an die Behandlung fanden die Au-

**Tabelle 2.** Übersicht über 27 katamnestische Untersuchungen bei Opiatabhängigkeit (sei 1962)

| Autoren mit Erhebungsjahr | Katamnesedauer (Jahre) | Anzahl Nachuntersuchte | Resultate Abstinente [%] | Abhängige [%] | Gestorben pro Katamnesejahr [%] |
|---|---|---|---|---|---|
| Winick 1962 | 5 | 16 725 | 65 | 35 | |
| Hunt/Odoroff 1962 | 2,5 | 1 912 | | > 90 | |
| Duvall et al. 1963 | 5 | 453 | 25 | 46 | 2,3 |
| O'Donnell 1964 | 11 | 266 | 18,9 | 15,9 | 0,49 |
| Retterstöl/Sund 1964 | 1–10 | 122 | 28 | 60 | 1,2 |
| Vaillant 1966 | 12 | 100 | 30 | | |
| Boyd et al. 1971 | 1 | 78 | 27 | 60 | |
| Levy 1972 | 5 | 50 | 18 | 52 | 2,4 |
| Chapple et al. 1972 | 5 | 108 | 24 | 24 | 3,2 |
| Vaillant 1973 | 20 | 100 | 35 | 25 | 1,15 |
| Thorsen et al. 1975 | 3 | 97 | 19 | 72 | 3,0 |
| Sells et al. 1976 | 5 | 1 853 | 17 | 36 | 1,4 |
| Frykholm et al. 1976 | 3 | 250 | 27 | 64 | 1,0 |
| Charuvastra et al. 1977 | 0,5 | 50 | 28 | 14 | |
| Thorley et al. 1977 | 6 | 128 | 51 | 40 | 1,5 |
| Stang 1977 | 3 | 100 | 30 | 60 | 1,3 |
| Savage et al. 1978 | 3 | 1 409 | 17,6 | | |
| Gordon 1978 | 4 | 60 | 43 | 23 | 3,75 |
| Harrington et al. 1979 | 20 | 51 | 2 | 45 | 1,3 |
| Oppenheimer et al. 1979 | 7,5 | 128 | 41 | 43 | 1,6 |
| Andersson et al. 1980 | 7 | 36 | 48 | 39 | 1,9 |
| Maddux/Desmond 1981 | 20 | 248 | 16 | 29 | 0,4 |
| Wille 1981 | 10 | 128 | 38 | 47 | 1,5 |
| Pauchard 1982 | 7 | 76 | 43 | 34 | 0,8 |

toren solche von 44% bei Patienten, die nicht behandelt worden waren, und 61% bei solchen aus therapeutischen Gemeinschaften. Diese Zahlen entsprechen grundsätzlich jenen, die bei Untersuchungen in Deutschland und in der Schweiz gefunden wurden. So stellten Kampe u. Kunz (1983) bei den programmgemäß Austretenden bei 89% eine ausreichende Tätigkeit fest, während bei den Früh- bzw. Spätabbrechern 25% bzw. 35% arbeiteten.

Während die Abstinenzrate in der Literatur am häufigsten allein als Erfolgskriterium verwertet wird, haben sich eine Reihe von Autoren bemüht, verschiedene Kriterien zu kombinieren. Am häufigsten findet sich eine Kombination von *Abstinenz, Delinquenz und Beschäftigung/Arbeit*, die z. B. in Form eines Erfolgsindexes definiert wird.

In der DARP-Studie wurde neben den Kriterien Abstinenz, Delinquenz und Arbeit noch ein 4. Kriterium, das der erneuten Behandlung, berücksichtigt. Wir selbst haben in unserer Studie neben der Abstinenz und der Deliktfreiheit als Kriterium Kontakte zu Nichtabhängigen als Erfolgskriterium definiert. Nach einem Verlaufsjahr erfüllten 22% und nach 2 Jahren 36% alle 3 Kriterien: Abstinenz, Deliktfreiheit und Kontakte zu Nichtabhängigen (Ladewig u. Graw 1984).

Ausgeklammert bleibt bei einer derartigen Reduktion auf die geschilderten Anpassungsmerkmale die Frage nach der Persönlichkeitsentwicklung, der Art und dem Ausmaß etwaiger psychopathologischer Veränderungen, und ausgeklammert bleiben spezielle Fragestellungen, wie die der Entwicklungschancen weiblicher Opiatabhängiger oder jene nach der Bedeutung von Interaktionen mit dem Partner oder der Herkunftsfamilie im Resozialisierungsverlauf, Forschungsbereiche, die in den letzten Jahren zunehmend an Bedeutung gewinnen.

**Vergleichsuntersuchungen**

Vergleichsuntersuchungen beziehen sich auf Vergleiche prinzipiell ähnlicher Behandlungsmodalitäten wie etwa ein Vergleich verschiedener therapeutischer Gemeinschaften und auf Vergleiche gänzlich unterschiedlicher Behandlungsmodelle, so die Gegenüberstellung von stationären drogenfreien Behandlungsprogrammen und ambulanten Substitutionsprogrammen.

Zum ersteren legten Zimmer-Höfler u. Meyer-Fehr (1984) eine Untersuchung vor. Es wurde versucht, mit metrischen Methoden, wie der Skala zur Einschätzung des therapeutischen Klimas und des Therapieprogramms (Moos 1974; Henrich et al. 1979), das Klima verschiedener therapeutischer Gemeinschaften zu charakterisieren. Hierbei geht es um den Versuch, therapeutisch wichtige Bereiche wie die Partizipation der Klienten, die Wahrnehmung der Konzeption und Ziele einer Behandlung, der Funktionsabläufe und der Teambeziehungen aus der Sicht der Klienten und der Mitarbeiter einer therapeutischen Einrichtung abschätzen zu lassen. Dabei stellten Zimmer-Höfler u. Meyer-Fehr in ihrer Institutionsanalyse einen Unterschied in der Einschätzung des therapeutischen Klimas zwischen Mitarbeitern und Klienten fest. Das therapeutische Klima wurde von den Mitarbeitern und von den Klienten unterschiedlich beurteilt. Das größte Auseinanderklaffen war in den Bereichen der Therapiekonzeption und hierbei insbesondere in den Items „Zukunftsorientierung des Programms" und „Therapeut als Modell" festzustellen. Auch in der „Transparenz des Verlaufs" wurde ein deutliches Auseinanderklaffen festgestellt. So meinten die Mitarbeiter, daß sie die Klienten stärker zu Selbständigkeit und Unabhängigkeit ermutigten, als diese es wahrnahmen. Sie meinten weiter, daß sie ihre Klienten besser auf die Zeit nach dem Austritt aus der therapeutischen Gemeinschaft vorbereiteten und daß sie während der Therapie sich vorbildlicher im Sinne der Behandlungsziele des Klienten verhielten, als dies wiederum von diesen wahrgenommen wurde. Sie meinten, daß sie den Klienten in stärkerem Maße positiv Anerkennung zukommen ließen, wenn diese Fortschritte machten, und meinten auch, daß sie während des Behandlungsverlaufs Fortschritte des Klienten besser erklärten, als dies wahrgenommen wurde (s. Autonomie, Zukunftsorientierung, Therapeut als Modell, Verstärkung, Transparenz des Verlaufs in Abb. 1). Generell wurde deutlich, daß sich die Mitarbeiter in einer Reihe von wichtigen Funktionen überschätzten bzw. daß es ihnen in einer Reihe wichtiger Anliegen zu wenig gelang, sich deutlich genug zu artikulieren.

In einem nächsten Schritt wurde der Frage nachgegangen, in welchen Typen von therapeutischen Gemeinschaften diese Diskrepanz größer und in welchen sie kleiner war. Es wurde dabei festge-

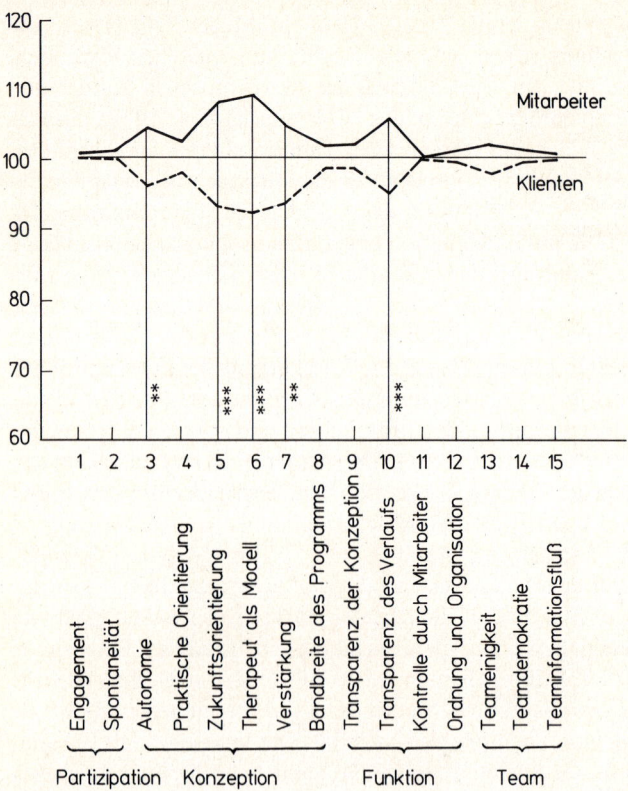

**Abb. 1.** Soziales Klima in therapeutischen Gemeinschaften. Einschätzung durch Mitarbeiter und Klienten. 83 Mitarbeiter und 95 Klienten. Z-Transformation der Skalenwerte in der Gesamtstichprobe (n = 178), Mittelwert = 100, Standardabweichung = 20. Ausgezogene Linien betreffen Skalen mit signifikanten Unterschieden aufgrund der F-Werte (Varianzanalyse). (Nach Zimmer-Höfler u. Meyer-Fehr 1984)

stellt, daß in solchen Gemeinschaften, die in ihrer Arbeit die Übereinkunft zwischen Gemeinschaft und Klient zugrunde legen („konsensuelle Gemeinschaft"), eine geringere Spannweite bestand als in den hierarchisch strukturierten Gemeinschaften (Abb. 2). Derartige institutions- bzw. organisationsanalytische Aspekte werden

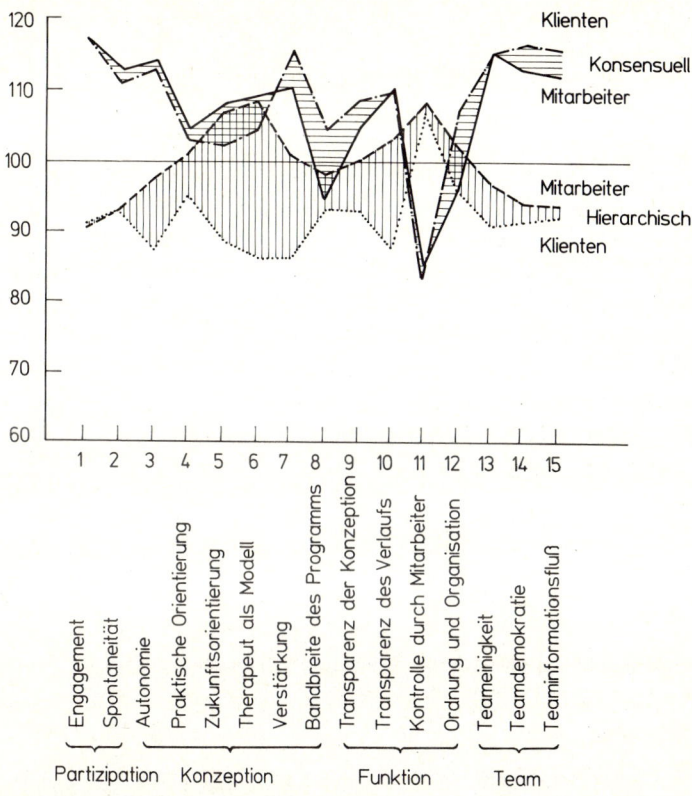

**Abb. 2.** Diskrepanz zwischen Mitarbeiter- und Klienteneinschätzung des sozialen Klimas in konsensuellen und hierarchischen therapeutischen Gemeinschaften. (Nach Zimmer-Höfler u. Meyer-Fehr 1984)

wahrscheinlich in den nächsten Jahren an Bedeutung gewinnen (Bühler 1984).

Vergleichsuntersuchungen, in denen verschiedene Behandlungsmodalitäten gegenübergestellt wurden, sind grundsätzlich möglich, indem aus einer bestimmten Grundgesamtheit Patienten in verschiedene Behandlungsprogramme zugewiesen werden. Bale et al. (1980) haben eine Art Randomisierungsstudie durchgeführt, wobei sie feststellen mußten, daß von dem Anteil Opiatabhängiger, der einer bestimmten Behandlungsmodalität zugewiesen worden war, nur ein kleiner Teil dorthin eintrat. Bale et al. konnten bezüglich des Therapieerfolges keiner Behandlungsmodalität den Vorrang geben.

Durch die Möglichkeit, auf eine Grundgesamtheit von 44000 Patienten zurückzugreifen, war es der DARP-Studie möglich, zwischen 1969 und 1973 in 52 Einrichtungen der USA verschiedene therapeutische Gemeinschaften und Methadonprogramme zu untersuchen (Sells 1974a, b; Sells 1981, zit. nach Täschner 1982). Die Wiederauffindungsrate in dieser Fünfjahresfolgestudie betrug 87%; 76% konnten nachuntersucht werden. Diese Werte müssen als optimal angesehen werden. Beurteilungskriterien waren Drogenabstinenz, Delinquenz, Beschäftigung, erneute Behandlung (Tabelle 3).

Ein Vergleich der einzelnen Behandlungsprogramme, entsprechend den 4 definierten Erfolgsgruppen, ergab minimale Unterschiede innerhalb der einzelnen Behandlungsmodalitäten (Tabelle 4). Immerhin wurde deutlich, daß die Gruppe, die als „sehr gut"

**Tabelle 3.** Ergebnisse der Behandlung im Rahmen von DARP, Programm unberücksichtigt. (Nach Sells 1981, zit. nach Täschner 1982) (n = 2278).

| Ergebnis | Anteil [%] | Beurteilungskriterien |
|---|---|---|
| 1. Sehr gut | 31,1 | Drogenabstinenz, aber noch Nachbehandlung im Katamnesezeitraum und zeitweise ohne Beschäftigung |
| 2. Gut | 20,3 | Opiatabstinenz, aber zeitweise Konsum „weicher" Drogen bis hin zu zeitweisem Opiatkonsum, zeitweise ohne Beschäftigung, keine Kriminalität |
| 3. Mäßig ungünstig | 32,2 | Mäßiger Opiatkonsum bis hin zu schwerem Opiatkonsum, Kriminalität, keine Beschäftigung, erneute Behandlung |
| 4. Hochgradig ungünstig | 16,4 | Schwerer Opiatkonsum, ohne Beschäftigung, Kriminalität, erneute Behandlung |

**Tabelle 4.** Ergebnisse der Therapie Drogenabhängiger im Rahmen von DARP. Die Einteilung der Ergebnisse 1.–4. orientiert sich an der Einstufung und ihren Kriterien nach Tabelle 3. (Nach Sells 1981, zit. nach Täschner 1982).

| Ergebnis | Total [%] | Metha-don-pro-gramm [%] | Drogen-freies LZ-Pro-gramm [%] | Ambu-lantes LZ-Pro-gramm [%] | Ent-giftung [%] | Abbruch am 1. Tag [%] |
|---|---|---|---|---|---|---|
| 1. | 31,1 | 29,5 | 36,9 | 34,4 | 19,6 | 21,0 |
| 2. | 20,3 | 25,6 | 15,9 | 19,9 | 15,6 | 16,1 |
| 3. | 32,2 | 30,8 | 31,1 | 31,1 | 39,3 | 38,4 |
| 4. | 16,4 | 14,1 | 16,1 | 14,6 | 25,5 | 24,5 |

beurteilt wurde, mit 36,9% häufiger in einem drogenfreien stationären Langzeitprogramm gestanden hatte, gegenüber der Gruppe mit 29,5%, die in einem Methadonprogramm gewesen war. Erstaunlich ist, daß auch ambulante, drogenfreie Langzeitbehandlungsmöglichkeiten vergleichbare Erfolge zeitigten.

Zusammenfassend läßt sich sagen, daß sowohl ältere wie neuere Nachuntersuchungen und Folgestudien ergeben haben, daß Opiatabhängige in einem bedeutsamen Prozentsatz Chancen haben, heroinfrei und sozial selbständig zu leben. Trotz sehr unterschiedlicher und teilweise unbefriedigender Methodik werden bezüglich Überlebensquote, Abstinenz und sozialer Selbständigkeit immer wieder vergleichbare Erfahrungswerte mitgeteilt. Es wird in Zukunft nötig sein, einerseits vergleichbare Untersuchungsmethoden zu benutzen und zum anderen weitere Kriterien zu definieren, um therapeutische Prozesse und Entwicklungen bei Opiatabhängigen besser zu erfassen.

## Literatur

Bale RN, Stone WW van, Kuldau JM, Engelsing TMJ, Elashoff RM, Zarcone VP (1980) Therapeutic communities vs methadone maintenance. Arch Gen Psychiatry 37:179–193

Bschor F, Wessel J (1983a) Zur Überlebensquote Drogenabhängiger. Dtsch Med Wochenschr 108:1345–1351

Bschor F, Wessel J (1983 b) Sterblichkeit Drogenabhängiger im internationalen Vergleich. Lebensversicherungsmedizin 4:74–80

Bühler D (1984) Therapie und Zwang, teilnehmende Beobachtungen einer Suchtkrankenorganisation. Enke, Stuttgart

Burt Associates (1981) Effectiveness of drug abuse treatment programs in New York City and Washington. Follow-up studies. National Institute on Drug Abuse, Washington

Chambers CD, Inciardi JA (1974) Three years after the split. In: Senay E, Shorty V (eds) Developments in the field of drug abuse. Schenkman, Cambridge, pp 124–131

Frykholm B, Gunne L-M, Huitfeldt B (1976) Prediction of outcome in drug dependence. Addict Behav 1/2:103–110

Harrington P, Cox TJ (1979) A twenty-year follow-up of narcotic addicts in Tucson, Arizona. Am J Drug Alcohol Abuse 6/1:25–37

Henrich G, Jong R de, Mai N, Revenstorf D (1979) Aspekte des therapeutischen Klimas – Entwicklung eines Fragebogens. Z Klin Psychol 8:41–55

Kampe H, Kunz D (1983) Was leistet Drogentherapie? Beltz, Weinheim Basel

Kneisler T, Heller M (1974) Therapeutic communities and arrests: A preliminary analysis of arrests before and after treatment. NYC Add. Services Agency, Dept. of Research and Evaluation

Ladewig D (1980/1982/1984) Der aktuelle Stand in der Behandlung Drogen- und Alkoholabhängiger. Internat. Symp., Basel, Bd 1–3. Karger, Basel

Ladewig D, Graw P (1985) Entwicklungschancen bei Opiatabhängigkeit. Beltz, Basel Weinheim

Mandell W, Goldschmidt P, Jillson I (1974) Evaluation of treatment programs for drug abusers. In: Senay E, Shorty V (eds) Developments in the field of drug abuse. Schenkman, Cambridge, pp 122–123

Moos RH (1974) Underlying patterns of treatment setting. In: Moos RH (ed) Evaluating treatment environments. Wiley, New York, pp 326–363

Sells SB (ed) (1974 a) Evaluation of treatment, vol I. Ballinger, Cambridge

Sells SB (ed) (1974b) The effectiveness of drug abuse treatment, vol II. Ballinger, Cambridge

Sells SB, Simpson DD (eds) (1976a) The effectiveness of drug abuse treatment, vol III. Ballinger, Cambridge

Sells SB, Simpson DD (eds) (1976 b) The effectiveness of drug abuse treatment, vol IV. Ballinger, Cambridge

Sells SB, Simpson DD (eds) (1976 c) Studies of the effectiveness of treatment for drug abuse, vol V. Ballinger, Cambridge

Simpson DD, Lloyd MR (1981) Alcohol use following treatment for drug addiction. A four-year follow-up. J Stud Alcohol 42/3:323–335

Täschner K-L (1984) Behandlungsergebnisse bei Drogenabhängigen. Lebensversicherungsmedizin 3

Winick C (1962) Maturing out of narcotic addiction. Bull Narc 14:1–7

Zahn MA, Ball JC (1972) Factors related to cure of opiate addiction among Puerto Rican addicts. Int J Addict 7:237–245

Zimmer-Höfler D, Meyer-Fehr P (1984) Forschung in der therapeutischen Praxis mit Opiatabhängigen. Drogen und Alkohol 3, 3. Int. Symp., Basel, S 1–29 (Kongreßbericht)

# Langzeituntersuchungen bei Medikamentenabhängigen

W. Poser

## Zusammenfassung

Die Kenntnisse über Langzeitverläufe bei Patienten mit Medikamenten-abusus und -abhängigkeit sind geringer als die bei anderen Suchtkranken. Eine Übersicht über Literatur und eigene Untersuchungen wird gegeben. Speziell eingegangen wird auf die Familienvorgeschichte, Erkrankungen vor Suchtbeginn, Lebensumstände bei Suchtbeginn und Behandlungsbeginn, psychische und somatische Folgen, Sexualität und Kriminalität.

## Einleitung

Im Gegensatz zu Alkoholismus und Drogenabhängigkeit ist der langfristige Einfluß einer Medikamentenabhängigkeit auf das Lebensschicksal der Betroffenen wenig untersucht. Immerhin liegen einige Publikationen vor, die zumindestens ein ungefähres Bild vermitteln. Leider wird in der Literatur nicht durchgängig zwischen illegalen Drogen und Medikamenten unterschieden, oft wird beides als Drogenabhängigkeit zusammengefaßt. So werden beide Typen von Suchtkrankheiten auch im ICD-Schlüssel zusammengefaßt; eine Abhängigkeit vom Morphintyp kann dann sowohl eine Abhängigkeit vom illegalen Heroin wie vom legal erhältlichen Codein sein.

Ein weiteres Problem ist die Vielfalt der mißbrauchten Medikamente, die es schwierig macht, ausreichend große homogene Gruppen zu bilden. Medikamentenabhängige neigen ähnlich wie jugendliche Drogenabhängige dazu, im Lauf ihrer Suchtkarriere zahlreiche Suchtstoffe zu verwenden (gleichzeitig oder sequentiell), nicht selten sogar aus verschiedenen Suchtstoffklassen. Medikamentenabhängigkeit entwickelt sich fast ausschließlich bei 5 Arzneistoffklassen:
1) Opioide (Pentazocin, Buprenorphin, Tilidin, Codein, Morphin, Meperidin, Levomethadon, Dextropropoxyphen),

2) Barbiturate und barbituratähnlich wirksame Substanzen (Clomethiazol, Phenobarbital, Amobarbital, Secobarbital, Butalbital, Methyprylon, Gluthetimid, Bromureide, anorganisches Bromid, Diäthylpentenamid),
3) Tranquillanzien (Diazepam, Bromozepam, Lorazepam, Oxazepam, Dikaliumclorazepat, Prazepam, Flunitrazepam, Nitrazepam, Flurazepam, Clobazam, Triazolam, Meprobamat u. v. a. m.),
4) Psychostimulanzien (d-Norpseudoephedrin, Ephedrin, Diäthylpropion, Fenetyllin, Phenmetrazin, Methamphetamin),
5) Anticholinergika = Halluzinogene (Biperiden).

Das Spektrum ändert sich schnell im Lauf der Jahre, es ist auch von Land zu Land verschieden. In unserer Klinik sah das Gesamtspektrum der Suchtstoffe bei stationären Aufnahmen in den Jahren 1980/1981 so aus, daß Alkohol mit Abstand am häufigsten vorkam, Medikamente aber an zweiter Stelle folgten (Tabelle 1). Eine genauere Analyse der von stationär aufgenommenen Patienten süchtig mißbrauchten Medikamente findet sich in der Arbeit von Wolf et al. (1984) (Tabelle 2).

**Tabelle 1.** Suchttypen und Frauenanteil bei 607 stationären Aufnahmen mit Abhängigkeit oder Abusus 1980/1981 (Psychiatrische Universitätsklinik Göttingen)

| Suchttyp | n | Gesamt [%] | Frauen [%] |
|---|---|---|---|
| Isolierter Alkoholismus | 319 | (52,9) | (35,7) |
| Isolierte Medikamenten-abhängigkeit | 115 | (18,9) | (65,2) |
| Isolierte Abhängigkeit von illegalen Drogen | 21 | (3,5) | (0) |
| Alkohol-Medikamenten-Mißbrauch | 107 | (17,6) | (43,9) |
| Alkohol-Drogen-Mißbrauch | 11 | (1,8) | (36,4) |
| Medikamenten-Drogen-Mißbrauch | 12 | (2,0) | (33,3) |
| Alkohol-Drogen-Medikamenten-mißbrauch | 19 | (3,1) | (10,5) |
| Andere Formen (Schnüffeln, halluzinogene Pilze etc.) | 2 | (0,3) | (50) |

**Tabelle 2.** Häufigkeit verschiedener Suchtstoffe bei stationären Patienten 1980/1981 (607 stationäre Aufnahmen mit Abusus oder Abhängigkeit, Psychiatrische Universitätsklinik Göttingen)

| Rang | Suchtstoff bzw. Medikament | Stationäre Aufnahmen |
|------|----------------------------|----------------------|
| 1 | Alkohol | 455 |
| 2 | Tavor (Lorazepam) | 69 |
| 3 | Valium (Diazepam) | 67 |
| 4 | Cannabis | 43 |
| 5 | Lexotanil (Bromazepam) | 39 |
| 6 | Adumbran (Oxazepam) | 31 |
| 7 | Tranxilium (Clorazepat) | 22 |
| 8 | Heroin | 21 |
| 9 | Distraneurin (Clomethiazol) | 21 |
| 10 | Librium (Chlordiazepoxid) | 21 |
| 11 | LSD | 20 |
| 12 | Limbatril (Chlordiazepoxid) | 12 |
| 13 | Norkotral (Pentobarbital) | 12 |
| 14 | Fortral (Pentazocin) | 11 |
| 15 | Dalmadorm (Flurazepam) | 10 |

Weiterhin ist in diesem Zusammenhang wichtig, daß die Diagnose „Medikamentenabhängigkeit" sowohl im stationären wie im ambulanten Bereich bemerkenswert unzuverlässig ist (Biniek et al. 1983; Kubicki u. Eichner 1984). Generell wird die Diagnose in mehr als der Hälfte der Fälle im Rahmen der medizinischen Routine nicht gestellt; seltener kommt „Überdiagnostik" (falsch positive Fälle) vor, v. a. bei Opioiden (Kubicki u. Eichner 1984). Die konsequente Anwendung diagnostischer Kriterien wie die des ICD-Schlüssels oder des DSM III ist jedenfalls außerhalb von Forschungsprojekten nicht gewährleistet, was das Auffinden von Fällen erschwert.

Im folgenden werden lebensgeschichtlich wichtige Punkte im Zusammenhang mit Medikamentenabhängigkeit genannt; leider liegen zu einigen dieser Punkte keine empirischen Daten vor.

## Familienvorgeschichte (speziell bei Suchtkrankheiten)

Ähnlich wie Alkoholabhängige kommen auch Medikamentenabhängige oft aus Familien mit gehäuftem Vorkommen von Suchtkrankheiten, insbesondere Alkoholismus. Dies ist bei sekundär
Medikamentenabhängigen, die von Alkohol auf Medikamente
überwechseln, wenig erstaunlich. Es trifft jedoch auch auf primär
Medikamentenabhängige zu (Allgulander 1978). Früher wurde
diese familiäre Häufung, die bei Morphinisten seit langem bekannt
ist, auf eine genetische Prädisposition zurückgeführt (Pohlisch
1934). Dieser Schluß ist nicht zulässig, weil der Grund ebensogut
in frühen Erfahrungen innerhalb der Familie gesucht werden kann.
Empirische Untersuchungen zur Trennung dieser beiden denkba-
ren Einflußfaktoren fehlen.

## Psychiatrische und somatische Erkrankungen vor Suchtbeginn

Im Gegensatz zur Abhängigkeit von Alkohol und illegalen Drogen
ist die Mehrzahl der Medikamentenabhängigen bereits vor Ausbruch der Suchtkrankheit psychisch oder somatisch erkrankt gewesen. Allgulander (1978) hat in einer großen Studie zahlreiche
Daten von Medikamentenabhängigen (Barbiturat-, Tranquilizer-
typ) mit denen von Kontrollen verglichen. Dabei wurden die Kontrollen nach Alter, Geschlecht, Zivilstand und Beruf parallelisiert
aus der Sozialversicherungskarte von Stockholm gezogen. Dabei
stellte sich heraus, daß die Medikamentenabhängigen deutlich
häufiger als die Kontrollen an Krankheiten aus den verschieden-
sten medizinischen Fachgebieten gelitten hatten, keineswegs nur
an psychischen Krankheiten (Tabelle 3). Lediglich bei Appendek-
tomien bestand kein wesentlicher Unterschied zwischen beiden
Gruppen. Für Benzodiazepinabhängige haben wir ebenfalls eine
auffallend hohe Vorerkrankungshäufigkeit gefunden, v. a. an
Angstneurosen, Herzneurosen und Phobien, daneben auch an ma-
nisch-depressiven Erkrankungen.

Bei Opioidabhängigen war in einem hohen Prozentsatz eine
schmerzhafte Erkrankung der Anlaß der ersten Opioidgabe; das
können z. B. Deafferenzierungsschmerzen, Schmerzen nach einer

**Tabelle 3.** Vorerkrankungen bei 55 Abhängigen von Sedativa und Hypnotika im Vergleich mit 55 parallelisierten Kontrollen aus der Bevölkerung von Stockholm. (Nach Allgulander 1978)

| Krankheitsgruppe | Abhängige | Kontrollen |
|---|---|---|
| Neurologische Erkrankungen | 40 | 16 |
| Gynäkologische Erkrankungen | 43 | 24 |
| Gynäkologische Operationen | 43 | 17 |
| Appendektomien | 11 | 15 |
| Sonstige Operationen | 29 | 18 |
| Interne Erkrankungen | 61 | 28 |
| Orthopädische Erkrankungen | 17 | 10 |
| Psychosomatische Erkrankungen | 54 | 31 |

schweren Verletzung, aber auch Karzinomschmerzen gewesen sein.

Bei Abhängigen von Psychostimulanzien, z. B. d-Norpseudoephedrin, war eine erhebliche Adipositas nicht selten der Anlaß für die Erstexposition.

Von Anticholinergika werden ganz überwiegend Patienten mit Schizophrenie abhängig, die z. B. Biperiden als Begleitmedikation zur Neuroleptikabehandlung erhalten.

Das Faktum, daß ein großer Prozentsatz der Medikamentenabhängigen schwerwiegende Erkrankungen vor Suchtbeginn hatte, erschwert Langzeituntersuchungen erheblich. Es ist nämlich bei jeder vermutlichen Suchtfolge zu prüfen, ob es sich nicht um eine Folge der Grundkrankheit handelt. Wenn z. B. bei Medikamentenabhängigen eine gegenüber der Normalbevölkerung erhöhte Gesamtsterblichkeit beobachtet wird, bedeutet das noch keinen zwingenden Beweis für die große Bedrohlichkeit der Suchtkrankheit; unter den oben genannten Grundkrankheiten sind mehrere, die nachgewiesenermaßen die Lebenserwartung verkürzen.

Drei Wege sind denkbar, um den (vielleicht bestimmenden) Einfluß der Grundkrankheit auf das Lebensschicksal zu neutralisieren:

1) Bildung von Kontrollgruppen mit gleicher Grundkrankheit, aber ohne Suchtentwicklung,

2) Einbeziehung nur von solchen Patienten ohne psychische oder somatische Vorerkrankung oder mit Vorerkrankungen ohne wesentlichen Einfluß auf das Lebensschicksal (z. B. Migräne),
3) Vergleich von Patienten, die abstinent geworden sind, mit solchen, die die Abhängigkeit fortgesetzt haben.

## Intervall zwischen Krankheitsbeginn und Erstdiagnose

Ähnlich wie bei Alkohol- und Drogenabhängigen vergeht auch bei Medikamentenabhängigen eine gewisse Zeit zwischen dem Ausbruch der Krankheit und der erstmaligen Diagnose. Wir haben dieses Intervall für Benzodiazepinabhängigkeit im Vergleich mit Alkoholabhängigkeit bei jeweils über 100 Betroffenen bestimmt; es

**Tabelle 4.** Vergleich von Alkohol- und Benzodiazepinabhängigen. Abusus und Abhängigkeit wurden nach DSM III diagnostiziert. Es handelt sich um ambulante und stationäre Patienten der neurologischen und psychiatrischen Universitätskliniken Göttingen (Zwischenergebnisse, unveröffentlicht). In beide Gruppen wurden jeweils nur solche Patienten aufgenommen, die keine anderen Suchtstoffe lebenslang genommen hatten.

| Parameter | Alkohol | Benzodiazepine |
|---|---|---|
| Anzahl | 127 (27 w.) | 103 (74 w.) |
| Alter bei Suchtbeginn (Jahre) | $29,6 \pm 10,8$ | $40,2 \pm 13,7$ |
| Zeit zwischen Suchtbeginn und erster Diagnose (Jahre) | $7,7 \pm 7,3$ | $4,6 \pm 3,9$ |
| Zeit zwischen Suchtbeginn und erster Hospitalisierung (Jahre) | $9,1 \pm 9,8$ | $4,7 \pm 3,9$ |
| Katamnesetage (pro Patient) | $1641 \pm 1454$ | $926 \pm 848$ |
| Beobachtete Todesfälle | 12 | 6 |
| Erwartete Todesfälle | 3,01 | 1,25 |
| Krankenhausaufenthalte (pro Patient) | $2,9 \pm 2,8$ | $1,5 \pm 1,1$ |
| Abhängigkeit | 108 | 88 |
| Abusus | 19 | 15 |
| Keine oder leichte Entzugs-erscheinungen (lebenslang) | 63 | 83 |
| Entzugsdelirien (lebenslang) | 25 | 12 |
| Entzugskrampfanfälle (lebenslang) | 16 | 2 |
| Entzugsdelir und -anfälle | 23 | 1 |

lag bei Alkohol bei rund 8 Jahren, bei Benzodiazepinen bei rund 5 Jahren mit erheblicher Streuung. Das Intervall scheint nicht nur individuell zu schwanken, sondern auch vom Suchtstoff abhängig zu sein (Tabelle 4).

## Lebensalter und Umstände bei Suchtbeginn

Medikamentenabhängige erkranken erheblich später als Alkohol- oder Drogenabhängige; das mittlere Erkrankungsalter liegt um 40 Jahre (Allgulander 1978), jedenfalls bei den primär Medikamentenabhängigen (Tabelle 4). Bei einem Teil der Abhängigen läßt sich eine schwierige Lebenssituation zur Zeit des Suchtbeginns feststellen, z. B. der Verlust eines Angehörigen, eine berufliche Kränkung oder sich plötzlich zum Negativen verändernde Lebensperspektiven. Solche Ereignisse können sowohl zur Erstexazerbation wie auch zur entscheidenden Dosissteigerung führen. Wir haben mehrfach Patienten beobachtet, die zwar schon lange Tranquilizer einnahmen, ohne aber Abhängigkeitszeichen aufzuweisen; erst in einer kritischen Lebenssituation kam es dann im Rahmen einer Dosissteigerung zur Wende zum Bösen, d.h. zum Ausbruch der Suchtkrankheit.

## Umstände bei Behandlungsbeginn

Bei der Mehrzahl der Medikamentenabhängigen ist der erste Behandlungsversuch eine Hospitalisierung wegen somatischer Folgen, wegen Entzugssyndromen oder wegen Intoxikationspsychosen. Immerhin kommt ein Teil auch von selbst und wünscht stationäre Entgiftung. Bei einem großen Teil wird die Abhängigkeit erst während des stationären Aufenthalts erkannt, die Einweisungsdiagnose lautete oft Suizidversuch, Depression, Neurose oder unklare Psychose (Allgulander 1978).

In einer Untersuchung von Ward et al. (1983) wird seit 1973 auf Suchtkrankheiten von Anästhesisten und Narkoseschwestern im Rahmen von beruflichen Trainingsprogrammen geachtet. Während dieser Programme kam es bei rund 1% der Teilnehmer zum Neuauftreten einer Medikamentenabhängigkeit, das Spektrum der verwendeten Substanzen zeigt Tabelle 5. In dieser Untersuchung wurde die Mehrzahl der Betroffenen sofort in eine Behandlung ge-

**Tabelle 5.** Medikamentenmißbrauch bei Anästhesisten und Narkoseschwestern. (Nach Ward et al. 1983)

| Verwendete Substanzen | n |
|---|---|
| Meperidin (Opioid) | 120 |
| Fentanyl (Opioid) | 101 |
| Morphin (Opioid) | 58 |
| Diazepam (Tranquillans) | 54 |
| Andere Betäubungsmittel (einschließlich Kokain) | 50 |
| Alkohol | 45 |
| Droperidol | 38 |

bracht, weil Fehler bei der Arbeit oder Medikamentendiebstähle am Arbeitsplatz eine ungehinderte Fortsetzung der Berufstätigkeit verboten. Die Behandlungsergebnisse waren übrigens erstaunlich gut, gemessen anhand der erfolgreichen beruflichen Rehabilitation. Andererseits bestand hier eine erhebliche Sterblichkeit, überwiegend durch Suizid.

## Behandlungsversuche, Behandlungsergebnisse und Spontanremissionen

Medikamentenabhängigkeit geht ebenso wie Alkohol- und Drogenabhängigkeit mit erheblicher Chronizität und mit Rückfallneigung einher. Allgulander (persönliche Mitteilung) fand, daß 4–6 Jahre nach der stationären Behandlung 84% der Medikamentenabhängigen rückfällig geworden waren. Zum Katamnesezeitpunkt allerdings nahmen nur 52% Sedativa/Hypnotika. Bei 42% war es zu Wiederaufnahmen wegen der Suchtkrankheit gekommen, 8% waren durch Suizid verstorben, 22% hatten eine Alkoholabhängigkeit entwickelt. Dieses Ergebnis stimmt gut mit unseren Beobachtungen überein: ein Teil der Patienten wird abstinent, ein Teil wird abstinent nach Rückfällen, ein Teil geht zu anderen Suchtformen über und ein Teil stirbt entweder an der Abhängigkeit oder noch abhängig. Die Hospitalisierungsfrequenz ist hoch, v. a. bei den rückfälligen Patienten; sie entspricht etwa der der Alkoholabhängigen (Tabelle 4).

Nach unseren Beobachtungen dauern Entgiftungen im stationären Bereich bei Medikamentenabhängigen länger als bei Alkoholabhängigen. Vor allem bei isolierter Medikamentenabhängigkeit
wird relativ selten eine stationäre Entwöhnung angeschlossen. Medikamentenabhängige schließen sich manchmal einer Selbsthilfegruppe an, sofern sie dort Leidensgenossen finden.

Über Spontanremissionen ist nichts bekannt; das ist auch nicht
verwunderlich, weil praktisch alle Untersuchungen auf Klinikpo-
pulationen beruhen. Wir konnten bei einigen Fällen von erfolgreichen Selbstentzügen nach Rückfällen erfahren.

## Somatische Folgen

Die somatischen Folgen der Medikamentenabhängigkeit sind sehr
unterschiedlich, je nach verwendeten Suchtstoffen. Insgesamt sind
sie weniger schwerwiegend als die der Alkoholabhängigkeit. Immerhin sind auch bleibende organische Schäden als Folge einer
Dauereinnahme von Überdosen mancher Medikamente bekannt.
Da solche Medikamente in aller Regel nach Bekanntwerden einer
gravierenden Nebenwirkung vom Markt genommen werden, handelt es sich mit Ausnahme von Phenacetin (Phenacetinniere!) um
historische Beispiele. Erinnert sei an die Polyneuropathie nach län-

**Tabelle 6.** Pulmonale Hypertonie als
Folge der Dauereinnahme von Appe-
titzüglern. (Nach Dukes 1980; Reynolds 1982)

| Substanz | Pulmonale Hypertonie |
|---|---|
| Aminorex | Ja |
| Doxapram | Ja |
| Chlorphentermin | Fraglich |
| Phenmetrazin | Fraglich |
| Phentermin | Fraglich |
| d-Norpseudoephedrin | Unklar |
| Diäthylpropion | Nein |
| Fenfluramin | Nein |
| Fenproporex | Nein |

gerfristiger Einnahme von Thalidomid, das früher auch süchtig mißbraucht wurde.

Selbstinjizierende Medikamentenabhängige erleiden auch nicht selten bleibende Schäden als Folgen technisch unzureichender Injektionen, v. a. lokale Abszesse und generalisierte Infektionen.

Bei einigen Psychostimulanzien/Appetitzüglern ist es früher bei Dauereinnehmern zu einer pulmonalen Hypertonie gekommen, die selbst nach Absetzen nicht immer reversibel war; manche Patienten sind längere Zeit nach Absetzen an einem progredienten Cor pulmonale verstorben. Keineswegs alle Psychostimulanzien/Appetitzügler führen zur pulmonalen Hypertonie (Tabelle 6; Dukes 1980; Reynolds 1982).

## Psychische Folgen

Hier kommt es im wesentlichen zu einer Einengung des Lebensinteresses auf den (oder die) Suchtstoff(e). Ein hoher Prozentsatz der Patienten ist depressiv bzw. suizidal, wobei das Ausmaß in Abhängigkeit vom Intoxikationszustand schwankt. Bei der sog. "low dose dependency" von Tranquilizern werden oft keinerlei psychische Folgen beobachtet, sofern die ständige Zufuhr des Suchtstoffs gewährleistet ist. Dagegen ist bei Dauereinnahme hoher Tranquilizerdosen mit Persönlichkeitsänderungen zu rechnen (Gleichgültigkeit, flache Euphorie).

Ein im Rahmen einer suchtstoffbestimmten Lebensgeschichte besonders wichtiges, im zeitlichen Ablauf auch oft gut lokalisierbares Syndrom ist die Toleranzentwicklung. Bei allen oben genannten Suchtstoffgruppen entwickelt sich bei Dauereinnahme eine Toleranz gegenüber der ursprünglich gewünschten Wirkung. Dadurch kommt es oft zur Dosissteigerung mit Übergang in die bösartigere Verlaufsform einer Hochdosisabhängigkeit. Außerdem gibt es zahlreiche Suchtstoffwirkungen, die nur bei hohen Dosen auftreten und damit erst bei eingetretener Toleranzentwicklung relevant werden. So treten paranoid-halluzinatorische Psychosen als Amphetaminfolge nur nach hohen Dosen auf (Ausnahme: Patienten mit vorbestehender Schizophrenie). Mit der Toleranzentwicklung wachsen auch die Beschaffungsschwierigkeiten für die Betroffenen, weil viele Ärzte bereit sind, therapeutisch übliche Dosen, nicht aber 5- bis 10fach höhere Dosen von Suchtstoffen zu verschreiben.

Schwere depressive Verstimmungen mit Suizidalität sind häufig bei Barbituratintoxikationen und während des Amphetaminentzugs. Sie kommen auch bei Hochdosisabhängigkeit von Tranquilizern vor.

## Sexualität und Fortpflanzungsverhalten

Da Medikamentenabhängigkeit heute meist erst nach der Zeugung und Erziehung von Kindern auftritt, ist der Einfluß hier auf die kleine Gruppe der Früherkrankten beschränkt. Systematische Untersuchungen in diesem Zusammenhang fehlen.

Seit Jahrzehnten sind bei Morphinisten Libidomangel, Potenzstörungen und Zyklusstörungen bekannt (Pohlisch 1934). Generell nimmt im Verlauf einer Medikamentenabhängigkeit das sexuelle Interesse mit zunehmendem Stellenwert des Suchtstoffs ab.

## Partnerprobleme

Ein hoher Prozentsatz der Medikamentenabhängigen ist geschieden, alleinstehend oder ledig (Allgulander 1978). Bei den übrigen sind Schwierigkeiten mit dem Partner die Regel. Meist sind die Trennungen und die Schwierigkeiten Folge der Medikamentenabhängigkeit, seltener die Ursache. Durch die Partnerprobleme wird die Abhängigkeit oft verstärkt, so daß sich ein Kreisprozeß entwickelt. Befragt man getrennt lebende Partner nach dem Grund der Trennung, werden oft Charakterveränderungen, Stimmungslabilität, Rollenvernachlässigung und grobe Intoxikationen angegeben.

## Berufliche Probleme

Medikamentenabhängigkeit hat in aller Regel erhebliche Auswirkungen im beruflichen Bereich. Dabei wird einerseits die Fähigkeit zur angemessenen Berufsausübung beeinträchtigt (z.B. durch Absentismus, Konzentrationsschwäche, inadäquates Verhalten etc.), zum anderen kann aber die Tatsache der Suchtkrankheit selbst zu Schwierigkeiten führen (z.B. bei Ärzten oder Polizisten, bei denen

**Tabelle 7.** Fehltage durch Krankschreibung bei 40 Medikamentenabhängigen in den 5 Jahren vor der Indexaufnahme. Die Kontrollen kommen aus einer parallelisierten Stichprobe der Bevölkerung von Stockholm. (Nach Allgulander 1978)

| Summe der Fehltage | Patienten | Kontrollen |
|---|---|---|
| 0 | 2 | 7 |
| 1–100 | 6 | 26 |
| 101–700 | 27 | 6 |
| > 700 | 5 | 1 |

eine aktive Suchtkrankheit via Berufsordnung den Verbleib im Beruf ausschließt).

Allgulander (1978) konnte zeigen, daß Medikamentenabhängige in den 5 Jahren vor der Indexhospitalisierung deutlich mehr Fehltage im Beruf haben als Kontrollpersonen (Tabelle 7). Nach unseren Erfahrungen sind häufige Fehlzeiten im Beruf, v. a. bei Abhängigen von Barbituraten und Tranquillanzien die Regel. Ursachen sind schwere Intoxikationen, Entzugserscheinungen, psychische und somatische Folgen des Mißbrauchs. Die beruflichen Schwierigkeiten hängen praktisch immer mit dem Suchtstoffgebrauch selbst zusammen; kommt es zur Abstinenz, normalisiert sich das Arbeitsverhalten.

Bei opioidabhängigen Ärzten und Krankenschwestern hat das Bekanntwerden der Suchtkrankheit oft erhebliche berufliche Konsequenzen, z. B. sofortige Kündigung oder Entzug der Erlaubnis zur Berufsausübung (Ward et al. 1983). Dabei müssen nicht in jedem Fall berufliche Fehlleistungen vorgefallen sein, manchmal genügt die Tatsache der Sucht selbst. Vermutlich wird in verschiedenen Kulturen unterschiedlich mit dem Problem der suchtkranken Medizinalperson umgegangen. In den USA sind harte Konsequenzen häufig (Tabelle 8), z. B. Kündigungen. In der Bundesrepublik Deutschland gehen einer Kündigung praktisch immer intensive Bemühungen, die Betroffenen zur Aufnahme einer Behandlung zu bewegen, voraus. Bei Ärzten wird erfahrungsgemäß die Approbation nur dann entzogen, wenn grobe Auffälligkeiten im Beruf

**Tabelle 8.** Berufliche Konsequenzen der Entdeckung von Medikamentenmißbrauch bei Anästhesisten und Narkoseschwestern (334 Fälle). (Nach Ward et al. 1983)

| Art der Aktion | n |
|---|---|
| Kündigungsdrohung und Überweisung in die Psychiatrie | 116 |
| Kündigungsdrohung und Überweisung in ein Detoxifikationsprogramm | 36 |
| Kündigungsdrohung und Überweisung sowohl in die Psychiatrie wie in ein Detoxifikationsprogramm | 65 |
| Entlassung | 78 |

Sanktionen geradezu erzwingen und wenn mindestens ein Behandlungsversuch mißglückt ist bzw. der Betroffene jede Behandlung ablehnt.

## Kriminalität

Die Kriminalität ist bei Medikamentenabhängigen geringer als bei Drogenabhängigen oder Alkoholikern. Ausnahmen sind gelegentliche aggressive Durchbrüche bei massivem Stimulanzienmißbrauch (oft im Zusammenhang mit paranoiden Psychosen), Verkehrsdelikte von Barbiturat- und Tranquilizerabhängigen und Beschaffungsdelikte. Beim Psychostimulanzienmißbrauch kommen sogar Tötungsdelikte vor, die regelmäßig im Zusammenhang mit einer akuten, schweren Intoxikation stehen. Die Verkehrsdelikte von Barbiturat- und Tranquilizerabhängigen ähneln denen von Alkoholabhängigen; jedoch ist die Dunkelziffer größer, weil Medikamente nicht routinemäßig bei Verkehrskontrollen erfaßt werden. An Beschaffungsdelikten werden beobachtet: Rezeptfälschungen, Rezeptdiebstähle und Medikamentendiebstähle (sehr häufig bei opioidabhängigen Medizinalpersonen). Allgulander (1978) beobachtete bei Barbiturat- und Tranquilizerabhängigen im Vergleich zu Kontrollen keine eindeutig erhöhte Kriminalität, obwohl einige typische Delikte vorkamen. In seiner Studiengruppe überwiegen allerdings ältere Frauen, die ohnehin kaum zur Kriminalität nei-

gen. Nach unseren Erfahrungen besteht v. a. bei jüngeren Drogenabhängigen, die außerdem Medikamente mißbrauchen, eine erhebliche Beschaffungskriminalität.

## Alter und Krankheitsdauer zum Zeitpunkt des Todes

Die Frage der Krankheitsdauer beim Todeseintritt ist nach unserer
Kenntnis bisher nicht systematisch untersucht worden. Nach unseren Beobachtungen kommt es in der Regel erst nach jahrelanger,
oft jahrzehntelanger Suchtkrankheit zum Tod. Das ist z. B. im Fall
der Phenacetinniere beim Mißbrauch von Kombinationsanalgeti-
ka auch zu erwarten, weil die Schädigung ein erhebliches Ausmaß
erreicht haben muß, ehe sie bedrohlich wird. Das ist nur bei mehr-
jähriger Exposition denkbar. Da das Erkrankungsalter von Medikamentenabhängigen ohnehin um das 40. Lebensjahr herum liegt,
sind sie zum Zeitpunkt ihres Todes oft schon im Greisenalter. Ausnahmen sind lediglich politoxikomane Jugendliche, die in großem
Umfang neben illegalen Drogen auch Barbiturate und/oder Psychostimulanzien mißbrauchen.

## Todesursachen

Nach einer Übersicht von Kalant u. Kalant (1976) stehen Todesfälle bei Abhängigen und Psychostimulanzien praktisch immer im
Zusammenhang mit aktueller Suchtstoffzufuhr (Tabelle 9). Der
wesentliche Risikofaktor scheint dabei die intravenöse Zufuhr zu

**Tabelle 9.** Todesursachen bei Amphetaminabhängigen. Die Zusammenstel-
lung basiert auf 47 berichteten Todesfällen. (Nach Ward et al. 1983)

| Todesursache | Anteil [%] |
|---|---|
| Tödliche Vergiftung, exakter Mechanismus unklar | 21 |
| Zerebrovaskuläre Ursachen | 15 |
| Plötzlicher Herztod | 13 |
| Hyperpyrexie | 6 |
| Komplikationen von i.v.-Injektionen | 15 |
| Gewaltsamer Tod | 4 |
| Ätiologie unklar | 26 |

**Tabelle 10.** Uhrzeit des Todes bei Patienten unter Hypnotika/Sedativa und bei Kontrollen. (Nach Kripke u. Garfinkel 1984)

| Todeszeit | Schlafmittel-benutzer | „Schlafmittel-abstinente" |
|---|---|---|
| 23.00– 6.00 | 125 | 81 |
| 7.00–14.00 | 118 | 112 |
| 15.00–22.00 | 104 | 121 |
| Gesamt | 347 | 314 |

sein. Als Todesursachen überwiegen Kreislaufreaktionen und Folgen unsachgemäßer Injektionen.

Auch Abhängige von Tranquilizern haben eine erhöhte Mortalität (Tabelle 4). Diese ist aber zumindest z. T. auf somatische Krankheiten zurückzuführen, die vielleicht Ursache, aber mit Sicherheit nicht Folge der Suchtkrankheit waren. Wir haben mehrere Fälle von Tranquilizerabhängigkeit erlebt, bei denen der Anlaß der ersten Medikation eine bösartige Erkrankung war, die dann auch letztendlich zum Tode führte; die Suchtkrankheit war dann nur eine unwesentliche Episode. Immerhin fand sich außerdem eine Häufung von Suiziden und Unfällen als Todesursache bei Tranquilizerabhängigen, allerdings eindeutig bisher nur bei Patienten, die neben Tranquilizern auch noch andere Suchtstoffe in erheblichem Umfang mißbrauchten. In diesem Zusammenhang sei aber darauf hingewiesen, daß auch Tranquilizer bei Abhängigen zu einer Zunahme der Depressivität führen können.

Eine andere Autorengruppe (Kripke u. Garfinkel 1984) vermutet, daß Hypnotika und Sedativa via Schlafapnoen zu nächtlichen Todesfällen führen können. Die Autoren beobachteten nämlich, daß Dauereinnehmer von Schlaf- und Beruhigungsmitteln (also nicht nur Abhängige) signifikant häufiger während der Nachtstunden versterben als Schlafmittelabstinente (Tabelle 10). Die gleiche Autorengruppe hatte bereits früher beobachtet, daß Schlafmittelbenutzer (wiederum nicht nur Abhängige) gegenüber Schlafmittelabstinenten eine höhere Sterblichkeit aufweisen; allerdings bleibt hier der Einfluß vorbestehender psychischer und somatischer Erkrankungen unklar (Kripke et al. 1979).

# Schlußbemerkung

Medikamentenabhängigkeit ist eine häufige Krankheit mit erheblicher Chronizität und Rückfallneigung. Sie hat oft schwere Auswirkungen auf das Lebensschicksal der Betroffenen, v. a. im psychischen und sozialen Bereich. Medikamentenabhängige sind intensive Nutzer des Medizinalsystems, wobei die Inanspruchnahme vorwiegend mit Intoxikationen und Entzugserscheinungen zusammenhängt. Medikamentenabhängigkeit entsteht entweder durch Wechsel von Alkohol und/oder illegalen Drogen auf Medikamente oder aber aus an sich indizierten Arzneimitteltherapien mit Suchtstoffen, nicht selten auch aus einem Arzneimittelabusus in Krisensituationen. Die Diagnose wird meist erst Jahre nach Beginn der Abhängigkeit gestellt (Tabelle 4), meist anläßlich einer Hospitalisierung. Die Prognose ist zweifelhaft, d. h. ein Teil der Patienten wird abstinent, ein Teil bleibt lange im Stadium der „stabilen Abhängigkeit" (Schönhöfer u. Kuschinsky 1982), ein Teil zeigt maligne Verläufe mit schweren medizinischen Problemen und vorzeitigem Tod. Der Einfluß von Behandlungen auf die Langzeitprognose ist unklar. Medikamentenabhängigkeit tritt isoliert auf, aber auch in Kombination mit Abhängigkeit von Alkohol oder illegalen Drogen. In den beiden letzteren Fällen wird der Verlauf mehr durch die anderen Suchtstoffe bestimmt, obwohl eine Verschlimmerung durch den gleichzeitigen Medikamentenmißbrauch nicht ausgeschlossen werden kann. Abhängigkeit wird nur bei wenigen Medikamentengruppen beobachtet: Opioide, Barbiturate und barbituratähnliche Substanzen [z. B. Clomethiazol (Distraneurin)], Tranquilizer und Anticholinergika. In der Klinik überwiegt rein zahlenmäßig die Benzodiazepinabhängigkeit, die klinisch einen deutlich benigneren Verlauf nimmt als die nah verwandte Alkoholabhängigkeit.

# Literatur

Allgulander C (1978) Dependence on sedative and hypnotic drugs. Acta Psychiatr Scand [Suppl] 270

Biniek EM, Hartmann H, Heydt G, Dietz K (1983) Zur Dunkelziffer medikamentenabhängiger Patienten in einer psychiatrischen Klinik. Vorläufiger Bericht über die Ergebnisse einer anonymen Befragung mit Hilfe der "randomized response technique". In: Waldmann H (Hrsg) Medikamenten-Abhängigkeit. Akademische Verlagsgesellschaft, Wiesbaden, S 25–32

Dukes MNG (ed) (1980) Meyler's side effects of drugs, 9th edn. Excerpta Medica, Amsterdam Oxford Princeton

Kalant OJ, Kalant H (1976) Death in amphetamine users: Causes and estimates of mortality. In: Gibbins J, Isreal V, Kalant H, Popham R, Schmidt W, Smart R (eds) Research advances in alcohol and drug problems, vol 3. Wiley & Sons, New York Chichester

Kripke DF, Garfinkel L (1984) Excess nocturnal deaths related to sleeping pill and tranquilizer use. Lancet I:99

Kripke DF, Simons RN, Garfinkel L, Hammond EC (1979) Short and long sleep and sleeping pills: Is increased mortality associated? Arch Gen Psychiatry 36:103–116

Kubicki S, Eichner W (1984) Fehlinterpretationen bei statistischen Erhebungen von Abhängigen. Psycho 10:353–365

Pohlisch K (1934) Die Kinder männlicher und weiblicher Morphinisten. Thieme, Leipzig

Reynolds EF (ed) (1982) Martindale, the extra pharmacopoeia. Pharmaceutical Press, London

Schönhöfer P, Kuschinsky G (1982) Arzneimittelabhängigkeit. Z Allgemeinmed 58:651–657

Ward CF, Ward CW, Saidman J (1983) Drug abuse in anesthesia training programs. A survey: 1970 through 1980. JAMA 250:922–925

Wolf B, Poser W, Schmidt LG, Rüther E (1987) Medikamentenmißbrauch und -abhängigkeit bei stationären psychiatrischen Patienten. In: Kleiner D (Hrsg) Langzeitverläufe bei Suchtkrankheiten. Springer, Heidelberg

# Langzeituntersuchungen bei Alkoholabhängigen

# Katamnesen bei behandelten Alkoholabhängigen mit wiederholten Meßzeitpunkten über 4 Jahre *

U. Jung, W. Koester, R. Schneider, G. Bühringer, N. Mai

## Zusammenfassung

Zur Evaluation eines verhaltenstherapeutischen Programms in einer Fachklinik und um Informationen über den langfristigen Verlauf der Abstinenzraten zu gewinnen, wurden alle 491 alkoholabhängigen Patienten dieser Klinik, die im Jahr 1979 entlassen worden waren, mehrfach katamnestisch untersucht. 6 Monate, 1 Jahr, 2 Jahre und 4,5 Jahre nach der Entlassung wurden die Patienten postalisch befragt. Die letzte Erhebung wurde durch zwei Kontrolluntersuchungen an zufällig ausgewählten Patienten ergänzt. Bei den Antworten ergab sich eine hohe Übereinstimmung zwischen postalischer und persönlicher Befragung, die Nichtantworter wurden zum größten Teil als rückfällig eingestuft.

Die Abstinenzeinstufungen wurden sehr konservativ vorgenommen, allen Angaben liegt die gesamte Stichprobe bzw. die Anzahl aller planmäßig entlassenen Patienten zugrunde. Bezogen auf die gesamte Stichprobe waren 6 Monate nach der Entlassung 57% abstinent, nach 1 Jahr 47% und nach 2 sowie nach 4,5 Jahren jeweils 41%. Die auf die planmäßig entlassenen Patienten bezogenen Prozentwerte liegen etwa 10% höher. Alle dargestellten Verläufe zeigen, daß die Anteile rückfälliger Patienten bis 2 Jahre nach der Entlassung zunehmen und dann bis 4,5 Jahre konstant sind.

## Einleitung

Im Rahmen einer langfristigen Katamnesestudie wurden alle 491 Patienten des Entlassungsjahrganges 1979 einer deutschen Fachklinik für alkoholabhängige Patienten mehrmals nachuntersucht [1]. Grundlage für die Katamnesen ist ein standardisierter Fragebogen, der routinemäßig ein halbes Jahr, 1 Jahr und 2 Jahre nach der

* Wir bedanken uns bei Herrn Professor Frederick H. Kanfer für die zahlreichen Beratungen in den letzten Jahren bei der Arbeit in der Fachklinik Furth im Wald.

[1] Fachklinik Furth im Wald. Das therapeutische Konzept ist von Schneider (1982) beschrieben. Wir möchten uns bei allen Mitarbeitern der Klinik für die Unterstützung bei der Durchführung der Studie bedanken.

Entlassung und für diese Untersuchung auch nach etwa 4,5 Jahren an alle Patienten, die länger als 4 Wochen an der Therapie teilgenommen hatten, verschickt wurde. Ein zweites Exemplar wurde versandt, wenn der Bogen nicht innerhalb von 4 Wochen zurückkam. Bei der Untersuchung nach 4,5 Jahren wurden die nicht antwortenden Patienten soweit möglich telefonisch gebeten, den Katamnesebogen auszufüllen und zurückzusenden.

Die Kriterien für die Abstinenzeinstufungen aufgrund der Fragebogenangaben wurden bewußt restriktiv gewählt. Die Beurteilung des Suchtmittelgebrauchs erfolgte nach den Kategorien „abstinent", „abstinent nach Rückfall" und „rückfällig". Als abstinent wurden nur Patienten eingestuft, die angaben, seit der Entlassung keinen Alkohol und keine Medikamente mit Suchtpotential eingenommen zu haben. Unter Medikamenten mit Suchtpotential werden alle Barbiturate, Benzodiazepine, Opiate und Amphetamine verstanden. Die Beurteilung der diesbezüglichen Angaben erfolgte in allen Fällen durch einen klinischen Toxikologen[2]. Als „abstinent nach Rückfall" wurden die Patienten eingestuft, die nach einem Rückfall durch Alkohol oder Medikamente zum Zeitpunkt der Erhebung wieder seit mindestens 2 Monaten abstinent lebten. Dabei wurden auch Einnahmen kleinster Mengen von Alkoholika oder entsprechender Medikamente als Rückfall bewertet.

## Beschreibung der Stichprobe

### Patientenmerkmale

Eine ausführliche Beschreibung der 1979 in der Fachklinik behandelten Patienten liegt von Koester (1980) vor; an dieser Stelle werden nur die wichtigsten Angaben aufgeführt. Die Stichprobe besteht aus allen alkoholabhängigen Patienten, die im Laufe des Jahres 1979 aus der Klinik entlassen wurden. Dabei handelt es sich um 491 Patienten; unberücksichtigt bleiben hier 13 Patienten, die ebenfalls in diesem Jahr entlassen wurden, aber ausschließlich oder vorwiegend medikamentenabhängig waren.

Das Durchschnittsalter dieser 491 Patienten lag zur Zeit der Aufnahme bei $\bar{x} = 35,9$ Jahren, die Streuung beträgt $s = 8,2$ Jahre,

---

[2] Herr Dr. med. Max Daunderer sei für seine Mitarbeit herzlich bedankt.

die Spannweite reicht von 19 bis 59 Jahren. 437 Patienten (89%) sind männlich, 54 (11%) weiblich.

Die Hälfte dieser Patienten lebte vor Behandlungsbeginn allein, 53% waren ledig, 1% verwitwet (Tabelle 1).

Der größte Teil der Patienten hat keine weiterführende Schule besucht (82%), nur 6% haben die Reifeprüfung abgelegt (Tabelle 2).

Über die Hälfte der Patienten waren ungelernte Arbeiter, Facharbeiter oder Handwerker (76%), der Anteil der Beamten liegt bei 5%, der der Angestellten bei 9% (Tabelle 3).

Weniger als die Hälfte der Patienten arbeitete vor Behandlungsbeginn regelmäßig, etwa ein Drittel war arbeitslos und weitere 4% arbeitsunfähig (Tabelle 4).

Insgesamt ist diese Stichprobe damit eher als schwierige Klientel zu bezeichnen, da familiäre Bindungen bei den meisten fehlen, der Bildungsstand eher als niedrig einzustufen ist und sich die Erwerbssituation als ungünstig darstellt.

Alle Patienten waren alkoholabhängig, bei 15% kam eine Abhängigkeit von Medikamenten dazu (Tabelle 5).

Bei mehr als der Hälfte der Patienten bestand die Abhängigkeit schon über 10 Jahre lang (Tabelle 6).

**Tabelle 1.** Familienstand vor Behandlungsbeginn (51 ohne Angaben)[a]

| Verheiratet (zusammen lebend) | Verheiratet (getrennt lebend) | Ledig (ohne Partner) | Ledig (mit Partner) | Verwitwet | Gesamt |
|---|---|---|---|---|---|
| 171 | 33 | 191 | 42 | 3 | 440 |
| 39% | 7% | 43% | 10% | 1% | 100% |

[a] In allen Tabellen sind die Prozentangaben auf volle Zahlen auf- bzw. abgerundet, so daß sich durch Rundungsfehler Summen von mehr oder weniger als 100% ergeben können.

**Tabelle 2.** Schulbildung (50 ohne Angaben)

| Sonder-schule | Haupt-schule ohne Abschluß | Haupt-schule mit Abschluß | Realschule Gymnasium ohne mittlere Reife | Mittlere Reife | Gymnasium weiter als 10. Klasse | Abitur ohne Studium | Studium ohne Abschluß | Abge-schlossenes Studium | Gesamt |
|---|---|---|---|---|---|---|---|---|---|
| 6 | 20 | 335 | 7 | 40 | 4 | 6 | 15 | 8 | 441 |
| 1% | 5% | 76% | 2% | 9% | 1% | 1% | 3% | 2% | 100% |

**Tabelle 3.** Berufsstand vor Behandlungsbeginn (50 ohne Angaben)

| Unge-lernter Arbeit-ter | Fachar-beiter, Hand-werker | Selb-ständi-ger | Land-wirt | Frei-berufliche Tätig-keit | Beamter im ein-fachen/mittleren Dienst | Beamter im hö-heren Dienst | Ange-stell-ter | Lei-tender Ange-stell-ter | Mithel-fender Familien-angehö-riger | Kein Beruf | Gesamt |
|---|---|---|---|---|---|---|---|---|---|---|---|
| 100 | 234 | 15 | 5 | 3 | 17 | 6 | 38 | 2 | 4 | 17 | 441 |
| 23% | 53% | 3% | 1% | 1% | 4% | 1% | 9% | 0% | 1% | 4% | 100% |

**Tabelle 4.** Erwerbssituation vor Behandlungsbeginn (55 ohne Angaben)

| Regel-mäßig | Unregel-mäßig | Arbeits-los | Arbeits-unfähig | Rentner | Hausfrau | In Aus-bildung | Unbekannt, sonstige | Gesamt |
|---|---|---|---|---|---|---|---|---|
| 195 | 46 | 139 | 18 | 4 | 16 | 11 | 7 | 436 |
| 45% | 11% | 32% | 4% | 1% | 4% | 3% | 2% | 100% |

**Tabelle 5.** Art der Abhängigkeit

| Alkohol-abhängig | Zusätzlich medikamenten-abhängig | Gesamt |
|---|---|---|
| 419 | 72 | 491 |
| 85% | 15% | 100% |

**Tabelle 6.** Dauer der Abhängigkeit (58 ohne Angaben). $\bar{x}=11{,}4$, $s=6{,}6$, Minimum $=1$, Maximum $=41$

| Weniger als 5 Jahre | 5 bis unter 10 Jahre | Über 10 Jahre | Gesamt |
|---|---|---|---|
| 63 | 121 | 249 | 433 |
| 15% | 28% | 57% | 100% |

## Behandlungsmerkmale

Die Patienten dieser Stichprobe waren durchschnittlich 17,7 Wochen in der Klinik, für die planmäßig entlassenen Patienten liegt die durchschnittliche Verweildauer bei 19,8 Wochen und für die vorzeitig entlassenen Patienten bei 10,3 Wochen (Tabelle 7).

77% der Patienten beendeten die Therapie planmäßig, 7% wurden wegen eines Rückfalls entlassen (Tabelle 8).

**Tabelle 7.** Durchschnittliche Verweildauer in Wochen

|  | Alle Patienten | Nur planmäßig entlassene Patienten | Nur vorzeitig entlassene Patienten |
|---|---|---|---|
| $\bar{x}$ | 17,7 | 19,8 | 10,3 |
| s | 5,6 | 0,1 | 7,0 |
| Minimum | 0 | 11 | 0 |
| Maximum | 31 | 31 | 22 |
| n | 491 | 380 | 111 |

**Tabelle 8.** Grund der Therapiebeendigung

| Abstinent entlassen | | | | Rückfällig entlassen | |
|---|---|---|---|---|---|
| Planmäßig beendet | Vorzeitig beendet durch Patient | Vorzeitig beendet durch Klinik (andere Gründe als Rückfall) | Verlegung | Vorzeitig beendet durch Klinik (Rückfall) | Gesamt |
| 380 | 52 | 21 | 2 | 36 | 491 |
| 77% | 11% | 4% | 0% | 7% | 100% |

## Katamnese nach 4 Jahren

### Methodik

Eine Übersicht über die Erhebung gibt Abb. 1. An 94 (19%) der insgesamt 491 Patienten wurde der Katamnesebogen nicht verschickt, entweder weil der Klinikaufenthalt kürzer als 4 Wochen war oder weil die Patienten die Mitarbeit zuvor schon verweigert hatten, unbekannt verzogen oder verstorben waren. Somit konnte der Fragebogen an 397 oder 81% der Patienten der ursprünglichen Stichprobe versandt werden. Davon kamen 280 Fragebogen zurück, die Rücklaufquote liegt damit bei 71%. Zu dieser relativ hohen Rücklaufquote trugen auch die erwähnten telefonischen Bemühungen bei, 31 Patienten sandten den Fragebogen aufgrund dieser Telefonate zurück.

Insgesamt waren 89% der Beantworter planmäßig entlassen worden, gegenüber einem Anteil an planmäßig Entlassenen von 62% bei den Patienten, von denen keine 4,5-Jahres-Katamnese vorliegt.

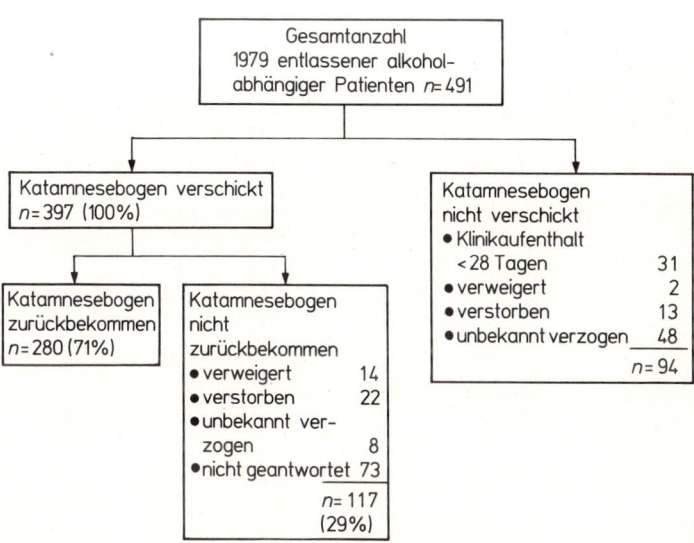

**Abb. 1.** Übersicht über die Katamnese nach 4 Jahren

Der minimale Katamnesezeitraum dieser Erhebung liegt bei 46 Monaten nach Entlassung, der maximale bei 61 und der durchschnittliche bei 52,6 Monaten (s = 3,4), also bei etwa 4,5 Jahren (im folgenden wird zur Vereinfachung immer 4 Jahre angegeben).

**Kontrolluntersuchungen zu der Katamnese nach 4 Jahren**

280 Patienten schickten den Fragebogen ausgefüllt zurück. Von diesen 280 Antwortern wurde eine Stichprobe von 20% zufällig ausgewählt, die zur Kontrolle der Zuverlässigkeit der schriftlichen Angaben in den Katamnesebogen zusätzlich von geschulten Diplompsychologen aufgesucht und befragt wurden. Bei 53 Patienten konnten diese Kontrollinterviews durchgeführt werden. Diese Kontrolle ergab eine hohe Übereinstimmung zwischen postalischer und persönlicher Befragung (Tabelle 9).

In 91% aller Befragungen stimmten die Einstufungen aufgrund der schriftlichen Angaben mit denen der Interviewer überein. Diese Quote liegt etwas niedriger als das Ergebnis einer früheren Kontrolluntersuchung von Koester et al. (1981); dort stimmten die Angaben in 36 von 37 Fällen überein (97%). Die Zuverlässigkeit schriftlicher Angaben zur Katamnese kann damit als ausreichend

**Tabelle 9.** Kontrolluntersuchung zur Überprüfung der Zuverlässigkeit der Katamnesen durch Fragebogen

| | | Persönliches Kontrollinterview | | | |
|---|---|---|---|---|---|
| | | Abstinent | Abstinent nach Rückfall | Rückfällig | Gesamt |
| Katamnese durch Fragebogen | Abstinent | 19 | | 2 | 21 40% |
| | Abstinent nach Rückfall | | 8 | 3 | 11 21% |
| | Rückfällig | | | 21 | 21 40% |
| Gesamt | | 19 36% | 8 15% | 26 49% | 53 100% |

**Tabelle 10.** Kontrolluntersuchung der Nichtbeantworter

|  | Planmäßig entlassen | Unplanmäßig entlassen | Gesamt |
|---|---|---|---|
| Abstinent | 1 |  | 1 |
|  | 5% |  | 4% |
| Abstinent nach Rückfall | 1 |  | 1 |
|  | 5% |  | 4% |
| Rückfällig[a] | 19 | 4 | 23 |
|  | 90% | 100% | 92% |
| Gesamt | 21 | 4 | 25 |
|  | 100% | 100% | 100% |

[a] Einschließlich der 6 nicht erreichten Nichtantworter.

beurteilt werden, zumal auch andere Untersuchungen zu dieser Einschätzung kommen (z. B. John 1979).

Um auch Informationen über die 73 Patienten zu erhalten, die keinen Fragebogen zurücksandten, wurde eine zweite Stichprobe mit 25 Patienten (34% der Nichtbeantworter) zufällig ausgewählt und ebenfalls aufgesucht. Bei 19 Patienten konnten Kontrollinterviews durchgeführt werden. 6 Patienten waren nicht erreichbar bzw. verweigerten die Auskünfte, diese wurden als rückfällig eingestuft. Tabelle 10 zeigt, daß insgesamt 92% aller Nichtbeantworter als rückfällig zu betrachten sind. Diese Quote liegt wesentlich höher als die Ergebnisse einer früheren analogen Kontrolluntersuchung von Koester, der zu einem Prozentsatz von 67% rückfälliger Nichtbeantworter ein halbes Jahr nach Entlassung kam (Koester 1979).

### Vergleich der Stichprobe der Beantworter mit der gesamten Stichprobe

In Tabelle 11 sind einige zentrale Angaben für die gesamte Stichprobe und für die Stichprobe der Beantworter gegenübergestellt, um die Vergleichbarkeit beider Gruppen zu überprüfen. Daraus geht hervor, daß die Vergleichbarkeit gegeben ist. Ein Unterschied zwischen beiden Stichproben besteht nur im Anteil planmäßig Entlassener, der bei den Beantwortern mit 89% etwas höher liegt als der Prozentsatz in der gesamten Stichprobe, der 77% beträgt.

**Tabelle 11.** Vergleich der Stichprobe der Beantworter mit der gesamten Stichprobe

|  | Patienten-population | n | Katamnese-stichprobe | n |
|---|---|---|---|---|
| 1. *Anzahl* |  | 491 |  | 280 |
| 2. *Alter* |  | 491 |  | 280 |
| $\bar{x}$ | 35,9 |  | 35,6 |  |
| s | 8,2 |  | 7,9 |  |
| 3. *Geschlecht* |  | 491 |  | 280 |
| Männlich | 89% |  | 89% |  |
| Weiblich | 11% |  | 11% |  |
| 4. *Familienstand* |  | 440 |  | 255 |
| Ledig | 53% |  | 50% |  |
| Verheiratet | 46% |  | 49% |  |
| Verwitwet | 1% |  | 1% |  |
| 5. *Schulbildung* |  | 441 |  | 255 |
| Sonderschule | 1% |  | 1% |  |
| Hauptschule ohne Abschluß | 5% |  | 4% |  |
| Hauptschule mit Abschluß | 76% |  | 73% |  |
| Weiterführende Schule ohne Abschluß | 2% |  | 2% |  |
| Weiterführende Schule mit mit Abschluß | 11% |  | 13% |  |
| Hochschule/Fach-hochschule ohne Abschluß | 3% |  | 5% |  |
| Hochschule/Fach-hochschule mit Abschluß | 2% |  | 2% |  |
| 6. *Erwerbstätigkeit* |  | 436 |  | 252 |
| Regelmäßig | 45% |  | 51% |  |
| Unregelmäßig | 11% |  | 10% |  |
| Arbeitslos | 32% |  | 28% |  |
| Arbeitsunfähig | 4% |  | 1% |  |
| Rentner | 1% |  | 0% |  |
| Hausfrau | 4% |  | 4% |  |
| In Ausbildung | 3% |  | 4% |  |
| unbekannt, sonstiges | 2% |  | 2% |  |

**Tabelle 11.** (Fortsetzung)

| | Patienten-population | n | Katamnese-stichprobe | n |
|---|---|---|---|---|
| 7. *Art der Abhängigkeit* | | 491 | | 252 |
| Alkoholabhängig | 85% | | 87% | |
| Zusätzlich medikamenten-abhängig | 15% | | 13% | |
| 8. *Behandlungsdauer* | | 491 | | 280 |
| In Wochen: $\bar{x}$ | 17,7 | | 19,1 | |
| s | 5,6 | | 3,2 | |
| 9. *Art der Entlassung* | | 491 | | 280 |
| Planmäßig | 77% | | 89% | |
| Vorzeitig der Patient | 11% | | 4% | |
| Vorzeitig die Klinik | 4% | | 3% | |
| Verlegung | 0% | | 0% | |
| Rückfällig entlassen | 7% | | 4% | |

## Ergebnisse der Katamnese nach 4 Jahren

*Planmäßig entlassene Patienten*

Unter Berücksichtigung nur der planmäßig entlassenen Beantworter sind 4 Jahre nach Beendigung der Therapie 54% abstinent, 20% abstinent nach Rückfall und 27% rückfällig (vgl. die Spalte ganz links in Tabelle 12).

Unter Berücksichtigung aller planmäßig entlassenen Patienten sind 4 Jahre nach Beendigung der Therapie 36% abstinent, 14% abstinent nach Rückfall und 50% rückfällig (Tabelle 12). Im Sinne einer konservativen Schätzung gehen in diese Berechnung alle unbekannt verzogenen, alle verstorbenen und alle die Mitarbeit verweigernden Patienten mit planmäßiger Entlassung als rückfällig ein. Diese Berechnung entspricht der Berechnungsform 2 der Katamnesestandards (Deutsche Gesellschaft für Suchtforschung und Suchttherapie 1985).

*Alle Patienten*

Die Berücksichtigung aller Patienten der Stichprobe (Berechnungsform 4 der Katamnesestandards) einschließlich der Abbre-

**Tabelle 12.** Abstinenzrate 4 Jahre nach Entlassung, bezogen auf alle planmäßig entlassenen Patienten

| | Katamnese bogen zurück | Nicht geant- wortet[a] | Unbe- kannt verzogen | Ver- storben | Ver- weigert | Gesamt |
|---|---|---|---|---|---|---|
| Abstinent | 134 | 3 | | | | 137 |
| | 54% | 5% | | | | 36% |
| Abstinent nach Rückfall | 49 | 3 | | | | 52 |
| | 20% | 5% | | | | 14% |
| Rückfällig | 67 | 52 | 35 | 26 | 11 | 191 |
| | 27% | 90% | 100% | 100% | 100% | 50% |
| Gesamt | 250 | 58 | 35 | 26 | 11 | 380 |
| | 100% | 100% | 100% | 100% | 100% | 100% |

[a] Entsprechend den Ergebnissen der Kontrolluntersuchung.

cher, der vorzeitig entlassenen und der in andere Kliniken verlegten Patienten (Tabelle 8) ergibt einen Anteil von 29% abstinenten und 12% nach Rückfall abstinenten Patienten (Tabelle 13). Diese Tabelle enthält im Unterschied zur vorherigen zusätzlich die Kategorie „Klinikaufenthalt unter 28 Tagen", in der die 31 Patienten aufgeführt werden, die nur kurz in der Klinik waren und von denen keine Katamnese erhoben wurde, da von der kurzen Behandlung kaum Auswirkungen zu erwarten sind. Diese Patienten werden den Rückfälligen hinzugezählt.

Der Vergleich der Ergebnisse nach den verschiedenen Berechnungsformen macht deutlich, in welchem Ausmaß der Therapieerfolg gewissermaßen von der Art der Berechnung abhängt: die günstigste Quote abstinenter Patienten lautet 74%, die ungünstigste 41%.

## Arbeitssituation zur Zeit der Erhebung nach 4 Jahren

Die Wiederherstellung der Arbeitsfähigkeit ist ein wichtiges Therapieziel (Tabelle 14). 63% der Patienten sind 4 Jahre nach Therapieende wieder vollzeit beschäftigt, 5% gehen einer Teilzeitbeschäftigung nach, 16% sind arbeitslos. Vor Behandlungsbeginn dagegen arbeiteten 45% regelmäßig, 11% unregelmäßig und ar-

**Tabelle 13.** Abstinenzrate 4 Jahre nach Entlassung, bezogen auf die gesamte Stichprobe

| | Katamnese-bogen zurück | Nicht geant-wortet[a] | Unbe-kannt verzogen | Ver-storben | Ver-weigert | Klinik-aufenthalt <28 Tage | Gesamt |
|---|---|---|---|---|---|---|---|
| Abstinent | 141 50% | 3 4% | | | | | 144 29% |
| Abstinent nach Rückfall | 55 20% | 3 4% | | | | | 58 12% |
| Rückfällig | 84 30% | 67 92% | 56 100% | 35 100% | 16 100% | 31 100% | 289 59% |
| Gesamt | 280 100% | 73 100% | 56 100% | 35 100% | 16 100% | 31 100% | 491 100% |

[a] Entsprechend den Ergebnissen der Kontrolluntersuchung.

**Tabelle 14.** Arbeitssituation zur Zeit der Erhebung 4 Jahre nach Entlassung

| | Vollzeit beschäftigt | Teilzeit beschäftigt | Arbeits-los | Arbeits-unfähig | In Aus-bildung | Sonstiges (Hausfrau, Rentner) | Gesamt |
|---|---|---|---|---|---|---|---|
| Abstinent | 114 80% | 5 4% | 8 6% | | 6 4% | 9 6% | 142 100% |
| Abstinent nach Rückfall | 31 55% | 6 11% | 9 16% | 1 2% | 1 2% | 8 14% | 56 100% |
| Rückfällig | 42 43% | 3 3% | 31 32% | 5 5% | 1 1% | 16 16% | 98 100% |
| Gesamt | 187 63% | 14 5% | 48 16% | 6 2% | 8 3% | 33 11% | 296 100% |

beitslos waren 32% (Tabelle 4). Unter den abstinenten Patienten liegt der Anteil der Vollzeitbeschäftigten bei 80%, unter den rückfälligen Patienten macht der Anteil Vollzeitbeschäftigter noch 43% aus. Ein Drittel der rückfälligen Patienten war arbeitslos, andererseits waren 65% der Arbeitslosen (31 von 48) rückfällig.

**Angaben zur Sterblichkeit**

Wie aus Tabelle 13 hervorgeht, waren 4 Jahre nach der Entlassung insgesamt 35 Patienten verstorben, ein Anteil an der gesamten Stichprobe von 7,1%.

Mit $\bar{x} = 41,1$ Jahre lag das Durchschnittsalter dieser 35 Patienten zur Zeit des Behandlungsbeginns ($s = 8,4$ Jahre, Minimum $= 23$ Jahre, Maximum $= 55$ Jahre) nur geringfügig über dem Durchschnittsalter der gesamten Stichprobe ($\bar{x} = 35,9$, s. oben).

Nach mündlichen Informationen des Bayerischen Landesamts für Statistik und Datenverarbeitung[3] verstarben in den Jahren 1980 bis 1983 von den 1979 36jährigen Männern in Bayern insgesamt nur 0,94%, ihre Lebenserwartung lag 1979 bei weiteren 36 Jahren. Diese Bezugsgruppe wurde gewählt, weil sie dem Durchschnittsalter der Patienten zur Zeit des Behandlungsbeginns entspricht, weil der Anteil der Frauen mit 11% gering ist und weil etwa 95% der Patienten aus Bayern stammen (vgl. Koester 1980). Mit 7,1% liegt die Sterblichkeitsrate der vorliegenden Stichprobe im Katamnesezeitraum 7,6 mal höher als in dieser Vergleichsgruppe.

**Abstinenzraten im Verlauf der 4 Jahre**

Bei der gesamten Stichprobe wurden insgesamt 4 Katamnesen erhoben, die Katamnesezeiträume umfassen 6, 12, 48 und durchschnittlich 53 Monate nach der Entlassung. Die ersten 3 Katamnesen wurden auf den Monat genau durchgeführt, bei der letzten war dies leider nicht möglich.

---

[3] Für diese Berechnung möchten wir uns bei Herrn Anton Mayer vom Bayerischen Landesamt für Statistik und Datenverarbeitung herzlich bedanken.

## Abstinenzraten im Verlauf der 4 Jahre
## bezogen auf alle planmäßig entlassenen Patienten
## (Berechnungsform 2 der Katamnesestandards)

Unter Berücksichtigung aller planmäßig entlassenen Patienten sind 6 Monate nach Beendigung der Therapie 63% der Patienten abstinent und weitere 3% nach Rückfall abstinent (Tabelle 15).

Ein Jahr nach Beendigung der Therapie sind 51% der Patienten völlig abstinent und 6% nach Rückfall abstinent (Tabelle 16); bei der Zweijahreskatamnese lauten die Daten 44% bzw. 5% (Tabelle 17).

Die Abstinenzraten im Verlauf der 4 Meßzeitpunkte sind in Abb. 2 wiedergegeben. Hierbei sind die nach Rückfall abstinenten Patienten den abstinenten hinzugezählt. Die Abstinenzraten der Katamnese 4 Jahre nach Entlassung entstammen Tabelle 12.

**Tabelle 15.** Abstinenzraten 6 Monate nach Entlassung, bezogen auf alle planmäßig entlassenen Patienten

|  | Katamnese-bogen zurück | Nicht geant-wortet[a] | Unbe-kannt verzogen | Ver-storben | Ver-weigert | Gesamt |
|---|---|---|---|---|---|---|
| Abstinent | 201 | 37 |  |  |  | 238 |
|  | 78% | 37% |  |  |  | 63% |
| Abstinent nach Rückfall | 11 | 2 |  |  |  | 13 |
|  | 4% | 2% |  |  |  | 3% |
| Rückfällig | 47 | 61 | 17 | 2 | 2 | 129 |
|  | 18% | 61% | 100% | 100% | 100% | 34% |
| Gesamt | 259 | 100 | 17 | 2 | 2 | 380 |
|  | 100% | 100% | 100% | 100% | 100% | 100% |

[a] Entsprechend den Ergebnissen von Koester (1979) bei der Kontrolle einer Stichprobe von n = 41 Patienten 6 Monate nach der Entlassung.

**Tabelle 16.** Abstinenzraten 1 Jahr nach Entlassung, bezogen auf alle planmäßig entlassenen Patienten

|  | Katamnese-bogen zurück | Nicht-geant-wortet[a] | Unbe-kannt verzogen | Ver-storben | Ver-weigert | Gesamt |
|---|---|---|---|---|---|---|
| Abstinent | 147 | 46 |  |  |  | 193 |
|  | 72% | 31% |  |  |  | 51% |
| Abstinent nach Rückfall | 17 | 4 |  |  |  | 21 |
|  | 7% | 3% |  |  |  | 6% |
| Rückfällig | 40 | 97 | 23 | 5 | 1 | 166 |
|  | 20% | 66% | 100% | 100% | 100% | 44% |
| Gesamt | 204 | 147 | 23 | 5 | 1 | 380 |
|  | 100% | 100% | 100% | 100% | 100% | 100% |

[a] Lineare Schätzung auf der Basis der Ergebnisse von Koester (1979) 6 Monate nach Entlassung und der eigenen Kontrolluntersuchung 4 Jahre nach Entlassung.

**Tabelle 17.** Abstinenzraten 2 Jahre nach Entlassung, bezogen auf alle planmäßig entlassenen Patienten

|  | Katamnese-bogen zurück | Nicht geant-wortet[a] | Unbe-kannt verzogen | Ver-storben | Ver-weigert | Gesamt |
|---|---|---|---|---|---|---|
| Abstinent | 136 | 32 |  |  |  | 168 |
|  | 70% | 22% |  |  |  | 44% |
| Abstinent nach Rückfall | 14 | 6 |  |  |  | 20 |
|  | 7% | 4% |  |  |  | 5% |
| Rückfällig | 44 | 107 | 30 | 10 | 1 | 192 |
|  | 23% | 74% | 100% | 100% | 100% | 51% |
| Gesamt | 194 | 145 | 30 | 10 | 1 | 380 |
|  | 100% | 100% | 100% | 100% | 100% | 100% |

[a] Lineare Schätzung auf der Basis der Ergebnisse von Koester (1979) 6 Monate nach Entlassung und der eigenen Kontrolluntersuchung 4 Jahre nach Entlassung.

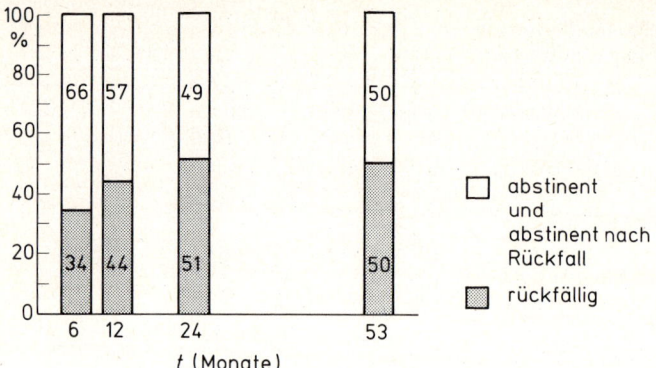

**Abb. 2.** Abstinenzraten planmäßig entlassener Patienten im Verlauf der 4 Meßzeitpunkte

## Abstinenzraten im Verlauf der 4 Jahre bezogen auf die gesamte Stichprobe (Berechnungsform 4 der Katamnesestandards)

Die Berücksichtigung aller entlassenen Patienten einschließlich der Abbrecher, der vorzeitig Entlassenen und der in andere Kliniken verlegten Patienten ergibt 6 Monate nach Entlassung einen Anteil von 53% abstinenter und 4% nach Rückfall abstinenter Patienten (Tabelle 18). Die Rücklaufquote hierbei lag bei 60%.

Ein Jahr nach Entlassung liegt der Anteil abstinenter Patienten bei 42%, der Anteil nach Rückfall abstinenter Patienten bei 5% der gesamten Stichprobe (Tabelle 19). Die Rücklaufquote hierbei lag bei 54%. Bei der Zweijahreskatamnese liegen die Daten bei 37% bzw. 5% (Rücklaufquote 52%; Tabelle 20).

Den Verlauf dieser Abstinenzraten – die ausführliche Berechnung der Ergebnisse nach 4 Jahren gibt Tabelle 13 wieder – verdeutlicht Abb. 3. Die Kategorie der nach Rückfall abstinenten Patienten ist hierbei nicht gesondert aufgeführt.

Beide Berechnungsformen – d. h. bei Berücksichtigung nur der planmäßig entlassenen (Abb. 2) wie auch bei Berücksichtigung aller Patienten (Abb. 3) – ergeben also einen gleichförmigen Verlauf: Die Prozentsätze rückfälliger Patienten steigen zwischen den ersten 3 Meßzeitpunkten an und sind nach 4 Jahren in etwa auf dem Niveau von 2 Jahren.

106

**Tabelle 18.** Abstinenzraten 6 Monate nach Entlassung, bezogen auf die gesamte Stichprobe

| | Katamnese-bogen zurück | Nicht geant-wortet[a] | Unbe-kannt verzogen | Ver-storben | Ver-weigert | Klinik-aufenthalt <28 Tage | Gesamt |
|---|---|---|---|---|---|---|---|
| Abstinent | 221 75% | 41 32% | | | | | 262 53% |
| Abstinent nach Rückfall | 15 5% | 5 4% | | | | | 20 4% |
| Rückfällig | 59 20% | 83 64% | 31 100% | 3 100% | 2 100% | 31 100% | 209 43% |
| Gesamt | 295 100% | 129 100% | 31 100% | 3 100% | 2 100% | 31 100% | 491 100% |

[a] Entsprechend den Ergebnissen von Koester (1979) bei der Kontrolle einer Stichprobe von n = 65 Patienten 6 Monate nach Entlassung.

**Tabelle 19.** Abstinenzraten 1 Jahr nach Entlassung, bezogen auf die gesamte Stichprobe

| | Katamnese-bogen zurück | Nicht geant-wortet[a] | Unbe-kannt verzogen | Ver-storben | Ver-weigert | Klinik-aufenthalt <28 Tage | Gesamt |
|---|---|---|---|---|---|---|---|
| Abstinent | 159 69% | 48 26% | | | | | 207 42% |
| Abstinent nach Rückfall | 18 8% | 7 4% | | | | | 25 5% |
| Rückfällig | 53 23% | 128 70% | 40 100% | 6 100% | 1 100% | 31 100% | 259 53% |
| Gesamt | 230 100% | 183 100% | 40 100% | 6 100% | 1 100% | 31 100% | 491 100% |

[a] Lineare Schätzung auf der Basis der Ergebnisse von Koester (1979) 6 Monate nach Entlassung und der eigenen Kontrolluntersuchung 4 Jahre nach Entlassung.

**Tabelle 20.** Abstinenzraten 2 Jahre nach Entlassung, bezogen auf die gesamte Stichprobe

| | Katamnese-bogen zurück | Nicht geant-wortet[a] | Unbe-kannt verzogen | Ver-storben | Ver-weigert | Klinik-aufenthalt <28 Tage | Gesamt |
|---|---|---|---|---|---|---|---|
| Abstinent | 143<br>67% | 37<br>20% | | | | | 180<br>37% |
| Abstinent nach Rückfall | 16<br>7% | 7<br>4% | | | | | 23<br>5% |
| Rückfällig | 55<br>26% | 139<br>76% | 48<br>100% | 13<br>100% | 2<br>100% | 31<br>100% | 288<br>59% |
| Gesamt | 214<br>100% | 183<br>100% | 48<br>100% | 13<br>100% | 2<br>100% | 31<br>100% | 491<br>100% |

[a] Lineare Schätzung auf der Basis der Ergebnisse von Koester (1979) 6 Monate nach Entlassung und der eigenen Kontrolluntersuchung 4 Jahre nach Entlassung.

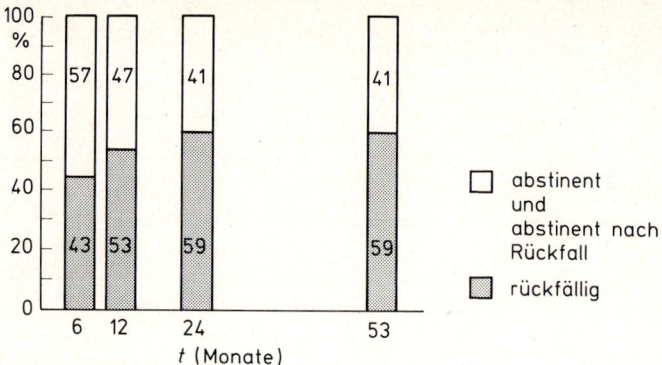

**Abb. 3.** Abstinenzraten im Verlauf der 4 Meßzeitpunkte, bezogen auf die gesamte Stichprobe

## Abstinenzraten der Stichprobe mit vollständiger 4facher Katamnese

Ein Problem der Vergleiche im letzten Abschnitt liegt darin, daß die Abstinenzraten der einzelnen Erhebungen durch die jeweiligen Beantworter bestimmt werden, und die Vergleichbarkeit dieser Angaben eingeschränkt ist, wenn die Gruppe der Beantworter variiert. Eine große Zahl immer antwortender Patienten würde die Vergleichbarkeit dieser Abstinenzraten verbessern. Da diese Gruppe in den vorliegenden Katamnesen nur 136 Patienten umfaßt – somit ist nur ewa die Hälfte der Antworter der 4 Erhebungen identisch –, muß die Vergleichbarkeit dieser Abstinenzraten als eingeschränkt bezeichnet werden.

Als Ergänzung dieser vorausgegangenen Angaben werden in Tabelle 21 deshalb die Abstinenzraten dieser Stichprobe mit vollständiger 4facher Katamnese wiedergegeben.

Bei den zu allen 4 Zeitpunkten antwortenden Patienten liegen die Abstinenzraten wesentlich höher als in der gesamten Stichprobe. Nach 6 Monaten waren 83% abstinent und 6% abstinent nach Rückfall, insgesamt also 89%. Nach 1 Jahr waren insgesamt 85% abstinent, nach 2 Jahren 78% und nach 4 Jahren immer noch 77%. Der Anteil der rückfälligen Patienten hat sich hier von anfangs 11% auf 24% nach 4 Jahren mehr als verdoppelt. Diese Verläufe verdeutlicht Abb. 4.

**Tabelle 21.** Abstinenzraten der Stichprobe mit vollständiger 4facher Katamnese (n = 136)

|  | Nach 6 Monaten | Nach 12 Monaten | Nach 24 Monaten | Nach 53 Monaten |
|---|---|---|---|---|
| Abstinent | 113 | 106 | 97 | 85 |
|  | 83% | 78% | 71% | 63% |
| Abstinent nach Rückfall | 8 | 9 | 9 | 19 |
|  | 6% | 7% | 7% | 14% |
| Rückfällig | 15 | 21 | 30 | 32 |
|  | 11% | 15% | 22% | 24% |

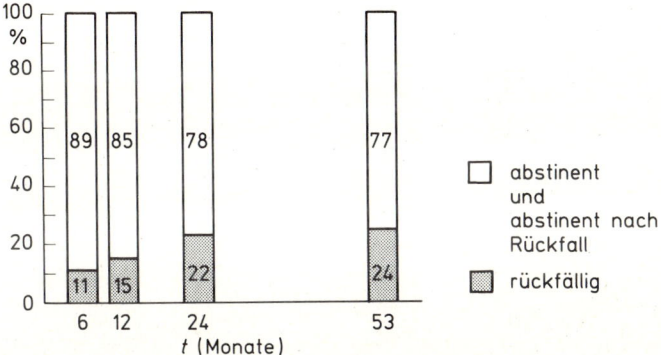

**Abb. 4.** Abstinenzraten der Stichprobe mit vollständiger 4facher Katamnese

Auch hier zeigt sich wieder das bekannte Bild, die Anteile rückfälliger Patienten steigen bis zum Katamnesezeitraum von 2 Jahren, danach erhöht sich der Anteil rückfälliger Patienten nicht weiter.

Zur Ergänzung dieser Angaben werden im folgenden noch exemplarisch die individuellen Verläufe derjenigen Patienten wiedergegeben, die bereits nach 6 Monaten rückfällig waren und von denen Katamnesen zu allen 4 Erhebungszeitpunkten vorliegen. Dabei handelt es sich um 15 Patienten oder 11% dieser Stichprobe mit vollständiger 4facher Katamnese (Abb. 5). Wie diese Abbildung zeigt, wurden 8 dieser 15 nach 6 Monaten rückfälligen Patienten

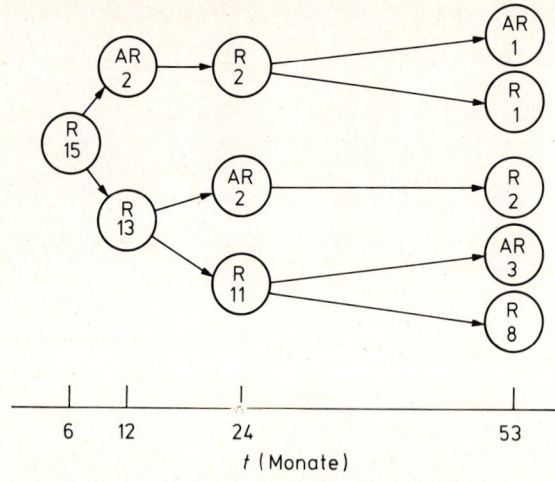

Abb. 5. Individuelle Verläufe der 15 Patienten mit vollständiger 4facher Katamnese, die 6 Monate nach der Entlassung als rückfällig eingestuft worden waren (*R* rückfällig, *AR* abstinent nach Rückfall)

auch nach 12, 24 und 53 Monaten als rückfällig eingestuft. 2 dieser 15 Patienten waren nach 12 Monaten abstinent, nach 24 Monaten waren beide wieder rückfällig und nach 53 Monaten der eine abstinent und der andere rückfällig. 2 der 13 nach 12 Monaten rückfälligen Patienten waren nach 24 Monaten abstinent, nach 53 Monaten waren beide jedoch wieder rückfällig.

Von den 11 nach 6, 12 und 24 Monaten rückfälligen Patienten waren nach 53 Monaten 3 abstinent. Insgesamt waren also von den 15 nach 6 Monaten rückfälligen Patienten nach 53 Monaten 11 Patienten rückfällig und 4 Patienten abstinent.

## Ausblick

Die zuletzt genannten Daten sollen exemplarisch zukünftige Untersuchungsstrategien verdeutlichen:
1) die Analyse langfristiger Verläufe bei den Abstinenzquoten,
2) die Verlaufsanalyse einzelner rückfälliger Patienten, um Hinweise zur Therapieverbesserung zu erhalten, und

3) die Auswertung späterer Jahrgänge, um Hinweise auf Effekte von therapeutischen und organisatorischen Veränderungen zu erhalten.

Einen 4. Forschungsgegenstand stellt die differenzierte Untersuchung des Antwortverhaltens ehemaliger Patienten bei Zusendung von katamnestischen Fragebögen im Unterschied zu den Ergebnissen persönlicher Interviews dar.

Die wichtigsten Ergebnisse dieser Untersuchung lassen sich folgendermaßen zusammenfassen:

- 4 Jahre nach Entlassung lebten 50% aller planmäßig entlassenen Patienten abstinent gegenüber 41% aller Entlassungen.
- Alle dargestellten Verläufe zeigen, daß die Anteile rückfälliger Patienten zwischen 6 und 12 Monaten nach Entlassung und zwischen 12 und 24 Monaten nach Entlassung anstiegen, während sie nach 53 Monaten in etwa auf dem Niveau von 24 Monaten waren.
- Eine Konsequenz dieses Sachverhalts könnte darin gesehen werden, den Nachsorgebemühungen im Laufe der ersten beiden Jahre nach Entlassung besondere Bedeutung zuzumessen.
- Die Untersuchung der Stichprobe mit vollständiger 4facher Katamnese macht die Problematik von Verlaufsuntersuchungen deutlich, da nur von 136 Patienten, das sind 28% der gesamten Stichprobe, katamnestische Angaben zu allen 4 Meßzeitpunkten vorliegen. Bei dieser Gruppe liegen die Abstinenzraten deutlich höher, der Anteil abstinent lebender Patienten betrug 6 Monate nach Entlassung 89% und verringerte sich auf 77% 4 Jahre nach Entlassung.

## Literatur

Deutsche Gesellschaft für Suchtforschung und Suchttherapie (1985) Standards für die Durchführung von Katamnesen bei Abhängigen. Lambertus, Freiburg

John U (1979) Zwei Methoden der Therapieerfolgskontrolle bei Alkoholkranken: empirische Ergebnisse. Suchtgefahren 25/2:65–78

Koester W (1979) Ergebnisse der Behandlung von Alkohol- und Medikamentenabhängigen in der Fachklinik Furth im Wald: Erste Halbjahres- und Jahreskatamnesen. IFT-Berichte, Bd 15. IFT Institut für Therapieforschung, München

Koester W (1980) Statistik 1979 der Fachklinik Furth im Wald über die Behandlung von Alkohol- und Medikamentenabhängigen. IFT-Berichte, Bd 16. IFT Institut für Therapieforschung, München

Koester W, Schneider R, Hachmann E, Mai N (1981) Dokumentation und Evaluation der stationären Behandlung von Alkohol- und Medikamentenabhängigen nach einem verhaltenstherapeutischen Programm – Beschreibung des Dokumentationssystems und erste Ergebnisse. Suchtgefahren 27/4:193–206

Schneider R (Hrsg) (1982) Stationäre Behandlung von Alkoholabhängigen. Röttger, München

# Methodik und Ergebnisse
# einer Longitudinalstudie bei Abstinenten,
# Mäßigtrinkern und Alkoholgefährdeten

D. Korczak

## Zusammenfassung

Vorgestellt wird eine Längsschnittuntersuchung aus dem Jahr 1983, die auf Studien von Infratest von 1975 und 1977 zur Alkoholgefährdung und zur Eindämmung des Alkoholmißbrauchs aufbaut. Die Darstellung der Ergebnisse beschränkt sich auf die eingesetzten Meßindikatoren der Alkoholgefährdung. Ein Index zur Alkoholaffinitätstypologie, in dem andere Indizes, wie der Feuerlein-Index und die Manson-Skala, miterfaßt sind, wird dargelegt.

Longitudinaluntersuchungen erfordern einen hohen organisatorischen und finanziellen Aufwand. Diesen beiden Faktoren kommt sicherlich insofern einige Bedeutung zu, da trotz der methodisch unumstrittenen Bedeutung für die Analyse des längerfristigen Verlaufs von Alkoholgefährdung und Alkoholabhängigkeit bislang nur äußerst wenig Longitudinaluntersuchungen – v. a. nicht bei repräsentativen Bevölkerungsstichproben – durchgeführt worden sind. In Deutschland ist meines Wissens bislang noch keine Untersuchung der Alkoholgefährdung bei einem repräsentativen Bevölkerungsdurchschnitt in Form einer Longitudinaluntersuchung erfolgt. Die im weiteren vorgestellte Untersuchung stellt somit die erste Längsschnittuntersuchung zum Zusammenhang zwischen Lebensbedingungen und Verhaltensweisen einerseits sowie Alkoholkonsum und Entwicklung von Krankheiten andererseits dar[1].

Zur Einführung in das Thema sollen deshalb einige zentrale Ergebnisse anderer Longitudinaluntersuchungen kurz skizziert werden.

Die Zeiträume, die zwischen Erstinterview und Zweitinterview liegen, schwanken bei den wichtigsten Untersuchungen zwischen 4

---

[1] Die Untersuchung wurde im Auftrag des Bundesministeriums für Jugend, Familie und Gesundheit durchgeführt.

(Polich et al. 1981) und 30 Jahren (Jones 1968). Die kleinste Stichprobe umfaßt 66 Personen (Jones 1968), die größte 922 Personen (Polich et al. 1981). Die Schwundquote, d. h. der Anteil der Personen, die von den ursprünglich Befragten für die Wiederholungsbefragung nicht mehr ausfindig gemacht werden können, reicht von 2% (Öjesjö 1980) bis zu 58% (Robins et al. 1962). Erwartungsgemäß korreliert die Höhe der Schwundquote mit der Länge des Zeitraumes zwischen Erst- und Zweitinterview. In der Regel ist jedoch eine Schwundquote zwischen 20% und 40% zu erwarten (Mandell 1979).

Die Ergebnisse zum Verlauf des Alkoholkonsums der Befragten sind ebenfalls von Untersuchung zu Untersuchung durchaus unterschiedlich. Emrick (1974) ermittelte in einer Literaturanalyse von 265 katamnestischen Studien einen Mittelwert von 33% weiterhin bestehender Alkoholgefährdung bzw. -abhängigkeit. In der sog. Lundby-Studie sind nach 15 Jahren 42% der Befragten immer noch alkoholabhängig, in der sog. Rand-Studie haben 54% nach 4 Jahren noch Symptome von Alkoholabhängigkeit (Öjesjö 1980; Polich et al. 1981).

Alle Autoren sind sich jedoch darin weitgehend einig, daß Bestimmungsfaktoren für Alkoholgefährdung in den Ergebnissen der Longitudinaluntersuchungen festzustellen sind, auch wenn die Autoren der Rand-Studie einschränkend bemerken: "There is no single pattern and no definitive path, characterizing the four year history of the alcoholics in this study" (Polich et al. 1981, S. 201).

## Methodische Anlage

Die Infratest-Gesundheitsforschung hat 1975 4000 und 1977 5000 repräsentativ ausgewählte Personen im Alter von 14–49 Jahren in der Bundesrepublik Deutschland und in Westberlin im Auftrag des Bundesministeriums für Jugend, Familie und Gesundheit befragt. Die Forschungsziele der beiden Untersuchungen bauten aufeinander auf. 1975 war das zentrale Untersuchungsanliegen, im Vorfeld manifesten Verhaltens (Alkoholkonsum, Alkoholmißbrauch, Alkoholabhängigkeit) die latente Alkoholgefährdung – im folgenden als Alkoholaffinität bezeichnet – zu erfassen. Es wurde deshalb versucht, durch den Einsatz eines breiten Instrumentariums an Alkoholmeßskalen das Phänomen Alkoholaffinität von verschiedenen Richtungen aus anzugehen.

Der Fragebogen konzentrierte sich daher auf Fragen zur Trinkmenge und Trinkfrequenz und zur Ermittlung von Trinkmotiven, auf den Einsatz des Kurzfragebogens für Alkoholgefährdete (Feuerlein-Index) und den Einsatz der T-Skala und AL-Skala aus der Manson-Evaluation und auf Fragen zum Gesundheitszustand und zur Persönlichkeit, wobei Persönlichkeitsmerkmale durch die in der Manson-Evaluation enthaltenen Persönlichkeitsskalen gemessen wurden.

In der Untersuchung 1975 zeigte sich, daß es sinnvoll ist, die Alkoholskalen der Manson-Evaluation zu einer neuen Skala zu verdichten. Weiterhin wurde deutlich, daß gemessen mit den Persönlichkeitsskalen der Manson-Evaluation abweichendes Verhalten – gleichgültig mit welchen Auffälligkeiten – mit deutlich erhöhtem Alkoholkonsum einerseits, andererseits aber auch – bei einer kleinen Gruppe – mit ausgeprägtem Abstinenzverhalten einhergeht. Eines der wesentlichen Ergebnisse der Untersuchung 1975 war jedoch auch, daß eine einzelne Meßskala zum Alkoholkonsum den Umfang der Alkoholaffinität in der Bevölkerung nur unzureichend wiedergeben kann.

Die Ergebnisse der Studie im Jahre 1975 führten im Rahmen des Schwerpunktprogrammes „Verhütung und Eindämmung des Alkoholmißbrauchs" im Jahre 1977 zu einer weiteren Untersuchung. In der Untersuchung 1977 wurden die verschiedenen Alkoholmeßskalen durch multiple Analyseverfahren zu Alkoholgefährdungstypen verdichtet und die Fragebogeninhalte außerdem um eine Vielzahl von soziodemographischen, verhaltensspezifischen und psychischen Variablen erweitert.

Wie notwendig eine solche Verdichtung des Datenmaterials gewesen ist, läßt sich an den ermittelten Anteilen der Alkoholgefährdeten im Alter von 14–49 Jahren in der Bevölkerung ablesen. Je nachdem, welchen Alkoholmeßindikator man zur Beurteilung des Gefährdungsanteils heranzieht, wird man auf ganz unterschiedliche Anteile der Alkoholgefährdung innerhalb der Bevölkerung verwiesen. In Abb. 1 sind die entsprechenden Werte für die männliche und weibliche Bevölkerung im Jahr 1977 dargestellt, 1975 ergeben sich weitgehend ähnliche Werte.

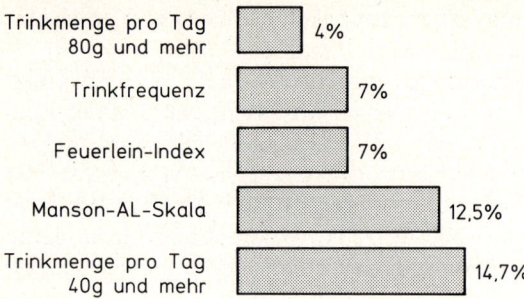

| | |
|---|---|
| Trinkmenge pro Tag 80g und mehr | 4% |
| Trinkfrequenz | 7% |
| Feuerlein-Index | 7% |
| Manson-AL-Skala | 12,5% |
| Trinkmenge pro Tag 40g und mehr | 14,7% |

**Abb. 1.** Werte der Alkoholgefährdung für die männliche und weibliche Bevölkerung 1977

Es zeigte sich außerdem, daß die einzelnen Meßskalen durchaus unterschiedliche Aspekte der Alkoholgefährdung erfassen. Um nun ein vollständigeres und zutreffenderes Bild der Alkoholgefährdung innerhalb der Bevölkerung zu erhalten, wurden die einzelnen Meßskalen im Rahmen einer Typologie, die getrennt für Männer und Frauen berechnet wurde, verdichtet.

Für die Typologieberechnung wurden außerdem die 14- bis 24 jährigen ausgeklammert, da nach den vorliegenden empirischen Erfahrungen davon ausgegangen werden konnte, daß das Trinkverhalten und die Trinkmotivation bei Jugendlichen sich substantiell von den bei Erwachsenen beobachteten Verhaltensweisen unterscheidet. Sowohl bei Männern wie bei Frauen ergaben sich 9 voneinander unabhängige Alkoholgefährdungstypen, die vom abstinenten bis zum repetitiv-chronisch alkoholabhängigen Trinker reichten. 1975 können anhand der Typologieberechnungen 4% der Frauen und 16% der Männer als gefährdet bezeichnet werden, 1977 sind es 5% der Frauen und 15% der Männer. Die 4 unterschiedlichen Gefährdungstypen lassen sich wie folgt näher beschreiben:

– der dissimulierende Streßtrinker, der nach dem Feuerlein-Index eindeutig als alkoholgefährdet zu bezeichnen ist, aber einen niedrigen quantitativen Alkoholkonsum aufweist (60% der Trinker mit weniger als 40 g reinem Alkohol pro Tag);
– der exzessive Alkoholkonsument, der regelmäßig 80 g und mehr trinkt;

**Tabelle 1.** Anteile und Zusammensetzung der Alkoholgefährdungstypen bei Männern

| Typ-Nr. | Typen-größe [%] | Typenbezeichnung | Gefährdungs-grad (Alkohol) | Gesamt-potential [%] |
|---|---|---|---|---|
| 4 | 4,0 | Der Abstinente | Unauffällig | 54,6 |
| 3 | 52,4 | Der „Mäßigtrinker" | Unauffällig | |
| 5 | 7,7 | Der psychisch instabile „Mäßigtrinker | Latent | 20,3 |
| 7 | 12,6 | Der unauffällige „Mäßig-" bis „Vieltrinker" | Latent | |
| 2 | 8,4 | Der regelmäßige Mehrfachkonsument „Erfolgstrinker" | Auffällig/ implikativ | 8,4 |
| 8 | 4,5 | Der dissimulierende (Streß)trinker | Deutlich | 9,7 |
| 9 | 5,2 | Der exzessive Alkoholkonsument (Sozialtrinker) | Deutlich | |
| 1 | 2,7 | Der psychopathische Trinker | Extrem | 5,2 |
| 6 | 2,5 | Der repetitiv-chronische alkoholabhängige Trinker | Extrem | |

- der psychopathische Trinker, der sowohl nach dem Feuerlein-Index wie nach der Manson-Skala als alkoholgefährdet einzustufen ist, in seinem Trinkmengenverhalten aber ebenfalls eher unauffällig ist (60% der Trinker mit weniger als 40 g reinem Alkohol pro Tag);
- der repetitiv-chronische Alkoholabhängige, der durch Kontrollverlust sowie durch eine hohe Trinkfrequenz und Trinkmenge gekennzeichnet ist.

Für die Gefährdetentypen bei den Frauen gilt ähnliches. Die Anteile und die Zusammensetzung der Alkoholgefährdungstypen sind für 1977 in den beiden nachfolgenden Tabellen 1 und 2 dargestellt.

**Tabelle 2.** Anteile und Zusammensetzung der Alkoholgefährdungstypen bei Frauen

| Typ-Nr. | Typen-größe [%] | Typenbezeichnung | Gefährdungs-grad (Alkohol) | Gesamt-potential [%] |
|---|---|---|---|---|
| 1 | 16,1 | Der abstinente Unauffällige | Unauffällig | } 77,1 |
| 2 | 61,0 | Der „Mäßigtrinker" | Unauffällig | |
| 6 | 3,3 | Der psychisch instabile Abstinenzler | Latent, z.Z. unauffällig | } 13,4 |
| 3 | 10,1 | Der psychisch instabile „Mäßigtrinker | Latent (Alkoholkonsument) | |
| 7 | 2,4 | Der „soziale" Vieltrinker | Auffällig/ implikativ | } 4,6 |
| 8 | 2,2 | Der regelmäßige Mehrfachtrinker | Auffällig/ implikativ | |
| 4 | 2,7 | Der dissimulierende Konflikttrinker | Deutlich | |
| 5 | 1,3 | Der chronische „Sozialtrinker" (exzessiver Trinker) | Deutlich | } 5,0 |
| 9 | 1,0 | Der repetitiv-chronische alkoholabhängige Trinker | Extrem | |

## Stichprobenbildung

Die beiden berechneten Typologien, die sich auf die Altersgruppen 25–49 Jahren bezogen, bildeten nun das Ausgangsmaterial für die Wiederholungsbefragung im Jahre 1983. Die Auswahl der Stichprobe ist von ökonomischen, organisatorischen und inhaltlichen Gesichtspunkten geleitet gewesen. Eine Wiederholungsbefragung sämtlicher 9000 Personen kam aus finanziellen Gründen nicht in Betracht. Andererseits versteht es sich von selbst, daß alle als gefährdet bezeichnete Personen erneut befragt werden sollten, um den Verlauf der Alkoholgefährdung bestimmen zu können. Es wurden daher bei den Männern die Gruppe der dissimulierenden Streßtrinker, die exzessiven Sozialtrinker, die psychopathischen Trinker und die repetitiv-chronisch alkoholabhängigen Trinker, bei den Frauen die dissimulierenden Konflikttrinker, die chroni-

schen Sozialtrinker und ebenfalls die repetitiv-chronisch alkoholabhängigen Trinker in die Ausgangsstichprobe für 1983 einbezogen. Ergänzt wurde diese Stichprobe um die Gruppe der Abstinenten und der Mäßigtrinker. Die Gruppe der Abstinenten wurde deshalb in die Wiederholungsbefragung hineingenommen, weil sich
zum einen aus der Ersterhebung ergab, daß bei ihnen im psychischen Bereich überproportional auffällige Abweichungen festzustellen waren. Zum anderen sind sie auch deshalb als Kontrollgruppe vom besonderen Forschungsinteresse, weil anzunehmen
ist, daß sich unter ihnen auch ein gewisser Prozentsatz von „trok-
kenen" Alkoholikern befindet. Außerdem gehören nach amerikanischen Untersuchungen in der Regel überproportionale Anteile
der Abstinenten zu den niedrigen Einkommensgruppen, sind älter
und religiöser, verfügen über eine geringere Soziabilität und hatten
Eltern, die ebenfalls abstinent waren (Cisin u. Cahalan 1968).

Die Mäßigtrinker wurden als quasi experimentelle Kontrollgruppe einbezogen. Diese Kontrollgruppe wurde so gebildet, daß
jeweils für männliche und weibliche Gefährdete der Jahre 1975 und
1977 ein „statistischer Zwilling" nach den Variablen Alter und
Schulabschluß – und soweit möglich, nach Bundesland und Orts-
größe – aus der Gruppe der Mäßigtrinker ausgewählt wurde. Auf
diese Art und Weise wurde ein Drittel aller Mäßigtrinker mit in die
Stichprobe der Wiederholungsbefragung einbezogen. Insgesamt
betrug somit die neue Ausgangsstichprobe 1 710 Fälle (Abb. 2).

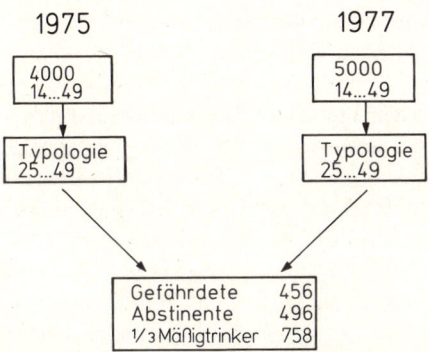

**Abb. 2.** Bildung der neuen Ausgangsstichprobe aus den Gruppen 1975 und
1977 durch Bildung von statistischen Zwillingen

## Fragebogen

Der Fragebogen für die Befragung im Jahre 1983 enthält verständlicherweise im wesentlichen Fragen, die bereits 1975 und/oder 1977 gestellt worden sind. Er wurde jedoch ergänzt um Fragestellungen, die sich nach der Durchsicht der Literatur und anderer Longitudinalstudien als besonders wichtige Variablen herausgestellt hatten. So ermöglicht der Fragebogen in der vorliegenden Form Längsschnittvergleiche zu demographischen Variablen, zu der Arbeits- und Freizeitsituation, zu primären Sozialbeziehungen (Eltern-Kind-Beziehungen, Partnerbeziehungen, Sexualverhalten), zum Lebensstreß durch lebensverändernde Ereignisse, zur Persönlichkeit (z. B. Bortner-Skala), zum Gesundheitszustand, zur Inanspruchnahme des medizinischen Versorgungssystems, zur Suizidgefährdung und – neben den bereits genannten Alkoholmeßskalen – zur Trinkmotivation, zu Trinkanlässen und Trinksorten.

Insgesamt sind 26% der Fragen in allen 3 Untersuchungen identisch. 38% der Fragen wurden in gleicher Form 1977 und 1983 gestellt, 36% der Fragen sind 1983 neu in den Fragebogen aufgenommen worden.

## Feldarbeit und Auswertung

Die durchschnittliche Interviewdauer betrug 46 min; männliche Gefährdete (51 min) und weibliche Gefährdete (48 min) benötigten geringfügig mehr Zeit bei der Beantwortung der Fragen. Die Feldarbeit der Untersuchung dauerte 3,5 Monate (5. April bis 19. Juli 1983).

Dieser für eine empirische Untersuchung relativ lange Feldarbeitszeitraum – wobei diese Bewertung der zeitlichen Länge nicht unbedingt für Longitudinaluntersuchungen gilt – wurde aus mehreren Gründen erforderlich. Da die Adressen der Befragten mindestens 6 Jahre alt waren, mußten sie im einzelnen überprüft werden, und bei Umzügen der Befragungspersonen mußten die neuen Adressen ausfindig gemacht werden. Dies geschah durch folgendes Vorgehen: Am 5. April wurden an alle 1 710 Befragungspersonen die Fragebogen verschickt. Auf diese Weise mußten nicht alle vorgegebenen Adressen bei den Einwohnermeldeämtern kontrolliert werden, sondern nur diejenigen, bei denen die Post den Fragebogen als „unzustellbar" meldete. Die Rate der unzustellbaren Fragebogen aufgrund einer falschen Adresse lag bei genau 26,4%. Bei jedem dieser unzustellbaren Fragebogen wurden im folgenden die Einwohnermeldeämter eingeschaltet, um die neue Adresse dieser Befragungspersonen ausfindig zu machen. Nur 5% der Gesamtstichprobe, d. h. 85 Adressen, waren auch von den Einwohnermeldeämtern unauffindbar. Bei weiteren 8,4% der Gesamtstichprobe, die von uns erneut angeschrieben wurden, stellte sich heraus, daß auch die neue vom Einwohnermeldeamt angegebene Adresse nicht zutreffend war. Diese Befragungspersonen waren offensichtlich ein weiteres Mal verzogen. Aus Zeitgründen war es nicht möglich, eine zusätzliche Überprüfung dieser Adressen bei den zuständigen Einwohnermeldeämtern vorzunehmen.

Insgesamt reduzierte sich somit die Ausgangsstichprobe durch die nicht mehr zu ermittelnden bzw. falschen Adressen um 13,4% auf 1 482 Fälle. Es zeigt sich bei diesen Ausfällen kein eindeutiger Zusammenhang zwischen einer Alkoholgefährdung im Jahre 1975 oder 1977 und einer geringeren Auffindbarkeit der Befragungspersonen.

26 Befragte (1,5%) sind 1983 tot. Erwartungsgemäß ist der Anteil der Toten unter den jetzt 50- bis 59jährigen am höchsten (2,8%), bei den jetzt 40- bis 49jährigen deutlich geringer (1,2%) und bei den jetzt 30- bis 39jährigen am niedrigsten (0,9%). Auch hier ist das Bild nicht einheitlich, d. h. Gefährdete weisen keine für alle Gefährdungstypen gültige überdurchschnittliche Todesrate auf, im Vergleich zu Abstinenten oder Mäßigtrinkern.

Durch die Todesfälle reduziert sich der Nettoansatz auf 1 456 Fälle. Bei 847 Fällen konnte ein auswertbares Interview erzielt werden; das entspricht einer Stichprobenausschöpfung von 58,1%.

Auffällig ist bei den Ausfallgründen, daß verglichen mit anderen Untersuchungen der Anteil der Verweigerer (24,8%) relativ hoch ist. Dies erklärt sich aus dem technischen Vorgehen bei dieser Studie. Die Befragung wurde als schriftlich-mündlich kombiniertes Interview durchgeführt. Der Fragebogen wurde den Zielpersonen einmal bzw. zweimal zugeschickt. Bei den Zielpersonen, die auf die schriftliche Befragung nicht reagiert haben, wurden mündliche Interviewer eingesetzt. Die Interviewer waren angehalten, den Haus-

**Tabelle 3.** Auswertung der Longitudinaluntersuchung

| | n | [%] |
|---|---|---|
| *Bruttoansatz* | | |
| Ausgangsadressen | 1710 | |
| Durch Einwohnermeldeämter überprüfte Adressen | 452 | (26,4) |
| Nicht zu ermittelnde Adressen | 85 | (5) |
| Unbekannt verzogen/falsche Adressen | 143 | (8,4) |
| Zielperson tot | 26 | (1,5) |
| *Nettoansatz* | 1456 | |
| Zielperson verweigert | 361 | (24,8) |
| Zielperson nicht angetroffen | 66 | (4,5) |
| Interview nicht termingerecht eingetroffen | 29 | (2,0) |
| Zielperson zu alt (falsche Adresse/Zielperson) | 23 | (1,6) |
| Zielperson verreist | 16 | (1,1) |
| Zielperson krank | 14 | (1,0) |
| Zielperson ausgewandert | 6 | (0,4) |
| Durchgeführte Interviews | 941 | (64,6) |
| Falsche Zielperson befragt | 28 | (1,9) |
| Interview nicht auswertbar | 66 | (4,6) |
| *Ausgewertete Interviews* | 847 | (58,1) |

halt so oft aufzusuchen, bis die Zielperson auch tatsächlich angetroffen wurde; von daher erklärt sich auch der relativ geringe Anteil nicht angetroffener Zielpersonen (4,5%). Bei so einer hohen Zahl tatsächlich kontaktierter Zielpersonen erhöht sich erfahrungsgemäß auch die Zahl der direkten Verweigerer.

Die Fragebogen wurden außerdem durch zusätzliche EDV-Prüfprogramme daraufhin verglichen, ob die Angaben zu Alter, Geschlecht, Schulbildung, Wohnort- bzw. Adresse, ausgeübtem Beruf, Trinkverhalten, Persönlichkeitsskalen und Körpergröße hinsichtlich der 1975 und 1977 gemachten Angaben plausibel waren. Nach dieser zusätzlichen und strengen Qualitätskontrolle wurden weitere 94 durchgeführte Interviews aus der Auswertung herausgenommen (Tabelle 3).

68% der ausgefüllten Interviews stammen aus der schriftlichen Befragung, 32% wurden durch mündliche Befragungen erzielt.

Weder nach dem Befragungsmodus noch bei den Verweigerungen zeigen sich Auffälligkeiten, die mit Alkoholgefährdung konsistent in Verbindung gebracht werden können. Die Verweigerungen verteilen sich etwa zu gleichen Anteilen auf 4 Gründe: Die Befragten verweigern, weil sie grundsätzlich gegen Befragungen sind, „so etwas nicht ausfüllen", „nicht wollen", „weil die Fragen zu persönlich sind", „aus Zeitmangel" und wegen des „Datenschutzes", wobei der letztgenannte Grund durch die der Befragung vorausgegangene öffentliche Debatte zur Volkszählung wohl noch besondere Aktualität erfahren hat.

**Tabelle 4.** Vergleich der Zellenbesetzungen der Ausgangsstichprobe (Soll) mit den Zellenbesetzungen der Befragtenstichprobe (Ist)

| | Männer | |
| --- | --- | --- |
| | 1975–1983 [%] | 1977–1983 [%] |
| Abstinente | 5,1–4,4 | 1,8–2,0 |
| Mäßigtrinker | 11,2–9,3 | 11,3–11,5 |
| Dissimulierender Streß-/ Konflikttrinker | 2,8–2,6 | 2,6–3,3 |
| Exzessiver Alkoholkonsument | 2,6–2,7 | 2,6–3,0 |
| Chronischer Sozialtrinker | Entfällt | Entfällt |
| Psychopathischer Trinker | 4,2–4 | 1,5–1,2 |
| Chronisch alkoholabhängiger Trinker | 1,6–1,4 | 1,1–0,7 |
| | Frauen | |
| | 1975–1983 [%] | 1977–1983 [%] |
| Abstinente | 10,6–9,5 | 10,8–12,2 |
| Mäßigtrinker | 11,3–12,3 | 11,1–13,5 |
| Dissimulierender Streß-/ Konflikttrinker | 3,7–3,6 | 2,0–1,2 |
| Exzessiver Alkoholkonsument | Entfällt | Entfällt |
| Chronischer Sozialtrinker | 0,4–0,3 | 0,9–0,6 |
| Psychopathischer Trinker | Entfällt | Entfällt |
| Chronisch alkoholabhängiger Trinker | 0,2–0,2 | 0,5–0,4 |

Insgesamt gesehen entspricht jedoch die Struktur der Befragtenstichprobe (Ist) der Struktur der Ausgangsstichprobe (Soll). Ver-
zerrungen der Ergebnisse aufgrund von Ausfällen oder Verweigerungen sind daher nicht anzunehmen (Tabelle 4).

## Ergebnisse

Ich möchte mich hier nur auf eine Darstellung der Ergebnisse beschränken, die sich auf die eingesetzten Meßindikatoren der Alkoholgefährdung beziehen.

Unter den 458 Frauen, die 1983 befragt worden sind, befinden
sich 54 (11,8%), die 1975/1977 als alkoholgefährdet klassifiziert
worden sind. Die restlichen 404 Frauen sind 1975/1977 als mäßigtrinkende bzw. abstinente Frauen eingestuft worden und 1983 zu
Kontroll- bzw. Vergleichszwecken mituntersucht worden.

Von den 389 Männern, die 1983 befragt worden sind, gehören
159 (40,9%) zu den Gefährdeten. Bei den Männern sind 230 Befragte 1975/1977 als mäßigtrinkende bzw. abstinente Männer bezeichnet worden.

Der Verlauf der Alkoholgefährdung, wie er sich in den folgenden Zahlen widerspiegelt, ist daher als jeweils typisch für die Gruppe der abstinenten, der mäßigtrinkenden und der gefährdeten Befragten zu interpretieren.

Verglichen mit 1975/1977 geht der Anteil der Alkoholgefährdeten in der Befragtenstichprobe um etwa die Hälfte zurück. Es wurde bereits festgestellt, daß die einzelnen in dieser Untersuchung
verwendeten Meßindikatoren für Alkoholgefährdete unterschiedliche Aspekte der Alkoholgefährdung erfassen.

Von daher erklärt sich auch, daß der gemessene Anteil der Alkoholgefährdung je nach eingesetztem Meßindikator unterschiedlich
ausfällt. Bis auf die Manson-Skala verzeichnen jedoch alle Meßindikatoren einen deutlichen Rückgang der Alkoholgefährdung.

Da die Manson-Skala in starkem Maße den Zusammenhang
zwischen depressiven Persönlichkeitsmerkmalen und Alkoholkonsum mißt, reflektiert m. E. der stabile Wert für Alkoholgefährdung
bei den Männern und das Ansteigen des Anteiles der Alkoholgefährdeten bei den Frauen nach der Manson-Skala eher ein Ansteig-
gen der Depressionswerte innerhalb der Untersuchtenstichprobe
als des Anteils der Alkoholgefährdung.

**Tabelle 5.** Verlauf der Alkoholgefährdung 1975/1977 bis 1983

| Gefährdungs-index | Frauen 1975/1977 | 1983 | Männer 1975/1977 | 1983 |
|---|---|---|---|---|
| | [%] | [%] | [%] | [%] |
| Manson-Skala | 10,9 | 18,3 | 14,9 | 13,1 |
| Feuerlein-Index | 10,7 | 4,8 | 29,8 | 18,5 |
| Alkoholaffinitäts-typologie | 11,8 | 3,9 | 40,9 | 20,8 |
| 40-g-Index | 10,0 | 2,4 | 58,9 | 22,1 |
| 80-g-Index | – | – | 40,4 | 8,0 |

Bei dem Index Alkoholaffinitätstypologie sind die anderen Indizes mitberücksichtigt worden; der durch die Alkoholaffinitätstypologie gemessene Gefährdungsanteil wird deshalb als durchschnittlicher Richtwert der Alkoholgefährdung verstanden. Demnach wäre der Anteil der Alkoholgefährdeten in den letzten 6 bzw. 8 Jahren bei Frauen um etwa zwei Drittel und bei Männern um genau die Hälfte zurückgegangen (Tabelle 5).

Trotz dieses in der Befragtenstichprobe zu verzeichnenden Rückgangs kann bei der Alkoholgefährdung nicht von einer Entspannung der Situation ausgegangen werden. Zum einen gibt es ganz deutlich einen harten Kern von dauerhaft Gefährdeten im Beobachtungszeitraum. Andererseits werden sowohl Männer wie – in schwächerem Maße – Frauen aus dem Lager der abstinenten bzw. mäßigtrinkenden Personen rekrutiert (Tabelle 6).

Da außerdem ein Teil der 1975/1977 als gefährdet zu bezeichnenden Personen 1983 den latent gefährdeten Personen zuzurechnen ist, kann angenommen werden, daß auch von den bereits 1975/1977 latent gefährdeten Personen ein Teil 1983 alkoholgefährdet geworden ist. Die Größenordnung dieser Bewegung zwischen den Gefährdetengruppen ist nicht bekannt, da die Gruppe der latent Gefährdeten bei der Stichprobenbildung für 1983 ausgeschlossen worden ist.

Alles in allem kann jedoch aufgrund der vorliegenden Daten berechtigt angenommen werden, daß der Zuwachs der Gruppe der Abstinenten und Mäßigtrinker in jedem Fall den Rückgang der Al-

**Tabelle 6.** Verlauf der Alkoholgefährdung 1975/1977 bis 1983: Herkunft der Gefährdungsanteile 1983

| | Frauen 1983 (n=458) | | Männer 1983 (n=389) | |
|---|---|---|---|---|
| | [%] | [%] | [%] | [%] |
| ┌Manson-Skala | 18,3 | | 13,1 | |
| └→davon 1975/1977 gefährdet | | 31 | | 35,3 |
| 1975/1977 nicht gefährdet | | 69 | | 64,7 |
| ┌Feuerlein-Index | 4,8 | | 18,5 | |
| └→davon 1975/1977 gefährdet | | 40,9 | | 61,1 |
| 1975/1977 nicht gefährdet | | 59,1 | | 38,9 |
| ┌Alkoholaffinitätstypologie | 3,9 | | 20,8 | |
| └→ davon 1975/1977 gefährdet | | 38,9 | | 71,6 |
| 1975/1977 nicht gefährdet | | 61,1 | | 28,4 |
| ┌40-g-Index | 2,4 | | 22,1 | |
| └→ davon 1975/1977 gefährdet | | 45,4 | | 73,3 |
| 1975/1977 nicht gefährdet | | 54,6 | | 26,7 |
| ┌80-g-Index | – | | 8,0 | |
| └→ davon 1975/1977 gefährdet | | – | | 54,8 |
| 1975/1977 nicht gefährdet | | – | | 45,2 |

koholgefährdung bei den 1975/1977 definierten Gefährdeten voll aufgefangen hat. Die Situation der Alkoholgefährdung kann somit als stabil bezeichnet werden. Es gibt zwar unter den Männern einen beträchtlichen harten Kern von dauerhaft Gefährdeten, aber andererseits ist die Rate derjenigen Gefährdeten, die zu mäßigem und kontrolliertem Trinken zurückkehren, auch beachtlich – v. a. bei den Frauen. Alkoholgefährdung ist somit ganz offensichtlich kein Dauerschicksal. Andererseits erfolgt ein steter Zustrom neuer Gefährdeter aus den Reihen der (offenbar periodisch) Abstinenten und Mäßigtrinkern. In dem beobachteten Achtjahreszeitraum halten sich jedenfalls „Einstieg" und „Ausstieg" aus der Alkoholgefährdung die Waage.

## Feuerlein-Index

Eine große Schwankungsbreite der Meßwerte zeigt sich im Zeitverlauf bei allen eingesetzten Alkoholmeßindikatoren. Ich gehe davon aus, daß diese Schwankungsbreite nicht mangelnde Validität und Reliabilität der Meßindikatoren verdeutlicht, sondern eine tatsächliche Veränderung in den Verhaltensmustern der Befragten wiedergibt. Exemplarisch für die anderen eingesetzten Meßindikatoren soll dies nochmals bei dem Feuerlein-Index und der Alkoholgefährdungstypologie verdeutlicht werden. 11,3% der Männer und 2% der Frauen sind sowohl 1975/1977 wie 1983 nach dem Feuerlein-Index als alkoholgefährdet zu bezeichnen. 63% der Männer und 86,5% der Frauen sind zu beiden Erhebungszeitpunkten nach diesem Index nicht gefährdet. Bei den Männern der Stichprobe sind nur 1975/1977 18,5% und nur 1983 7,2%, bei den Frauen nur 1975/1977 8,7% und nur 1983 2,8% als gefährdet zu bezeichnen. Insgesamt sind es somit bei den Männern ca. 26% und bei den Frauen ca. 11%, die zu den verschiedenen Erhebungszeitpunkten einmal gefährdet und einmal nicht gefährdet sind. Es stellt sich somit die Frage, ob der Feuerlein-Index bei den Männern in der Größenordnung von 26% und bei den Frauen in der Größenordnung von 11% falsch mißt, d. h. tatsächlich Gefährdete als Ungefährdete angibt und Nichtgefährdete als Gefährdete ausweist. Von den Autoren des Feuerlein-Indexes selbst wird die Größenordnung, in der diese Fehlklassifikation vorkommen können, mit 4% bei den Alkoholikern und 4% bei den Nichtalkoholikern angegeben.

Nach dem vorliegenden Datenmaterial scheint diese Fehlergrößenordnung zutreffend zu sein, wobei die Schwankungsbreiten bei den Männern größer sein dürften als bei den Frauen. Zur Prüfung der Sensibilität und Spezifität des Feuerlein-Indexes wurde in der Wiederholungsbefragung 1983 auch der Cage-Index eingesetzt. Feuerlein- und Cage-Index zusammen ermitteln bei den Frauen eine Gefährdung von 2,2% der Stichprobe. Darüber hinaus sind nur nach dem Feuerlein-Index zusätzlich 2,6% und nur nach dem Cage-Index zusätzlich 0,9% gefährdet. 94,3% der Stichprobe der Frauen werden von beiden Indizes als nicht gefährdet klassifiziert.

Bei den Männern sind es 79,2%, die von beiden Indizes als nicht gefährdet, und 9%, die als gefährdet ermittelt werden. Zusätzlich weist der Feuerlein-Index 9,5% und der Cage-Index 2,3% als gefährdete Personen aus. Sowohl bei Männern wie bei Frauen sind die mit dem Feuerlein-Index gemessenen Gefährdungsanteile tendenziell höher als nach dem Cage-Index. Der Vergleich der beiden Indizes bestätigt aufgrund der weitgehenden Übereinstimmung andererseits jedoch, daß der gemessene Rückgang bei den Alkoholgefährdeten nach dem Feuerlein-Index eher einen tatsächlich stattgefundenen Rückgang in dem beobachteten Meßzeitraum widerspiegelt als auf eine fehlerhafte Ermittlung der Gefährdetenanteile durch den Index selbst zurückzuführen ist.

Eine begrenzte Schwankung der Meßwerte des Feuerlein-Indexes ist auch deshalb zu erwarten, da der Kurzfragebogen für Alkoholgefährdete die Alkoholgefährdung und nicht die Alkoholabhängigkeit mißt. Die Alkoholgefährdung unterliegt jedoch nach allen vorliegenden Erfahrungen ohnehin periodischen Schwankungen, die durch den Feuerlein-Index sehr sensibel erfaßt werden, so daß Veränderungen des Gefährdungsanteiles von ca. 26% bei den Männern zwischen 1975/1977 und 1983 durchaus im Bereich der

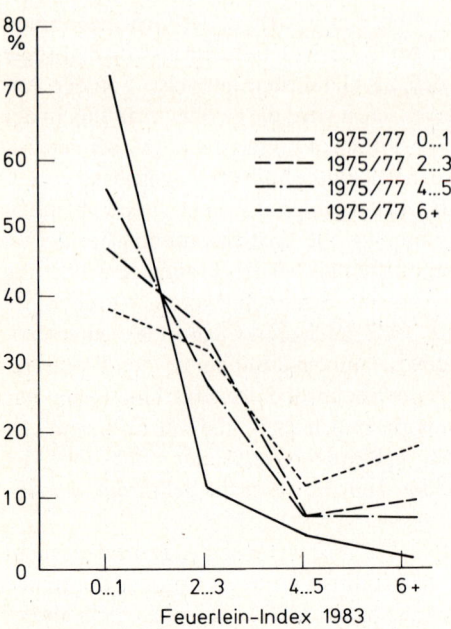

**Abb. 3.** Verlauf der Alkoholgefährdung nach dem Feuerlein-Index bei verschiedenen Ausgangswerten 1975/1977

Erwartungswerte liegen. Allein aus der Tatsache, daß zu einem Meßzeitpunkt $T_1$ ein Befragter einen hohen oder niedrigen Punktwert nach dem Feuerlein-Index erzielt, können jedenfalls keine prognostischen Schlußfolgerungen abgeleitet werden, wie die nachfolgende Abb. 3 zeigt. Unabhängig von dem Punktwert zum Meßzeitpunkt $T_1$ finden sich zum Meßzeitpunkt $T_2$ (1983) innerhalb der statistischen Schwankungsbreiten keine signifikant unterschiedlichen Anteile von Gefährdeten wieder.

Es wäre gegebenenfalls zu überlegen, ob für epidemiologische Untersuchungen der vorliegenden Art der Kurzfragebogen für Alkoholgefährdete nicht um einige Statements zu bereinigen wäre bzw. ob die Statementauswahl nicht zu optimieren wäre. Die einzelnen Statements messen in den einzelnen Meßbereichen die Alkoholgefährdung nämlich in sehr unterschiedlicher Weise. So wird einerseits das Statement für abhängiges Trinkverhalten nach dem alkoholischen Vorrat auch von nicht gefährdeten Personen mit 71% bejaht, andererseits das Statement für abhängiges Trinkverhalten, das auf Spannung und Unruhe bei fehlendem Alkoholkonsum abzielt, nur von 9% der dauerhaft gefährdeten Personen. Zusammenfassend läßt sich für den Feuerlein-Index festhalten, daß er zwar auch somatische und körperliche Alkoholabhängigkeitsvariablen berücksichtigt, die mit der Alkoholgefährdung verbundenen Anteile psychischer Abhängigkeit aber stärker durch diesen Index repräsentiert werden.

## Alkoholgefährdungstypologie

Auch die Typologie ist von starken Veränderungsbewegungen innerhalb der einzelnen definierten Alkoholgefährdungsgruppen nicht frei. Wie die Abb. 4 zeigt, sind auch in der Typologie Wanderbewegungen zwischen den einzelnen Typen möglich.

Zusammenfassend läßt sich zu der Verwendung des Typologie-Indexes jedoch sagen, daß er ganz offensichtlich die einzelnen durch den Feuerlein-Index, die Manson-Skala, die Trinkmenge und Trinkfrequenz erfaßten Aspekte des Alkoholkonsums und der Alkoholgefährdung hinreichend erfaßt. Es werden durch den Typologieindex sowohl extreme Ausprägungen einzelner Indizes berücksichtigt wie auch verschiedene Kombinationen von Gefähr-

| Typologie 1983 | Typologie 1975/77 | | | | | |
|---|---|---|---|---|---|---|
| | Abstinente | Mäßigtrinker | Dissimulie-rende Streßtrinker | Exzessive Sozial-trinker | Psycho-pathische Trinker | Chronisch Alkohol-abhängige |
| Abstinente | ① | | ② | | | |
| Mäßigtrinker | | ④ | | | ⑤ | |
| Dissimulie-rende Streßtrinker | | | ⑨ | | | ⑧ |
| Exzessive Sozial-trinker | | | | ⑨ | | |
| Psycho-pathische Trinker | | | | ⑧ | ⑨ | |
| Chronisch Alkohol-abhängige | ③ | | | | | ⑨ |
| Psychisch instabile Mäßigtrinker | | ⑥ | | | | |
| Unauffällige Mäßig- bis Vieltrinker | | | | | ⑦ | |
| Regelmäßige Mehrfach-trinker | | | | | | |

dungsmustern. Der durch den Typologieindex ermittelte Gefährdungsanteil kann somit getrost als Durchschnittswert der Gefährdung verwendet werden.

## Literatur

Cisin JH, Cahalan D (1968) Comparison of abstainers and heavy drinkers
in a national survey. Psychiatr Res Rep 24

Emrick CD (1974) A review of psychologically oriented treatment of alcoholism I. Q J Stud Alcohol 35:523

Jones UC (1968) Personality correlates and antecedents of drinking patterns in adult males. J Consult Clin Psychol 32:2

Mandell W (1979) A critical overview of evaluations of alcoholism treatment. Alcoholism 3:315

Öjesjö L (1980) What happened to the Lundby alcoholics? A prospective
15-year follow-up-study of 96 men from a general population. Unpubl.
Paper presented at the ICAA-Cardiff Conference 1980

Polich JM, Armor DJ, Braiker HB (1981) The course of alcoholism. Four
years after treatment, Rand Corporation. Wiley & Sons, New York Chichester

Robins LN, Bates WN, O'Neal P (1962) Adult drinking patterns of former
problem children.

**Abb. 4.** Wanderbewegungen zwischen den einzelnen Typen der Alkoholgefährdung. Langzeitgefährdungstypen: *1* stabile Abstinente, *2* neue Abstinente, *3* instabile Abstinente, *4* stabile Mäßigtrinker, *5* neue Mäßigtrinker,
*6* instabile Mäßigtrinker, *7* latent Gefährdete, *8* Gefährdungswechsler,
*9* stabil Alkoholgefährdete

# Langzeituntersuchungen bei Medikamentenabhängigen

# Langzeitverläufe bei erwachsenen Toxikomanen

A. Uchtenhagen

## Zusammenfassung

Eine retrospektive Untersuchung mit einer mittleren Katamnesedauer von 19 Jahren an 160 toxikomanen bzw. polytoxikomanen Patienten der Psychiatrischen Universitätsklinik Zürich wurde – unter Ausschluß Alkoholabhängiger – durchgeführt. Dabei galt das besondere Augenmerk den unterschiedlichen Verlaufsformen, aber auch dem aktuellen Suchtverhalten, der Arbeitsfähigkeit sowie der Lebensgestaltung und den gesundheitlichen Folgeschäden. Diskutiert werden verschiedene Risikofaktoren wie z. B. Herkunftsfamilie und Lebensbewährung vor Suchtbeginn in Zusammenhang mit der Verlaufsprognose.

## Zielsetzung der Studie

Die diesem Bericht zugrunde liegende Studie verfolgte die Absicht, Langzeitverläufe bei toxikomanen, vorwiegend polytoxikomanen Erwachsenen zu sichten, nach typischen Verlaufsformen zu klassifizieren und eine größere Reihe von Herkunfts-, Persönlichkeits- und Therapieverhalten auf ihre Bedeutung für den Verlauf zu überprüfen. Derartige Langzeitverläufe liegen in eher bescheidenem Ausmaß vor; sie sind aber angesichts einer steigenden Prävalenz u. a. an Polytoxikomanie in der Bevölkerung von Interesse sowohl aus dem Gesichtspunkt der Prävention wie der Therapie. Auch im Hinblick auf die steigende Bedeutung der Polytoxikomanie in der Folge jugendlichen Drogenkonsums einerseits, fortgeschrittenen Alter andererseits erhöht sich das Interesse an Langzeitstudien unter Einschluß der zweiten Lebenshälfte.

## Stichprobe

Untersucht wurde eine auslesefreie Stichprobe von Toxikomanen (Medikamentenabhängigen) unter Ausschluß reiner Alkoholiker. Sämtliche Aufnahmen in die Psychiatrische Universitätsklinik Zürich vom 1.1.1955 bis 31.12.1960 wurden, unabhängig von Einweisungsgrund und Aufnahmediagnose, retrospektiv auf das Vorliegen einer Toxikomanie überprüft und im positiven Fall einbezogen. Diese Stichprobe umfaßte 160 Probanden; davon konnten nur bei 5 keine ausreichenden katamnestischen Unterlagen beschafft werden, da sie sich nur kurzfristig in der Schweiz aufgehalten hatten und wieder ausreisten. Die Ausschöpfungsrate betrug demnach über 97%, was wohl dadurch erleichtert wurde, als mir die Mehrzahl der Probanden von klinischen und/oder ambulanten Kontakten her persönlich bekannt war.

Was das Erkrankungsrisiko betrifft, so sind im Vergleich zur Wohnbevölkerung im Einzugsbereich der Universitätsklinik laut Volkszählung die Frauen und insbesondere die berufstätigen Frauen unter diesen Toxikomanen deutlich übervertreten. Ebenfalls übervertreten sind Medizinalpersonen und das weibliche Servierpersonal. Hinsichtlich des Zivilstandes sind in beiden Geschlechtern die Geschiedenen überrepräsentiert, wobei die Ehescheidung bei Männern fast durchwegs Suchtfolge, bei Frauen etwa zur Hälfte Voraussetzung und Hintergrund der Suchtentwicklung darstellt. Die Überprüfung anderer demographischer Variablen ergab keine spezifischen Gefährdungshinweise. Nur: vergleicht man den sozialen Status der Probanden mit demjenigen ihrer Herkunftsfamilien, dann fällt die verhältnismäßig große Zahl von männlichen Aufsteigern in ein anspruchsvolles Milieu auf. Sonst finden sich keine signifikanten Unterschiede, was die soziale Herkunft betrifft.

Das Erkrankungsalter variiert zwischen 15 und 68 Jahren, 80% der Probanden erkrankten vor dem 45. Lebensjahr, das durchschnittliche Erkrankungsalter beträgt 34 Jahre für beide Geschlechter.

**Methodik**

Um nicht auf die subjektiven Angaben der Probanden allein angewiesen zu sein, wurden für die 160 Probanden insgesamt 1 860 Informationsquellen ausgewertet, d.h. im Mittel über 10 pro Proband, einschließlich sämtlicher eruierbaren psychiatrischen und nichtpsychiatrischen Krankengeschichten, Auskünfte von Privatärzten, Krankengeschichten über Angehörige von Probanden, behördlichen Akten und routinemäßigen Auszügen aus dem Strafregister. 148 Probanden wurden größtenteils mehrmals persönlich kontaktiert und mit einem halbstandardisierten Interview exploriert. Es wurden keine Fragebogen ausgeschickt. Insgesamt überraschte die Informationsdichte, ebenso die Seltenheit grob widersprüchlicher Hinweise.

## Befunde bei Abschluß der Nachuntersuchung

Bei den Überlebenden betrug die Katamnesedauer seit der Erstbehandlung im Minimum 14 Jahre, im Durchschnitt 19 Jahre. Bei den Verstorbenen verstrichen von der Erstbehandlung bis zum Tod im Mittel 7–8 Jahre, Suizide eingerechnet.

Von den Ergebnissen beim Abschluß der Nachuntersuchung interessieren uns hier erstens das aktuelle Suchtverhalten der überlebenden Probanden und zweitens der Grad ihrer derzeitigen Arbeitsfähigkeit oder Pflegebedürftigkeit. Die Beurteilung der Arbeitsfähigkeit wurde danach bemessen, welche Arbeitsanforderungen an einen Probanden gestellt sind, und berücksichtigte dabei auch das erreichte Lebensalter, v. a. bei Hausfrauen und Pensionierten. Dabei ist hervorzuheben, daß das aktuelle Lebensalter bei unseren Probanden weder für das Suchtverhalten noch für die Pflegebedürftigkeit ausschlaggebend ist: Ob ein Proband suchtfrei lebt oder suchtbedingte Krankheit und Invalidität erleidet, ob er zu Hause lebt oder in einer Institution, hängt nicht von seinem Alter ab.

Tabelle 1 vermittelt eine Übersicht über diese Resultate. 43,8% der Probanden sind bei Abschluß der Untersuchung verstorben, davon 25% mit Suizid oder mindestens mit Suizidverdacht. Knapp die Hälfte aller Überlebenden steht voll arbeitsfähig im Leben, auch wenn nur 10% völlig suchtfrei sind. Knapp 33% der überlebenden Probanden sind voll invalidisiert in Zusammenhang mit der Sucht und leben zu Hause oder noch etwas häufiger in einer Institution. Davon waren nur 3 Probandinnen aus körperlichen Gründen hospitalisiert.

Mehr Frauen als Männer sind an suchtbedingten Erkrankungen verstorben. Die zahlenmäßig größte Gruppe bilden erwartungsgemäß die Frauen mit chronischer interstitieller Nephritis nach Phen-

**Tabelle 1.** Status der Probanden bei Abschluß der Nachuntersuchung: prozentuale Verteilung, bezogen auf die gesamte Stichprobe

| Status | Gesamt | | Männer | | Frauen | |
|---|---|---|---|---|---|---|
| | n | [%] | n | [%] | n | [%] |
| Suchtfrei zuhause | 9 | (5,8) | 7 | (11,3) | 2 | (2,1) |
| Arbeitsfähig zuhause | 32 | (20,6) | 14 | (22,6) | 18 | (19,3) |
| Teilinvalid zuhause (Suchtfolge) | 15 | (9,7) | 1 | (1,6) | 14 | (15,0) |
| Vollinvalid zuhause (Suchtfolge) | 10 | (6,5) | 4 | (6,5) | 6 | (6,4) |
| Pflegebedürftig in Heim oder Klinik | 15 | (9,7) | 6 | (9,7) | 9 | (9,6) |
| Körperlich bedingte Invalidität | 6 | (3,8) | 2 | (3,2) | 4 | (4,3) |
| Alle Überlebenden | 87 | (56,1) | 34 | (54,9) | 53 | (56,7) |
| Gestorben ohne Suizidverdacht | 52 | (33,5) | 21 | (33,9) | 31 | (33,3) |
| Suizid und Suizidverdacht | 16 | (10,3) | 7 | (11,3) | 9 | (9,7) |
| Alle Verstorbenen | 68 | (43,8) | 28 | (45,2) | 40 | (43,0) |

acetinabhängigkeit. Hingegen ereigneten sich etwas mehr Suizide bei Männern als bei Frauen, insgesamt bei 10% der Probanden, d. h. bei 0,5% pro Jahr, wenn man die Suizide auf die gesamte Katamnesedauer bezieht.

Zur Frage der primären und sekundären Suchtentstehung: Endogene Psychosen waren unter den Probanden kaum gehäuft. 2% entwickelten später eine schizophrene Psychose, bei 3% bestand eine endogene Depression (hier stellte die Sucht eine Art Depressionsbehandlung dar und konnte durch eine antidepressive Therapie reduziert werden). Drei chronifizierte toxische Psychosen wurden als Schizophrenien erkannt. Praktisch wichtiger ist die Beobachtung, wonach 33% aller Probanden im Laufe ihrer Suchtgeschichte psychoorganische Störungen z.T. erheblichen Ausmaßes aufwiesen, meist im Anschluß an eine toxische oder an eine Entzugspsychose.

Insgesamt war bei fast der Hälfte der Stichprobe ein vorbestandenes, eingreifendes psychisches Dauerleiden zu diagnostizieren. Den größten Anteil machen pathologische Persönlichkeitsentwicklungen aus, die sich auch anders als durch die Suchterkrankung manifestierten. Nimmt man vorbestandene langdauernde beeinträchtigende Körperkrankheiten hinzu, die in einem Zusammenhang mit der Suchtentwicklung stehen und die v. a. bei den weiblichen Probanden eine bedeutende Rolle spielen, dann hat die Toxikomanie bei fast 66% der Stichprobe sekundären oder symptomatischen Charakter.

Im weiteren war zu vermerken, daß die Suchtentwicklung von einer deutlichen Erhöhung deliktischen Verhaltens gefolgt war. Rund 20% der Männer war daran beteiligt, meist handelte es sich um Vermögensdelikte, nur ausnahmsweise um Verkehrs- oder Sittlichkeitsdelikte, und dann in Verbindung mit Alkoholmißbrauch.

## Typisierung des Suchtverlaufs

Im Unterschied zur Typisierung nach Stoffgruppen (Abhängigkeitstypen im Sinne der Weltgesundheits-Organisation), was bei Polytoxikomanen wenig Sinn hat, sowie im Unterschied zur Typisierung nach Persönlichkeitstypen, die v. a. bei retrospektiver Untersuchung nicht mit ausreichender Verläßlichkeit durchzuführen ist, und schließlich im Unterschied zu einer Typisierung vermeintlicher Endzustände von Suchtverläufen, die eben angesichts des immer vorhandenen Entwicklungspotentials keine wirklichen Endzustände sind, habe ich eine Typologie des Suchtverlaufs selbst unternommen.

Dabei wurde einerseits die Dimension des Suchtverhaltens in seiner Veränderbarkeit, andererseits die Dimension des Sozialverhaltens in die Typologie integriert. Damit habe ich, in Übereinstimmung mit neueren sozialpsychiatrischen Ansätzen und in Überwindung des hergebrachten Denkschemas von Abstinenz und Rückfall, in die Verlaufsbeschreibung einbezogen, was es an sozialen Implikationen der Krankheit zu beobachten gibt. In diesem Sinne wird zwischen kompensierter Sucht (mit erhaltener sozialer Kompetenz) und dekompensierter Sucht (mit verminderter oder aufgehobener sozialer Kompetenz) unterschieden. In vereinfach-

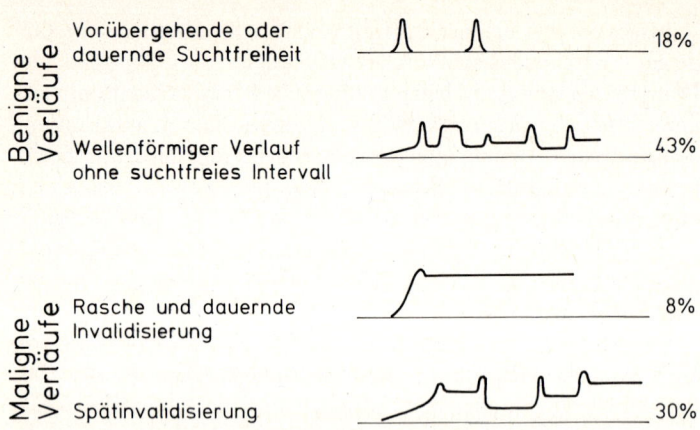

**Abb. 1.** Verläufe bei psychiatrisch behandelter Toxikomanie (n = 155, Katamnesedauer ~ 18 Jahre)

ender und sicher nicht ganz problemloser Weise wurde hier die soziale Kompetenz an der Arbeitsfähigkeit gemessen, was angesichts der Vollbeschäftigung in der Schweiz vertretbar ist und außerdem ein weitgehend objektivierbares Maß darstellt.

Abbildung 1 stellt schematisch die verschiedenen Verlaufstypen sowie ihre Verteilung in unserer Stichprobe dar. Dabei fällt auf, daß ein sog. Katastrophenverlauf mit rascher und dauernder Invalidisierung mit 8% der Fälle ausgesprochen selten ist. Die größte Gruppe bilden die wellenförmigen Verläufe ohne suchtfreie Intervalle, aber auch ohne längerfristige Invalidisierung oder Pflegebedürftigkeit. Eindrücklich groß ist aber auch jene Gruppe, die nach einem derartigen wellenförmigen Verlauf schließlich doch in Invalidisierung mündet. Dabei ist nur ausnahmsweise eine schwerwiegende psychische oder körperliche Krankheit dafür verantwortlich. Andererseits ist ein Verlauf mit vorübergehender oder dauernder Suchtfreiheit eher die Ausnahme, wobei einmalige Episoden mit nachfolgender konstanter Suchtfreiheit nur bei 2 Probanden beobachtet werden können (Tabelle 2). Anzufügen ist, daß Frauen insofern eine etwas schlechtere Prognose erkennen ließen, als sie bei den eigentlichen Katastrophenverläufen signifikant häufiger vertreten sind.

**Tabelle 2.** Gruppenvergleiche (*A–E*) nach Verlaufstypen, prozentuale Verteilung

| Verlaufstypus | Männer | | Frauen | | Gesamt | | Signi-fikanz (p) |
|---|---|---|---|---|---|---|---|
| | n | [%] | n | [%] | n | [%] | |
| Vorübergehende oder dauernde Suchtfreiheit (*A* + *B*) | 17 | (27) | 11 | (12) | 28 | (18) | >0,05 |
| Wellenförmiger Verlauf ohne suchtfreies Intervall (*C* + $C_1$) | 31 | (50) | 36 | (39) | 67 | (43) | >0,05 |
| Katastrophenverläufe (*D* + $D_S$) | 1 | (2) | 12 | (13) | 13 | (8) | <0,05 |
| Sekundär maligne Verläufe (*E* + $E_S$) | 13 | (21) | 34 | (37) | 47 | (30) | >0,05 |
| Gesamt | 62 | (100) | 93 | (101)[a] | 155 | (99)[a] | |
| Davon symptomatische Verläufe zur Invalidität ($D_S$ + $E_S$) | 4 | (6) | 9 | (10) | 13 | (8) | >0,05 |

[a] Auf- und Abrundungsfehler.

## Vergleich der Befunde bei Querschnitts- und Verlaufsuntersuchung

Tabelle 3 läßt vor allem 2 Dinge erkennen: Einmal haben mehr Probanden dauernde oder vorübergehende Suchtfreiheit erlebt, als am Ende der Nachbeobachtungszeit suchtfreie Probanden vorhanden waren. Dies überrascht kaum. Es war nicht zu erwarten, daß alle, die einmal Suchtfreiheit erreichten, diese auch durchzuhalten vermochten. Die Unterscheidung periodischer und phasischer Verläufe gibt andererseits erst ein zutreffendes Bild davon, wie die festgestellte Zahl von Suchtfreien bei Querschnittsuntersuchungen zu deuten ist. Diese Zahl läßt nämlich nicht erkennen, bei wievielen Probanden periodische neue Suchtphasen auftreten und bei wievielen die Suchtfreiheit voraussichtlich stabil ist. Aufgrund der Längsschnittuntersuchung läßt sich mit einiger Wahrscheinlichkeit feststellen, daß nur 14% der Suchtfreien langfristig suchtfrei geblieben sind und es deshalb voraussichtlich auch bleiben werden. Zweitens

**Tabelle 3.** Befunde bei Längsschnitts- und bei Querschnittsuntersuchung (Klassifizierung nach Verlauf und bei Abschluß der Katamnesen)

| Kategorie | Männer | | Frauen | | Gesamt | |
|---|---|---|---|---|---|---|
| | n | [%] | n | [%] | n | [%] |
| Suchtfreiheit innerhalb des Verlaufs | 17 | (27) | 11 | (12) | 28 | (18) |
| Suchtfreiheit am Ende der Nachuntersuchung | 7 | (21) | 2 | (4) | 9 | (10) |
| Verlauf zur Invalidität | 14 | (23) | 46 | (49) | 60 | (39) |
| Invalidität am Ende der Nachuntersuchung | 12 | (19) | 19 | (20) | 31 | (20) |
| Invalidität und Teilinvalidität am Ende der Nachuntersuchung | 13 | (20) | 33 | (35) | 46 | (30) |

weisen mehr Probanden einen malignen Verlauf auf, als dies der Zahl der voll oder teilweise Invalidisierten am Ende der Nachuntersuchung entspricht. Da wir auch bei benignen Verläufen vorübergehende Invalidisierung vorfinden, sagt die Feststellung einer Invalidität bei der Querschnittsuntersuchung nichts darüber aus, ob diese auf lange Sicht bestehen bleiben wird. Daraus läßt sich mit gebotener Vorsicht folgern, daß das Bild am Ende der katamnestischen Beobachtungszeit entscheidende Fehlerquellen für die Beurteilung aufweisen kann und im Falle unserer Stichprobe die Verhältnisse in einem etwas zu günstigen Licht zeigt.

Vergleicht man die Verläufe nach Überlebenden und Verstorbenen, dann zeigt sich bei den Verstorbenen ein deutlicher Geschlechtsunterschied mit einem hochsignifikanten Überwiegen der Männer bei den benignen, der Frauen bei den malignen Verläufen. Geht man dem weiter nach, dann ist die Phenacetinsucht der Frauen mit tödlicher chronischer interstitieller Nephritis die Hauptursache dafür.

## Welche Risikofaktoren korrelieren mit der Verlaufsprognose?

182 Variablen aus Vorgeschichte, Persönlichkeit, Behandlungsverlauf und Suchtfolgen sind hinsichtlich ihres Vorkommens in den einzelnen Verlaufstypen verglichen worden. Damit wurden eine Reihe von Hypothesen zum Risiko eines ungünstigen Verlaufs überprüft:

1) *Lebensalter:* Im Unterschied zur Erfahrung anderer Autoren ist – wie bereits erwähnt – in unserer Stichprobe kein eindeutiger genereller Einfluß des Lebensalters auf den Suchtverlauf zu erkennen. Das Rückfallrisiko zeigt weder mit steigendem Alter noch mit steigender Abstinenzdauer eine erkennbare Abnahme. Die These des "aging out" findet bei unseren Probanden keine Bestätigung.

2) *Geschlecht:* Die schlechtere Prognose der Frauen geht – wie ebenfalls erwähnt – auf die unterschiedliche Suchtmittelpräferenz zurück, mit Schwerpunkt auf phenacetinhaltigen Schmerzmitteln.

3) *Herkunft:* Weder Schulbildung, Ausbildung, soziale Schicht oder Kindheitsmilieu korrelieren mit der Art des späteren Suchtverlaufs. Die häufige Herkunft aus einer unvollständigen Familie (44%) verteilt sich gleichmäßig auf alle Verlaufsformen. Auch das Vorkommen psychischer Erkrankungen in der Familie ergibt keinen prognostischen Hinweis.

4) *Lebensbewährung vor Suchtbeginn:* Schlechte berufliche Bewährung als isolierter Faktor wie auch in Verbindung mit gestörter Kontaktfähigkeit vor Suchtbeginn korreliert überdurchschnittlich oft mit einem malignen Suchtverlauf.

5) *Vorbestandene Erkrankung und Folgekrankheiten:* Vorbestandene Erkrankung sowohl körperlicher wie psychischer Art ist prognostisch nicht ausschlaggebend, ebensowenig wie eine psychische Folgekrankheit. Hingegen häufen sich bei den malignen Verläufen überdurchschnittlich oft körperliche Folgekrankheiten.

6) *Aktuelles Lebensmilieu:* Weder zu Beginn noch im Verlauf der Toxikomanie sind irgendwelche relevanten situativen Faktoren auf den Suchtverlauf erkennbar. Auch die Gruppe der To-

xikomanie à deux, der Lebens- und Liebesgemeinschaft Süchtiger, die in weit überwiegendem Maße Frauen in unserer Stichprobe betrifft, läßt keine Häufung an malignen Verläufen erkennen.

7) *Suchtmittel:* Drogensequenz, Dosierung und Applikation des Suchtmittels erwiesen sich als prognostisch unerheblich. Es zeigten sich keine typischen Einstiegsdrogen, hingegen bilden Schlafmittel die häufigste Enddroge. Typische Stadien mit Risikocharakter für eine weitere Suchtphase im Sinne Kandells waren nicht zu beobachten.

8) *Erkrankungsalter:* Das Erkrankungsalter betrug in unserer Stichprobe durchschnittlich 34 Jahre, unabhängig von Geschlecht und Suchtverlauf, und stellt kein Prognostikum dar.

9) Was die Beurteilung der *therapiebezogenen Variablen* betrifft, ist in Erinnerung zu rufen, daß mit Ausnahme der Trinkerheilstätte während der Beobachtungsdauer in der Region kein spezialisiertes Therapieprogramm für Toxikomane bestand, weder stationär noch ambulant. Das ist für die folgenden Feststellungen von Bedeutung. Lebensalter und Suchtdauer bei Behandlungsbeginn sind prognostisch bedeutungslos. Die Dauer des ersten Klinikaufenthalts zeigt keinen erkennbaren Zusammenhang mit der Prognose, ebensowenig die Tatsache, ob der Klinikaufenthalt von einer Psychotherapie begleitet war oder nicht – sehr im Unterschied zu Untersuchungen beispielsweise an Betäubungsmittelabhängigen. Als eindeutig gutes prognostisches Zeichen hingegen wurde in unserer Stichprobe zum einen die Freiwilligkeit des Klinikeintritts bei der Erstbehandlung gefunden, zum anderen eine gute Motivierung für die Behandlung und vorangegangene Selbstheilungsversuche. Spätere Hospitalisierungen, Trinkerheilkuren und strafrechtliche Maßnahmen häufen sich keineswegs bei bösartigen Verläufen, aber auch Psychotherapien sind beispielsweise nicht gehäuft bei prognostisch günstigem Verlauf. Dasselbe gilt für das Zustandekommen einer ambulanten Nachbehandlung, das sich bei unseren Probanden statistisch nicht auf die Prognose auswirkt.

10) *Art und Ausmaß der sozialen Schädigung,* die sich im Laufe der Toxikomanie einstellen kann, sind überraschenderweise kein

Prognostikum: Auch schwerste Verwahrlosung und soziales Versagen, Auflösung der Ehe und Verlust der Mündigkeit machen eine spätere Besserung keineswegs unwahrscheinlicher als das langfristige Weiterbestehen dieser sozialen Deklassierung.

## Schlußfolgerungen

Konsequenzen ergeben sich, angesichts der besonderen Selektion der Stichprobe, v. a. für den Stellenwert psychiatrischer Behandlung.

Die Verlaufsuntersuchung läßt erkennen: Die Behandlung Toxikomaner in der psychiatrischen Klinik hat nur ausnahmsweise die Funktion einer eigentlichen Wende im Leben und im Suchtverlauf der Patienten. Vergleicht man die wenigen Fälle dauerhafter Suchtfreiheit mit der Mehrzahl der Verläufe, dann ergeben sich aus diesem Vergleich keine sicheren Richtlinien für die Durchführung oder die Dauer der klinischen Behandlung. Vielmehr wird sich die Art der Behandlung und auch die Dauer des Klinikaufenthaltes nach anderen als nach Gesichtspunkten der Prognose auf lange Sicht richten müssen. Es ist im Einzelfall davon auszugehen, was die aktuelle Lage an Maßnahmen erfordert. Das Behandlungsziel könnte so umschrieben werden, daß die psychiatrische Hospitalisierung die Antwort auf eine unverantwortbar gewordene Situation eines Süchtigen darstellt, eine Antwort, die notwendig und allenfalls lebensrettend ist, die aber nicht den Anspruch haben oder rechtfertigen soll, die Sucht selbst heilen zu können. Ist diese Schlußfolgerung als therapeutischer Minimalismus zu werten? Ich vermute eher das Gegenteil. Die Lebens- und Krankheitsgeschichten unserer Toxikomanen sind voll von Enttäuschungen der Therapeuten an ihren Patienten und der Patienten an ihren Therapeuten – Enttäuschungen, die fast stereotyp mit übersteigerten Erwartungen begannen, die realistischerweise kaum zu erfüllen waren. Vor allem bedeutet aber ein bescheidenes Behandlungsziel nicht, daß man therapeutisch nichts erreichen könne:

Angesichts der erhöhten Mortalität Toxikomaner ist die Hospitalisierung, auch die unfreiwillige, als u. U. lebensrettende oder zumindest lebensverlängernde Maßnahme von Bedeutung. Der Zusammenhang von Freiwilligkeit der Behandlung und günstiger Prognose erinnert daran, daß Motivationsarbeit und Bemühung um tragfähige Beziehungen die Voraussetzung für eine günstige Prognose bilden können. Es hängt mit der Qualität der Behandlung zusammen, ob und wann der Patient zu einem späteren Zeitpunkt diese Behandlung freiwillig wieder aufnimmt.

Die erhöhte Suizidgefährdung Süchtiger galt in unserer Stichprobe nur den psychotherapeutisch unbehandelten Patienten. Probanden, bei denen eine Psychotherapie zustande kam, wiesen nicht einmal die Hälfte der Suizidrate auf, die aufgrund der Inzidenz in der gesamten Stichprobe zu erwarten wäre.

Verlaufsuntersuchungen an Suchtpatienten, die nicht als Behandlungskatamnesen konzipiert wurden, haben einen unterschiedlichen, gelegentlich überraschend tiefen Stellenwert der psychiatrischen Hospitalisierung für einen günstigen Verlauf oder sogar einen Zusammenhang mit ungünstiger Prognose erkennen lassen. Kurzschlüssig ist daraus gefolgert worden, daß psychiatrische Hospitalisierungen bei Suchtkranken zwecklos oder schädlich seien. Vielmehr belegen diese Untersuchungen lediglich, was auch aus unserer Studie hervorging, daß von der Hospitalisierung nicht eine Veränderung des Suchtsverlaufs zu erwarten ist, daß sie aber gleichwohl eine schwer entbehrliche Hilfe zur Überbrückung verfahrener oder gefährlicher Situationen bildet, zumal wenn sich keine Alternative anbietet oder aber der Patient sich auf keine einzulassen vermag.

# Langzeituntersuchungen bei Drogenabhängigen

# Untersuchungen zum schwedischen Methadonprojekt[*]

L. Grönbladh

## Zusammenfassung

Zwischen 1966 und 1981 wurden 174 Opiatabhängige zu einem Methadonprogramm in Schweden zugelassen, die alle die gleichen Aufnahmekriterien erfüllten. Das Programm umfaßt eine 2- bis 3monatige stationäre Behandlung, an die sich eine ambulante Betreuung anschließt. Bei der vorliegenden Auswertung der Ergebnisse steht die Arbeitsfähigkeit im Vordergrund. Ferner wird ein Teil der mit Methadon behandelten Klienten mit einer randomisierten Kontrollgruppe verglichen.

Die älteren Methadonprogramme bei Mißbrauch von Opiaten führten meistens zur Fortsetzung der Sucht und zu kleiner oder keiner Arbeitsrehabilitierung, Überdosierung und Infektionen. Die Patienten erhielten oft jahrelang große Mengen (100–250 mg/Tag) und verabreichten sich das Mittel selbst. Die Behandlung geschah oft ohne Urinkontrolle. Die Programme wurden selten oder nie richtig ausgewertet. Daher sollte man diese „Programme" nicht mit denen von Nyswander u. Dole (1965) vergleichen.

In Schweden wurde im Ulleråker Krankenhaus in Uppsala 1966 ein Methadonprogramm unter der Leitung von L. Gunne nach den Richtlinien von Dole gestartet. Im Gegensatz zu den amerikanischen Programmen wurde das schwedische Methadonprogramm langsam entwickelt, damit die Programmleitung nie die Übersicht über das Programm verlor.

Das schwedische Programm ist für eine kleine Gruppe schwerster Opiatsüchtiger reserviert. Die Gruppe der Süchtigen wurde durch ein sog. Suchtkarrierenmodell definiert. Das Modell wurde von Gunne u. Frykholm (1977) entwickelt und den schwedischen Verhältnissen angepaßt (Tabelle 1).

---

[*] Aus dem Schwedischen übersetzt von Dr. P. Valverius, Karolinska Institutet, Stockholm, Schweden.

**Tabelle 1.** Methadonprogramm von Gunne u. Frykholm (1977)

| Stadium | Attitüde | Entgiftungsmotivation |
|---|---|---|
| 1) Experimentstadium | Narkomanidentität lockt | Panik |
| 2) Adaptationsstadium | Narkomanidentität wird akzeptiert | |
| 3) Kompulsives Stadium | | Suchterhaltung |
| Wendepunkt | | |
| 4) Ausbruchsversuch | Narkomanidentität in Frage gestellt | Will aufhören |
| 5) Behandlungsstadium | | |
| 6) Emanzipationsstadium | Narkomanidentität wird verlassen | |

Gunne u. Frykholm fanden, daß Drogensüchtige die Therapieinstanzen aus verschiedenen Gründen aufsuchen und ausnutzen. Die Gründe ändern sich, während der Süchtige die verschiedenen Phasen der Suchtkarriere durchläuft. In den ersten Phasen sucht der Süchtige Hilfe nicht, weil er drogenfrei werden möchte, sondern etwa wegen Panik oder zu hoher Toleranz. Diese Süchtigen bleiben normalerweise nur kurze Zeit in der Behandlung. Wenn die medizinische Therapie aufhört, verläßt der Süchtige das Therapieprogramm schnell, oft gegen den Rat der Therapeuten. Diese Kategorie der Süchtigen ist nicht für ein Methadonprogramm geeignet. Die Patienten werden daher an andere konventionelle Programme verwiesen. Während der späteren Phasen der Suchtkarriere verändert sich die Motivation des Süchtigen, und Drogenfreiheit wird angestrebt. Die Patienten verbleiben längere Zeit in Behandlung, und die drogenfreien Perioden zwischen den Therapieversuchen werden länger.

Auch diese Klienten werden an andere Therapieinstanzen, von welchen es viele in Schweden gibt, verwiesen. Obwohl es wenige wissenschaftliche Untersuchungen gibt, welche die Erfolge solcher Therapien dokumentieren, scheint es, daß wenigstens einige Klienten von ihrer Sucht frei werden.

Erst wenn ein Heroinsüchtiger eine langjährige schwere Sucht aufweist und wenn er mehrere mißglückte Versuche, die Suchtkar-

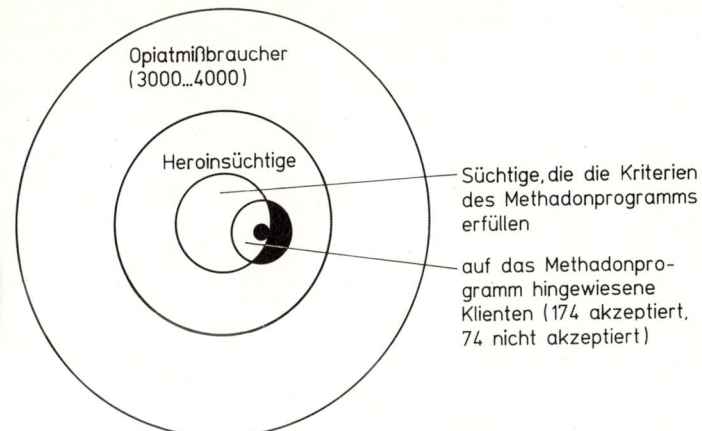

**Abb. 1.** Auswahl der Süchtigen für das Methadonprogramm aus der Gesamtzahl der Opiatmißbraucher

riere zu verlassen, gemacht hat, kann er vom schwedischen Methadonprogramm akzeptiert werden.

Durch die Verwendung des Karrieremodells und der strengen Zulassungskriterien (s. unten) wurden keine „Anfänger" zum Methadonprogramm zugelassen. In einer "case-finding study" fanden Olson et al. (1981) etwa 3000–4000 Opiatabhängige in Schweden. Die Hälfte von diesen waren tägliche und kompulsive Süchtige.

Im ganzen wurden 174 Süchtige zum Methadonprogramm zugelassen; 74 Klienten wurden an andere Therapieprogramme verwiesen, da sie die Zulassungskriterien nicht erfüllten (Abb. 1). Seit dem Beginn des Programms 1966 wurden die ursprünglichen Dole-Kriterien für die Behandlung mit Methadon angewendet. Diese Kriterien sind:

1) Alter wenigstens 20 Jahre;
2) wenigstens 4 Jahre täglicher, kompulsiver, intravenöser und dokumentierter Mißbrauch von Opiaten. Dokumentation durch kontrollierte Krankengeschichten;
3) wenigstens 3 durchgeführte Entgiftungen (der Patient mußte wenigstens eine Woche nach der abgeschlossenen Entgiftungsbehandlung in weiterer Behandlung bleiben);

153

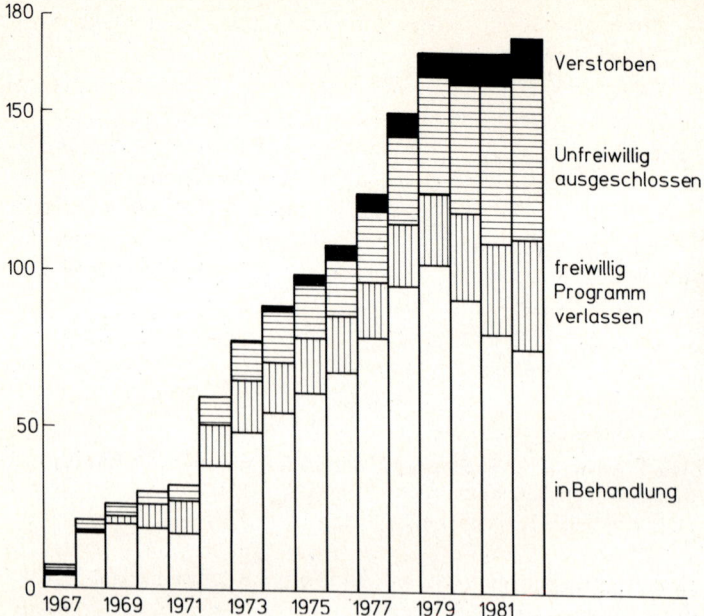

**Abb. 2.** Kumulative Darstellung der Anzahl der Klienten im Methadonprogramm

4) freiwillig Hilfe ersuchen (nicht in Haft, kein Strafprozeß);
5) Urinprobe beim ersten Besuch zeigt Opiate;
6) keine fortgeschrittene Polytoxikomanie.

Abbildung 2 zeigt die kumulative Verteilung der 174 behandelten Patienten während 16 Jahren. Unfreiwillig ausgeschlossen wurden Polytoxikomane und die, die zu Gefängnisstrafen verurteilt wurden.

Das Programm aller 174 Süchtigen (138 Männer, 36 Frauen) fing mit einer 2–3 Monate langen stationären Behandlung an. Während dieser Periode wurde der Klient entgiftet und die Methadondosis austitriert. Weiterhin konzentrierte sich das Team auf die sozialpsychiatrische und pädagogische Arbeit mit dem Klienten. Nach der Entlassung aus der Station übernimmt ein Polyklinikteam, welches aus Ärzten, Therapeuten, Sozialarbeitern und einem Sekretariat besteht, die Verantwortung für den Klienten. Der Patient bekommt nun sein Methadon in der nächsten Apotheke, wo er anfangs das Mittel auch einnehmen muß.

Während der polyklinischen Phase des Methadonprogramms muß der Patient regelmäßig 3 mal in der Woche eine Urinprobe zur Analyse abgeben. Das Vorkommen von Methadon, Methadonmetaboliten und illegalen Drogen wird somit untersucht.

Weiterhin verpflichten sich alle Klienten, dem Programm Kopien von Zeugnissen, Gehaltsspezifikationen etc. einzuschicken, damit eine Kontrolle für die Rehabilitierung und zur Langzeitauswertung des Programms möglich ist.

Der erste Schritt der Auswertung des Programms war die Untersuchung der Validität und des Grades der Veränderung der Arbeitsfähigkeit und anderer Variablen der methadonbehandelten Gruppe.

In Tabelle 2 wird die Veränderung der Arbeitsfähigkeit der Klienten 2 bzw. 1 Jahr vor der Methadonbehandlung und 1 bzw. 2 Jahre im Methadonprogramm illustriert. Vor der Therapie hatten nur einige Patienten wenige sporadische Arbeitstage. Schon im 1. Behandlungsjahr war das Arbeitsvermögen gestiegen. Die Unterschiede werden im 2. Behandlungsjahr noch deutlicher. Nur die Gruppe, welche aus dem Methadonprogramm ausgeschlossen wurde (meistens wegen Polytoxikomanie), zeigt keine signifikanten Veränderungen. (Die Unterschiede zwischen den Gruppen sind dem Mediantest nach signifikant, $p < 0,001$).

**Tabelle 2.** Anzahl gearbeiteter Wochen pro Jahr am 31. Dezember 1982 vor der Methadonbehandlung und während der Behandlung (Median)

|  | Vor Behandlung | | | In Behandlung | |
|---|---|---|---|---|---|
|  | n | 2 Jahre | 1 Jahr | 1 Jahr | 2 Jahre |
| In Behandlung | 88 | 0 | 0 | 30[a] | 50[a] |
| Freiwillig Behandlung beendet | 35 | 0 | 0 | 18[a] | 28[a] |
| Ausgeschlossen | 51 | 0 | 0 | 7 | 10 |
| Gesamt | 174 | 0 | 0 | 19 | 30 |

[a] Signifikanter Unterschied $p < 0,001$ (Mediantest).

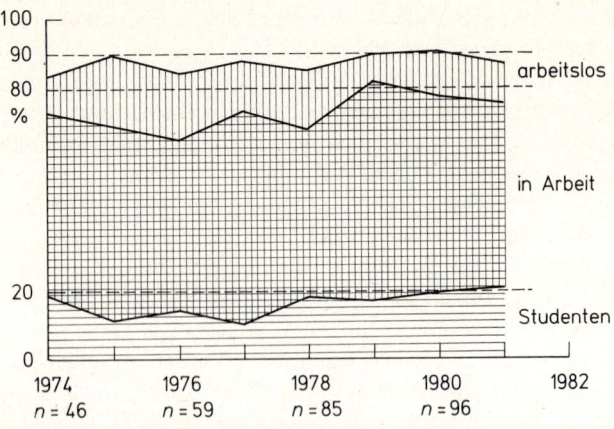

**Abb. 3.** Jährliche prozentuale Unterteilung der Patientengruppe in Studenten, Arbeitende und Arbeitslose

Auf ähnliche Weise werden Rückfälle in die Sucht, Kriminalität und verbesserter Gesundheitszustand untersucht. Für jede Variable wird die Situation vor dem Beginn der Methadonbehandlung mit der Situation während des Methadonprogramms verglichen. Die Ergebnisse liegen z. Z. leider noch nicht vor.

Der zweite Schritt der Auswertung des Methadonprogramms ist die Untersuchung der Stabilität der Behandlungsergebnisse über längere Zeit.

Abbildung 3 zeigt die jährliche prozentuale Unterteilung der Patientengruppe in Studenten, Arbeitende und Arbeitslose. Die Arbeitslosen sind bei der Arbeitsvermittlung registriert und sind bereit, jede Arbeit anzunehmen. Die Untersuchung der Arbeitsfähigkeit geschah jeweils im März über 9 Jahre hinweg. Wie aus der Abbildung ersichtlich ist, bleibt das Arbeitsvermögen der Patientengruppe relativ konstant, obwohl immer mehrere Klienten in das Programm aufgenommen wurden. Die Ergebnisse des konstant hohen Arbeitsvermögens warfen die Frage auf, ob das Methadonprogramm die korrekte Zielgruppe von Süchtigen zur Behandlung akzeptiert oder ob eine Gruppe von Süchtigen, die auch ohne Methadonbehandlung die Suchtkarriere verlassen würde, behandelt wurde. Somit stellte sich die Frage, ob aufgrund der Zulassungskriterien die richtige Gruppe zum Methadonprogramm ausgewählt wurde.

Um diese Fragen beantworten zu können, wurde eine randomisierte Untersuchung einer methadonbehandelten Versuchsgruppe und einer unbehandelten Kontrollgruppe durchgeführt. Weiterhin wurde untersucht, ob das schwedische Methadonprogramm einen Effekt auf die Gesundheit und auf das Überleben der Behandelten, verglichen mit den Kontrollen, hatte.

Sämtliche Klienten, die sich zum Methadonprogramm meldeten, die Zulassungskriterien erfüllten und in der Altersklasse 20–24 Jahre waren, wurden in eine Behandlungsgruppe und eine unbehandelte Kontrollgruppe aufgeteilt. Die Untersuchung wurde so geplant, daß die Ergebnisse des Vergleichs mittels einer Sequenzanalyse (Bross 1953) berechnet wurden und somit der Versuch beendet werden konnte, wenn signifikante Unterschiede zwischen den Gruppen gesichert waren. Dies traf ein, wenn 17 Paare behandelt waren.

Tabelle 3 zeigt die Daten der Versuchsgruppe und der Kontrollgruppe. In vielerlei Hinsicht sind die Gruppen gleich. Bezüglich der Anzahl der drogenbedingten Krankenhauseinweisungen waren die Mitglieder beider Gruppen mit 14 Einweisungen/Entgiftungen (trotz ihrer jungen Jahre) weit über die vom Programm geforderten 3 Entgiftungen hinaus. Die Klienten spritzten ca. 6 Jahre lang Heroin intravenös. Der einzige Unterschied zwischen den Gruppen ist, daß in der Kontrollgruppe weniger Frauen sind als in der Behandlungsgruppe. Dieser Unterschied hat wahrscheinlich die Ergebnisse dieser Untersuchung nicht beeinflußt, da Wiepert et al. (1979) gezeigt haben, daß süchtige Frauen in gewissen Fällen eine schlechtere Prognose haben als süchtige Männer.

Abbildung 4 zeigt die Situation bei der Untersuchung mit der Methadongruppe links und der Kontrollgruppe rechts. Gestrichelte Ringe stehen für süchtige Klienten. Die Klienten, die durch das Los vom Methadonprogramm ausgeschlossen wurden, verließen die Klinik, ohne eine andere Alternative zu akzeptieren. Daher wurde die Methadonalternative mit der „Nichtbehandlung" verglichen. Die 17 Klienten, welche nicht zum Methadonprogramm zugelassen wurden, erhielten die Information, daß sie in frühestens

**Tabelle 3.** Daten zur randomisierten Kontrolluntersuchung des Methadonprogramms im Ulleråker Hospital

| | Experimentgruppe (n = 17) | Kontrollgruppe (n = 17) | Bemerkungen |
|---|---|---|---|
| Geschlecht | 11 männlich, 6 weiblich | 15 männlich, 2 weiblich | |
| Alter (Jahre) | 22,9 ± 1,3 | 22,5 ± 1,2 | Mittelwert ± SD |
| Dauer der Sucht (Jahre) | 7,5 ± 1,8 | 7,5 ± 1,9 | Mittelwert ± SD |
| Dauer der intravenösen Heroinsucht (Jahre) | 6,6 ± 1,5 | 6,6 ± 1,2 | Mittelwert ± SD |
| Vorbestraft | 4,5-(0- bis 8-)mal | 4,8-(0- bis 8-)mal | Median (Spannweite) |
| Arbeit letztes Jahr | 2, manchmal | 0 | |

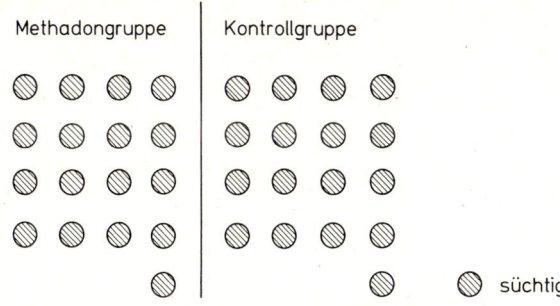

**Abb. 4.** Situation vor dem Methadonprogramm

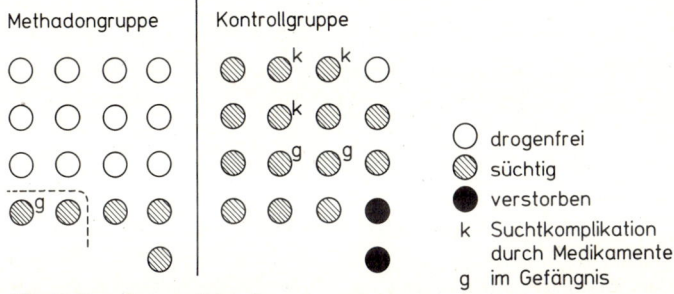

**Abb. 5.** Situation nach 2 Jahren

zwei Jahren die Möglichkeit bekämen, am Methadonprogramm teilzunehmen.

Nach 2 Jahren (Abb. 5) waren in der Methadongruppe 12 Patienten drogenfrei und hatten eine regelmäßige Arbeit oder ein Studium, 5 waren noch immer süchtig, 2 davon in solchem Maße, daß sie wegen Polytoxikomanie aus dem Programm ausgeschlossen wurden.

In der Kontrollgruppe war ein Klient drogenfrei (mit Hilfe von Familientherapie), 14 Klienten waren weiterhin heroinsüchtig und 2 verstarben an einer Überdosis Heroin. Zwei der Süchtigen wurden wegen Drogenverbrechen zu langen Gefängnisstrafen verurteilt. Drei der Süchtigen bekamen drogenbedingte Komplikationen (Sepsis, Endokarditis und Sepsis, akzidentelle Beinamputation.

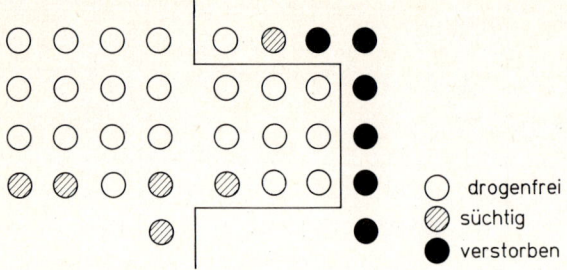

**Abb. 6.** Situation am 31. März 1983 (durchschnittlich 9 Jahre nach Versuchsbeginn)

Abbildung 6 zeigt die Situation der Methadongruppe und der Kontrollgruppe am 31. März 1983, d. h. durchschnittlich 9 Jahre nach Versuchsbeginn. Von der ursprünglichen Kontrollgruppe bewarben sich 9 Klienten wieder zum Methadonprogramm und wurden diesmal für die Behandlung akzeptiert. Von insgesamt 26 behandelten Patienten sind jetzt 21 drogenfrei (81%). Von der ursprünglichen Kontrollgruppe ist eine Person drogenfrei – mit Hilfe von Familientherapie. Ein Mitglied der Kontrollgruppe sitzt noch immer im Gefängnis. Sechs Mitglieder der Kontrollgrupe verstarben an einer Heroinüberdosis. Der Tod trat durchschnittlich 32 Monate (5–60 Monate) nach der Nachricht ein, daß der Klient nicht vom Methadonprogramm akzeptiert wurde. Daher kann man annehmen, daß die hohe Mortalität nicht von der Abweisung vom Methadonprogramm abhing.

Die randomisierte Untersuchung zeigt, daß gemäß den Zulassungskriterien die gesuchte Zielgruppe, das sind schwere Heroinabhängige, tatsächlich gefunden wird. Diese Gruppe hat in unserem Material eine 60mal höhere Mortalität als die entsprechende Altersgruppe der Normalbevölkerung.

Weiterhin zeigt diese kleine Vergleichsuntersuchung, daß das schwedische Methadonprogramm bedeutend besser ist als die Alternative „keine Behandlung". Die schrittweise Auswertung des ganzen Methadonprogramms zeigt, daß

1) die Patienten des Methadonprogramms eine Verbesserung des Arbeitsvermögens erfahren,

2) die Ergebnisse relativ stabil sind,
3) die Ergebnisse ein Effekt der Methadonbehandlung sind und nicht einem spontanen Heilprozeß zuzuschreiben sind.

Wahrscheinlich trugen folgende Faktoren zu den guten Ergebnissen des schwedischen Methadonprogramms bei: strikte Zulassungskriterien, hohe Personalkontinuität in einem guten Poliklinikteam, gut ausgerüstetes Labor.

Literatur beim Verfasser

# Langzeitverläufe bei Drogenabhängigen bis zu 10 Jahren nach Behandlungsende *

F. Klett

## Zusammenfassung

89 Abhängige von „harten" Drogen (Hauptdroge: 94% Opiate, 6% Amphetamine oder Kokain), die in den Jahren 1972 bis 1975 in einer stationären Therapieeinrichtung behandelt wurden und von denen Katamneseergebnisse nach 1 und 2 Jahren vorlagen, wurden nach 5–10 Jahren nochmals nachbefragt (Durchschnitt 8 Jahre). Folgende Ergebnisse zum Konsumverhalten lassen sich zusammenfassen:
- 49% der Klienten der Katamnesestichprobe konnten zu allen 3 Katamnesezeitpunkten erreicht werden. Nur 2 Klienten waren zu keinem Befragungszeitpunkt auffindbar.
- Nach einer durchschnittlichen Katamnesezeit von 8 Jahren sind je nach Berechnungsform zwischen 24% und 43% der behandelten Klienten drogenfrei.
- Klienten, die im ersten Katamnesejahr drogenfrei sind, haben die günstigste Prognose für die Achtjahreskatamnese.
- Der Prozentanteil der Verstorbenen ist in der Gruppe der Klienten, die bei der Einjahreskatamnese rückfällig sind, doppelt so hoch wie in der Gesamtstichprobe.
- Der Anteil der drogenfreien Klienten ist in der zuletzt genannten Gruppe am geringsten.

## Einleitung

In den Jahren 1972–1980 wurden in den 2 untersuchten stationären Therapieeinrichtungen [1] 471 Drogenabhängige zur stationären Behandlung aufgenommen. Zur Beschreibung des Programms vgl. Bühringer et al. (1978) und Bühringer u. De Jong (1980).

In einer Katamneseuntersuchung, die von 1980–1982 durchgeführt wurde, konnten von 452 Klienten 286 (63,3%) in einem per-

---

* Die Untersuchung wurde aus Mitteln des Bundesministeriums für Jugend, Familie und Gesundheit gefördert.
[1] Wir möchten uns bei den Mitarbeitern der PROP-Alternative e. V., insbesondere bei Frau Jost, für ihre Unterstützung herzlich bedanken.

sönlichen Interview befragt werden. 43 Personen (9,5%) waren zum Zeitpunkt der Befragung verstorben und 123 (27%) verweigerten eine Teilnahme oder konnten nicht erreicht werden. Personen, die sich im Befragungszeitraum im Ausland aufhielten (n = 19), wurden aus der Katamnesestichprobe ausgeschlossen.

Im folgenden werden einige Ergebnisse für eine Unterstichprobe dieser Untersuchung dargestellt. Für 89 Klienten der Behandlungsjahre 1972 bis Juli 1975 lagen bereits Katamneseergebnisse zu mehreren Zeitpunkten vor (nach 1, 3, 6, 12 und 24 Monaten). Sie wurden bereits von De Jong u. Henrich (1978) veröffentlicht. Damit ist es möglich, für diese Klientengruppe Langzeitverläufe über 5–10 Jahre mit mehreren Meßzeitpunkten darzustellen[2].

Die folgenden Angaben beziehen sich überwiegend auf den Suchtmittelkonsum, da Ergebnisse aus anderen Lebensbereichen bzw. Querverbindungen untereinander derzeit noch ausgewertet werden.

## Beschreibung der Stichprobe

### Angaben zur Katamnesestichprobe

In die Katamnesestichprobe wurden 89 Klienten, das sind 90% aller im festgelegten Behandlungszeitraum aufgenommenen Klienten, einbezogen. Von der Auswertung ausgeschlossen wurden 10 Klienten, die kürzer als 7 Tage in der Einrichtung waren bzw. bei der Aufnahme Drogen konsumierten und wegen Verletzung der Aufnahmebedingungen sofort wieder zur Entgiftungsbehandlung entlassen wurden.

In das Therapieprogramm wurden 59 männliche und 30 weibliche Klienten aufgenommen. Das Durchschnittsalter betrug 20 Jahre. Planmäßig konnten 21 Klienten (24%) entlassen werden, 68 (76%) schieden vorzeitig aus. Die durchschnittliche Aufenthaltsdauer in der Einrichtung betrug 3,8 Monate. Die überwiegend konsumierten Drogen vor der Aufnahme waren Morphin, Heroin und andere Opiate; von etwa 6% der Klienten wurden bevorzugt Amphetamine und Kokain genommen. Im Durchschnitt wurden diese

---

[2] Aus Gründen der Vergleichbarkeit wurden in dieser Unterstichprobe auch Klienten mit Auslandsaufenthalt berücksichtigt.

Drogen vor Behandlungsbeginn etwa 3,5 Jahre gespritzt (für weitere Angaben vgl. De Jong u. Henrich 1978).

**Angaben zur Befragungsstichprobe**

Tabelle 1 gibt Aufschluß über den Stand bei Abschluß der letzten Erhebung. In einem persönlichen, weitgehend standardisierten Interview, das von geschulten Interviewern durchgeführt wurde, konnten 55 Personen (61,8%) befragt werden, 12 Klienten (13,5%) waren verstorben und 22 Personen (24,8%) nahmen nicht an der Befragung teil, da sie sich entweder im Ausland aufhielten, das Interview verweigerten oder nicht auffindbar waren. Zusätzlich zur Befragung wurden Urinkontrollen durchgeführt.

In Tabelle 2 sind die Katamnesestichprobe (n = 89) und die Stichprobe der Befragten (n = 55) gegenübergestellt. Der Vergleich in den 3 Variablen: Geschlecht, planmäßige Entlassung und durchschnittliche Aufenthaltsdauer in der Therapieeinrichtung zeigt keine Unterschiede. Eine Generalisierung der Befragungsergebnisse auf die Katamnesestichprobe erscheint daher zulässig.

Um den Aufenthaltsort ausfindig zu machen und das Einverständnis zur Teilnahme an der Befragung einzuholen, waren im Durchschnitt pro befragten Klienten fast 5 Briefkontakte mit dem Klienten, dessen Angehörigen oder einer Behörde notwendig. Bei den nichtbefragten Klienten lag der durchschnittliche Aufwand noch höher. Nicht enthalten in dieser Aufstellung sind die telefoni-

**Tabelle 1.** Klientenstichprobe des Behandlungszeitraums 1972–1975 zum Zeitpunkt der letzten Katamneseerhebung nach 8 Jahren

| | Zahl der Klienten | | Männer | Frauen |
|---|---|---|---|---|
| | n | [%] | n | n |
| Befragung durchgeführt | 55 | (61,8) | 37 | 18 |
| Verstorben | 12 | (13,5) | 8 | 4 |
| Adresse unbekannt | 7 | (7,9) | 5 | 2 |
| Befragung verweigert | 12 | (13,5) | 7 | 5 |
| Im Ausland | 3 | (3,4) | 2 | 1 |
| Gesamt | 89 | (100) | 59 (63,3%) | 30 (33,7%) |

**Tabelle 2.** Vergleich der Katamnesestichprobe mit der Stichprobe der Befragten bei der letzten Befragung

|  | Katamnesestich-probe (n = 89) | | Stichprobe der Befragten (n = 55) | |
|---|---|---|---|---|
|  | n | [%] | n | [%] |
| Geschlecht: |  |  |  |  |
|   männlich | 59 | (66) | 37 | (67) |
|   weiblich | 30 | (34) | 18 | (33) |
| Planmäßige Entlassungen | 21 | (24) | 14 | (25) |
| Durchschnittliche Aufenthaltsdauer (Monate) | 3,8 |  | 3,5 |  |

schen und brieflichen Kontakte, die nach Vorliegen der Einverständniserklärung noch erforderlich waren, bis eine Befragung durchgeführt werden konnte.

## Probleme bei der Erfassung von Langzeitverläufen

Für die Erhebung von Langzeitverläufen bei behandelten Klienten bieten sich 2 Möglichkeiten an:
– die Wahl eines relativ langen Katamnesezeitraumes, z. B. 5 Jahre, und die retrospektive Erfassung des Verlaufs innerhalb dieser Zeitspanne oder
– eine Datenerhebung zu mehreren Katamnesezeitpunkten mit kürzeren Befragungsintervallen, z. B. nach 1, 2 und 5 Jahren.
Beide Ansätze haben Vor- und Nachteile. Die Wahl eines langen Katamnesezeitraumes, etwa von 5 Jahren, erfordert von den Befragten ein hohes Maß an Erinnerungsvermögen, um einen so langen Zeitraum zu überblicken und die richtigen Zuordnungen zu treffen. Besonders bei der Befragung von Abhängigen, die nach ihrer Entlassung aus der Therapie wieder Drogen konsumieren, muß dies berücksichtigt werden. Lebensstil und Suchtmittelwirkung erschweren die gültige Wiedergabe von langen Katamnesezeiträumen. Andererseits ist dieses Vorgehen ökonomischer, denn die

Durchführung der Befragung und die damit verbundenen Aufwendungen fallen nur einmal an.

Mehrere Erhebungszeitpunkte haben den Vorteil, daß sie ein genaueres Abbild der Verläufe ermöglichen. Durch die Wahl von Katamnesezeitpunkten mit kürzeren Zeitintervallen werden keine so hohen Anforderungen an die Erinnerungsfähigkeit der Befragten gestellt. Neben höherem Aufwand und Kosten, den ein solcher Ansatz mit sich bringt, verweist Petermann (1978) auf mehrere Fehlerquellen, die bei diesem Vorgehen berücksichtigt werden müssen: Ein Wechsel der Interviewer zu den verschiedenen Befragungszeitpunkten ist häufig nicht vermeidbar. Aber auch durch die Veränderung von Befragungsinstrumenten, die sich bei der Ersterhebung als unzulänglich erwiesen haben, kann die Vergleichbarkeit der Daten der verschiedenen Erhebungszeitpunkte eingeschränkt werden. Unterschiedliche Stichproben bei den einzelnen Erhebungen, da nicht zu allen gewählten Zeitpunkten dieselben Klienten erreichbar sind, ergeben unterschiedliche Datenansätze.

## Katamneseergebnisse

### Stichprobenumfang zu verschiedenen Katamnesezeitpunkten

Wie bereits eingangs dargestellt, wurden für die ausgewählte Katamnesestichprobe zu mehreren Zeitpunkten (1, 3, 6, 12 und 24 Monate sowie 5–10 Jahre nach Ende der stationären Behandlung) Nachbefragungen durchgeführt. Werden neben der zuletzt durchgeführten Befragung (im Durchschnitt nach 7,8 Jahren; im folgenden als Achtjahreskatamnese bezeichnet) noch die Ergebnisse der Ein- und Zweijahreskatamnese berücksichtigt, so liegt für 49% der Klienten der Katamnesestichprobe zu allen 3 Katamnesezeitpunkten ein Befragungsergebnis vor. Weitere 25% der Klienten konnten zu 2 Katamnesezeitpunkten erreicht werden. Bei 3 Meßzeitpunkten konnten damit 74% aller Klienten mindestens 2 mal befragt werden (Tabelle 3). Verstorbene Klienten wurden in diese Berechnung nicht einbezogen. Zwei Klienten (2%) konnten zu keinem Befragungszeitpunkt erreicht werden.

In der Achtjahreskatamneseerhebung, die den gesamten Zeitraum seit Entlassung aus der Therapie erfaßt, konnten 62% der Klienten befragt werden (vgl. Tabelle 1). Das heißt, daß in diesem

**Tabelle 3.** Übersicht über die Vollständigkeit der Katamnese-stichprobe zu drei Katamnesezeitpunkten (1, 2 und 8 Jahre)

| Befragungsergebnisse liegen vor: | Zahl der Klienten | |
|---|---|---|
| | n | [%] |
| Zu 3 Katamnesezeitpunkten | 44 | 49 |
| Zu 2 Katamnesezeitpunkten | 22 | 25 |
| Zu 1 Katamnesezeitpunkt | 9 | 10 |
| Zu keinem Katamnesezeitpunkt | 2 | 2 |
| Klient verstorben[a] | 12 | 14 |
| Gesamt | 89 | 100 |

[a] Vorausgehende Katamnesen wurden hier nicht berücksichtigt

Fall für 62% ein vollständiger Datensatz vorliegt, im Gegensatz zu 49% bei der Dreipunktmessung.

### Anzahl der Aufenthalte in stationären Therapieeinrichtungen

Für 46 (84%) der befragten 55 Klienten war der Aufenthalt in der untersuchten Einrichtung die erste stationäre Therapie (Tabelle 4). Lediglich 16% verfügen bereits über frühere Therapieerfahrungen. 50% der planmäßig und 34% der vorzeitig Entlassenen beginnen in der Zeit zwischen Entlassung und letzter Katamnese keine weitere Therapie mehr. Während die andere Hälfte der planmäßig Entlassenen noch 1 bzw. 2 stationäre Therapieaufenthalte antreten, wurden von 22% der vorzeitig Entlassenen bzw. 4 weitere Therapieaufenthalte angegeben.

Planmäßig und vorzeitig entlassene Klienten unterscheiden sich auch hinsichtlich ihrer Unterbringung im Strafvollzug. 57% gegenüber 37% geben an, nach der untersuchten Therapie nicht in Untersuchungs- oder Strafhaft gewesen zu sein.

Tabelle 5 gibt Aufschluß über die Anzahl und die Verteilung der Therapien, die die Befragten (n = 55) jemals in ihrem Leben wegen ihrer Abhängigkeit bis zum letzten Katamnesezeitpunkt begonnen haben. Insgesamt wurden 129 Therapien gezählt; das ergibt einen Durchschnitt von 2,3 Therapien pro befragter Person. Addiert man die durchschnittliche Zeit der Abhängigkeit vor Behandlungs-

**Tabelle 4.** Zahl der begonnenen Therapien vor und nach der untersuchten Therapie, getrennt nach planmäßig und vorzeitig entlassenen Klienten

| | Zahl der Therapien vorher[a] | | | Zahl der Therapien nachher[a] | | | | |
|---|---|---|---|---|---|---|---|---|
| | 0 | 1 | 2 | 0 | 1 | 2 | 3 | 4 |
| Planmäßige Entlassungen (n = 14) | 12 (86%) | 1 (7%) | 1 (7%) | 7 (50%) | 4 (29%) | 3 (21%) | 0 | 0 |
| Vorzeitige Entlassungen (n = 41) | 34 (83%) | 5 (12%) | 2 (5%) | 14 (34%) | 13 (32%) | 5 (12%) | 7 (17%) | 2 (5%) |
| Alle Klienten (n = 55) | 46 (84%) | 6 (11%) | 3 (5%) | 21 (38%) | 17 (31%) | 8 (15%) | 7 (13%) | 2 (4%) |

[a] Vorher: von Abhängigkeitsbeginn bis Behandlung; nachher: Behandlung bis Katamnese (8 Jahre).

**Tabelle 5.** Zahl der jemals begonnenen Therapien bis zur letzten Katamneseerhebung nach 8 Jahren

| Zahl der begonnenen Therapien | Zahl der Klienten | |
|---|---|---|
| | n | [%] |
| 1 | 17 | (31) |
| 2 | 19 | (35) |
| 3 | 7 | (13) |
| 4 | 8 | (15) |
| 5 | 3 | (5) |
| 6 | 1 | (2) |
| Gesamt | 55 | (100) |

beginn (3,5 Jahre), die durchschnittliche Behandlungszeit (0,3 Jahre) sowie die durchschnittliche Katamnesezeit (8 Jahre) zusammen, ergibt sich eine gesamte Dauer der Abhängigkeitsproblematik von fast 12 Jahren. In dieser Zeit wurden im Durchschnitt nur 2,3 Therapien besucht, d. h. etwa alle 5 Jahre eine Therapie. Dabei sollte berücksichtigt werden, daß 66% der Klienten nur 1 oder 2 Therapien begonnen haben und damit unter dem Durchschnittswert liegen. Auf 34% der Klienten entfallen 74 Therapien, das entspricht 57% aller begonnenen Therapien.

## Drogenstatus zu verschiedenen Katamnesezeitpunkten

Die im folgenden dargestellten Ergebnisse zum Drogenkonsum berücksichtigen jeweils den Zeitraum von 1 Jahr vor Katamneseerhebung. Als drogenfrei wurden Klienten bezeichnet, wenn sie im letzten Jahr vor der jeweiligen Erhebung keine illegalen Drogen einnahmen und nur selten (maximal einmal pro Monat) Cannabis oder Medikamente (ausgenommen opiathaltige oder welche mit opiatähnlicher Wirkung) einnahmen. Als rückfällig wurden auch Klienten mit Alkoholmißbrauch eingestuft.

Hinsichtlich der Drogenfreiheit läßt sich über die Zeit ein deutlicher Abwärtstrend feststellen, von 37% über 32% bis auf 24% bei der letzten Befragung. Dagegen variiert die Zahl der als rückfällig eingestuften Klienten nur gering und der Anteil der Untergebrachten liegt bei der letzten Befragung weit unter den vorher erhobenen Ergebnissen. Eine deutliche Zunahme muß bei den verstorbenen Klienten registriert werden; sie entspricht weitgehend anderen Zahlenangaben (z. B. Bschor 1983).

Den in Tabelle 6 angegebenen Prozentangaben für die drogenfreien Klienten liegt eine extrem konservative Schätzung zugrunde. Die befragten drogenfreien Personen werden zur Gesamtheit aller im Bezugszeitraum behandelten Klienten (n = 89) in Beziehung gesetzt und die nicht erreichten Personen werden als Mißerfolg gewertet. Klienten, über die zuverlässige Angaben zur Abstinenz von Dritten vorliegen, die aber nicht nachuntersucht werden konnten, werden bei dieser Berechnung ebenfalls als rückfällig eingestuft.

Die Variation und die fehlende Vergleichbarkeit der Angaben zur Drogenfreiheit in deutschsprachigen Katamneseuntersuchungen (Dittrich et al. 1976; Kielholz et al. 1976; Bernath 1978; Ludwig u. Vormann 1981; zusammenfassende Darstellung in Klett et al. 1984) erklärt sich z. T. aufgrund von unterschiedlichen Berechnungsformen. Die von der Deutschen Gesellschaft für Suchtforschung und Suchttherapie (1985) vorgeschlagenen 4 Berechnungsformen sollen hier Abhilfe schaffen.

**Tabelle 6.** Vergleich der Befragungsergebnisse zu verschiedenen Katamnesezeitpunkten (bezogen auf alle Klienten)[a]

| Status | Einjahres-katamnese | | Zweijahres-katamnese | | Katamnese nach 5 bis 10 Jahren | |
|---|---|---|---|---|---|---|
| | n | [%] | n | [%] | n | [%] |
| Drogenfrei | 33 | (37) | 29 | (32) | 21 | (24) |
| Rückfällig | 25 | (28) | 19 | (21) | 23 | (26) |
| Verstorben | 2 | (2) | 4 | (4) | 12 | (13) |
| Untergebracht | 19 | (21) | 21 | (23) | 11 | (12) |
| Nicht befragt | 10 | (11) | 16 | (18) | 22 | (25) |
| Gesamt | 89 | (100) | 89 | (100) | 89 | (100) |

[a] Konservativste Berechnungsform.

Die verschiedenen Berechnungsformen und die zugrundeliegenden Bezugsgrößen für die letzte Katamnese nach 5–10 Jahren sind im folgenden dargestellt. Bei den Berechnungsformen 1 und 2 werden nur die planmäßig entlassenen Klienten berücksichtigt, während in Berechnungsform 3 und 4 sowohl planmäßig als auch vorzeitig entlassene Klienten einbezogen wurden:
– Abstinenzquote der planmäßig entlassenen Klienten:
Berechnungsform 1:
Anteil der drogenfreien Klienten ($n = 6$), bezogen auf die in der letzten Untersuchung erreichten Klienten mit planmäßiger Entlassung einschließlich der Todesfälle ($n = 14$);
Berechnungsform 2:
Anteil der drogenfreien Klienten ($n = 6$), bezogen auf alle Klienten der Katamnesestichprobe mit planmäßiger Entlassung ($n = 21$).
– Abstinenzquote der planmäßig vorzeitig entlassenen Klienten:
Berechnungsform 3:
Anteil der drogenfreien Klienten ($n = 21$), bezogen auf die erreichten Klienten ($n = 55$) einschließlich der Todesfälle ($n = 12$), insgesamt $n = 67$;
Berechnungsform 4:
Anteil der drogenfreien Klienten ($n = 21$), bezogen auf alle Klienten des Bezugszeitraumes ($n = 89$).

**Tabelle 7.** Abstinenzquote bei verschiedenen Berechnungsformen zum Zeitpunkt der letzten Katamnese (8 Jahre; Erläuterungen s. Text)

| Berechnungsform | Bezugsgröße n | Abstinenzquote [%] |
|---|---|---|
| 1 | 14 | 43 |
| 2 | 21 | 29 |
| 3 | 67 | 31 |
| 4 | 89 | 24 |

**Tabelle 8.** Abstinenzquote zum Zeitpunkt der letzten Katamnese (5–10 Jahre) bei Berücksichtigung der Befragungsergebnisse und verläßlicher Informationen Dritter (Erläuterung s. Text)

| Berechnungsform | Bezugsgröße n | Abstinenzquote [%] |
|---|---|---|
| 3 | 82 | 34 |
| 4 | 89 | 31 |

Die Quoten nach den 4 Berechnungsformen schwanken für die letzte Katamnese nach etwa 8 Jahren zwischen 24% und 43% (Tabelle 7). Berechnungsform 2 und 4 unterschätzen das Ergebnis. Der „wahre" Wert liegt mit großer Wahrscheinlichkeit zwischen 29% und 43% bei den planmäßig entlassenen Klienten bzw. zwischen 24% und 31% bei allen Klienten. Werden neben den Befragungsergebnissen auch die verläßlichen Informationen von Dritten über nicht erreichte Klienten berücksichtigt, ergibt sich nach der Berechnungsform 3 eine Quote von 34% und nach der Berechnungsform 4 von 31% (Tabelle 8).

## Verlauf des Drogenkonsums

Werden Klienten, die bei der Einjahreskatamnese verschiedenen Gruppen zugeordnet wurden (z. B. drogenfrei, rückfällig, untergebracht), bei späteren Katamneseuntersuchungen nach den gleichen Kategorien beurteilt, so sind Aussagen über die Stabilität der Gruppenzuweisung möglich. Im folgenden werden die Verläufe für die Gruppe der drogenfreien und rückfälligen Klienten exemplarisch dargestellt.

**Drogenfreiheit zum Zeitpunkt der Einjahreskatamnese als Prognosekriterium für den langfristigen Status**

Von 33 befragten Klienten, die bei der Einjahreskatamnese drogenfrei waren, hatten zur Zweijahreskatamnese noch 23 diesen Status und bei der letzten Erhebung wurden 10 abstinente Klienten angetroffen (Abb. 1). Damit sind 30% der Ausgangsstichprobe bei der Einjahreskatamnese nach 5–10 Jahren noch drogenfrei: Die Wahrscheinlichkeit für Klienten, die bei der Einjahreskatamnese

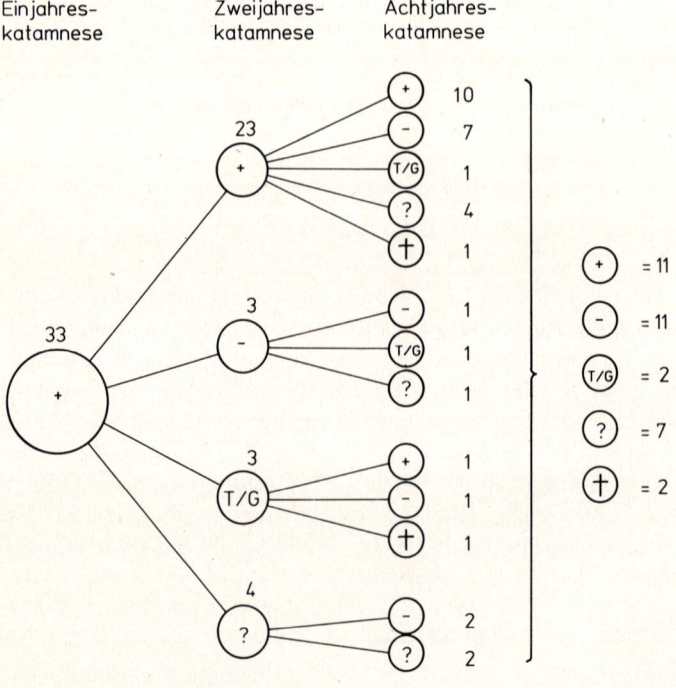

+ drogenfrei   – rückfällig   T/G untergebracht
? unbekannt/nicht befragt   † verstorben

**Abb. 1.** Drogenfreiheit zum Zeitpunkt der Einjahreskatamnese als Prognosefaktor

drogenfrei waren, nach 5–10 Jahren weiterhin drogenfrei zu bleiben, beträgt damit 0,3. Nur 2 der ursprünglich drogenfreien Klienten (6%) waren bei der letzten Katamnese unter den Verstorbenen.

**Drogenkonsum zum Zeitpunkt der Einjahreskatamnese als Prognosekriterium für den langfristigen Status**

Bei der Einjahreskatamnese wurden 25 Klienten als rückfällig eingestuft. Nur ein Klient dieser Gruppe schaffte es, bei der Zweijah-

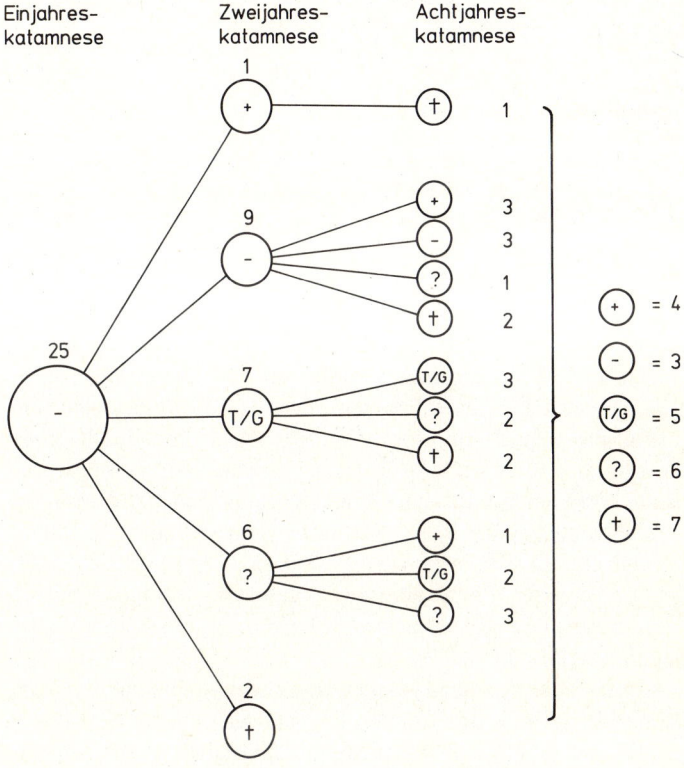

+ drogenfrei     – rückfällig     T/G untergebracht
? unbekannt/nicht befragt     † verstorben

**Abb. 2.** Drogenkonsum zum Zeitpunkt der Einjahreskatamnese als Prognosefaktor

reskatamnese drogenfrei zu sein, er verstarb allerdings bis zur letzten Erhebung. Alle anderen waren bei der Zweijahreskatamnese rückfällig, unbekannten Aufenthaltes, untergebracht oder verstorben (Abb. 2). Bei der letzten Untersuchung ergibt sich folgendes Bild: 4 (16%) sind drogenfrei, 3 (12%) nehmen Drogen, 5 (20%) sind untergebracht und etwa ein Viertel ist unbekannten Aufenthaltes. 7 Personen, das entspricht 28% dieser Unterstichprobe, sind verstorben. Der Anteil der Verstorbenen ist in dieser Gruppe am höchsten. Insgesamt 58% aller bis zur letzten Befragung verstorbenen Klienten waren zum Zeitpunkt der Einjahreskatamnese rückfällig.

## Diskussion

Vor der Diskussion einzelner Ergebnisse muß zunächst auf 2 methodische Probleme bei der Interpretation der Daten dieser Untersuchung hingewiesen werden.

Erstens fehlt eine Kontrollgruppe zur Abgrenzung der therapeutischen Effekte von zufälligen oder systematischen Einflußgrößen. Bei der Untersuchung von De Jong u. Bühringer (1978) handelte es sich um die Entwicklung und Beurteilung eines verhaltenstherapeutischen Programms, das aus zahlreichen therapeutischen Komponenten besteht. Dieses Programm wurde im Rahmen einer therapeutischen Institution des Versorgungssystems durchgeführt ("program evaluation"). Aus ethischen und versicherungsrechtlichen Gründen konnte keine Kontrollgruppe gebildet werden. Eine Kontrollgruppe, z. B. als Wartelistegruppe, ist zumindest in der Bundesrepublik Deutschland mit Drogenabhängigen nicht möglich, da Personen, die wegen einer Behandlung anfragen, bei einer Ablehnung in der Regel innerhalb kurzer Zeit einen anderen Behandlungsplatz finden.

Neben einer Kontrollgruppenuntersuchung besteht noch die Möglichkeit, die Daten mit den Ergebnissen anderer Kliniken zu vergleichen. Allerdings hat eine Sekundäranalyse deutschsprachiger Katamnesen bei Drogenabhängigen (Klett et al. 1984) gezeigt, daß die zur Verfügung stehenden Daten unvollständig und so unterschiedlich sind, daß ein solcher Vergleich kaum möglich ist. Als letztes bleibt lediglich die Möglichkeit, aus anderen Studien die Rate der Spontanheilungen zu schätzen, die vom Ergebnis dieser Untersuchung abgezogen werden muß.

Ein zweites Problem besteht in der Interpretation der Daten zum letzten Katamnesezeitpunkt. Während die Ergebnisse der ersten Katamnesen (zum Beispiel bis zu 2 Jahren) bei Vorhandensein einer Kontrollgruppe noch sinnvollerweise auf den Effekt der Therapie zurückgeführt werden können, ist dies bei langer Katamnesedauer fragwürdig. Besonders bei kleineren Klientenzahlen, wie dies in der Untersuchung von De Jong u. Bühringer der Fall war (n = 89), ist es zumindest hypothetisch möglich, daß in dem langen Zeitraum zufällige Lebensereignisse einen Einfluß auf die Abstinenz nach 5 bis 10 Jahren haben. Solche Lebensereignisse können der Tod eines Angehörigen, der Beginn oder das Ende einer Partnerschaft, die Geburt von Kindern oder sonstige emotional stark beeinflussende Erlebnisse sein. Selbst bei Vorhandensein einer Kontrollgruppe wäre es vorteilhaft, eine sehr viel größere Gruppe zu untersuchen, um Zufallseffekte ausscheiden zu können. Zur Vermeidung möglicher Fehler ist es deshalb besser, im Sinne einer konservativen Einschätzung die Ergebnisse zur letzten Katamnese nicht mehr auf den therapeutischen Einfluß zurückzuführen, sondern lediglich für sich zu interpretieren, im Sinne der Erhebung des Status von Drogenabhängigen, bei denen Informationen über einen Zeitraum von 5 bis 10 Jahren vorliegen.

Betrachtet man bei den Einzelergebnissen zunächst die Daten zum Drogenstatus bei verschiedenen Katamneseerhebungen, so fällt der deutliche Rückgang der drogenfreien Klienten auf: von 37% (Einjahreskatamnese) bis 24% (Achtjahreskatamnese); ein Rückgang von etwa einem Drittel (Tabelle 8). Aufgrund der Erfahrungen mit der Stabilität von Ergebnissen bei anderen psychischen Störungen sind solche Rückgänge zu erwarten. Andererseits ist die Höhe des Rückgangs durch ein methodisches Artefakt bedingt. Die genannte Berechnungsform ist nämlich sehr konservativ: Alle nichterreichten Klienten werden bei der Berechnung einbezogen und als rückfällig klassifiziert. Aus mehreren Untersuchungen ist jedoch bekannt, daß sich in der Gruppe der „non-responder" nicht nur Drogenkonsumierende, sondern auch drogenfreie Klienten befinden. Daß sich die Zahl der nichtbefragten Personen mehr als verdoppelt hat (von 10 bei der Einjahreskatamnese auf 22 bei der letzten Katamnese) sind in dieser Gruppe mit hoher Wahrscheinlichkeit auch mehr drogenfreie Klienten als bei der Ein- und Zweijahreskatamnese. Dies wird noch dadurch unterstützt, daß sich bei einem Vergleich der befragten Personen mit der gesamten Katamnesestichprobe keine Unterschiede ergaben, insbesondere auch nicht im Anteil der planmäßigen Entlassungen, die wiederum zumindest in den ersten Katamneseuntersuchungen einen Prognosefaktor für Abstinenz darstellen (Tabelle 2). Berechnet man den Anteil drogenfreier Klienten ohne die Gruppe der nichterreichten Personen, so ergeben sich Werte von 42%, 40% beziehungsweise 31% in der letzten Erhebung. Auch hier zeigt sich ein Rückgang der Ergebnisse, aber nicht in dem Ausmaß wie bei der konservativsten Berechnungsform.

In Tabelle 7 sind die verschiedenen Berechnungsformen gemäß der Deutschen Gesellschaft für Suchtforschung und Suchttherapie (1985) zusammengestellt. Die Daten machen deutlich, welche Unterschiede sich allein durch verschiedene methodische Ansätze ergeben. Dabei ist noch völlig unberücksichtigt, wie die Daten gewonnen werden und in welcher Form Abstinenz definiert wird. Vergleiche mit bisherigen Untersuchungen sind kaum möglich. Deutlich wird die Notwendigkeit von Standards für die Datenerhebung und -auswertung, um solche Untersuchungen mit anderen vergleichen zu können.

Die oben genannten Daten berücksichtigen nur Informationen, die direkt in Interviews mit den Klienten gewonnen wurden. Bezieht man überprüfte und zuverlässige Informationen Dritter mit ein, so ergeben sich deutlich bessere Ergebnisse; wiederum ein Indiz, daß nicht alle für Interviews nichterreichte Klienten automatisch rückfällig sind. Unter Einbeziehung solcher Informationen Dritter sind etwa ein Drittel aller Klienten durchschnittlich noch zumindest 1 Jahr drogenfrei bei der Achtjahreskatamnese (Tabelle 8).

Weiterhin ist auffällig, daß sich nur noch geringe Unterschiede in der Abstinenz zwischen planmäßig und vorzeitig abgeschlossenen Klienten zeigen. Während zur Zweijahreskatamnese 32% aller Klienten abstinent sind gegenüber 80% der Teilgruppe der planmäßig Entlassenen, lauten die Werte bei der Achtjahreskatamnese 24% und 29%. Der letzte Wert für die planmäßig entlassenen

Klienten ist wahrscheinlich in der Realität größer, da zur Zweijahresnachkontrolle alle Klienten dieser Gruppe erreicht werden konnten, während in der Achtjahresnachkontrolle 25% nicht erreicht werden konnten. Dennoch ist der deutliche Unterschied nicht mehr vorhanden; der Effekt einer planmäßigen Durchführung der Therapie scheint sich über so lange Zeit zu reduzieren.

Interessant ist, neben den Angaben zu einem bestimmten Zeitpunkt, das Verhalten im Verlauf des gesamten Katamnesezeitraums. Diese Daten zum Drogenkonsum sind im einzelnen noch nicht ausgewertet. Hinweise geben aber die bereits analysierten Angaben zur Anzahl der Behandlungen im Katamnesezeitraum. Es zeigen sich klare Unterschiede zwischen planmäßig und vorzeitig Entlassenen: Während 50% der planmäßig Entlassenen nach der hier ausgewerteten Therapie im gesamten Katamnesezeitraum keine weitere Therapie besucht haben und weitere 50% nur 1 oder 2 Therapien, lauten die vergleichbaren Werte bei den vorzeitigen Entlassungen: 34% keine Therapie im gesamten Katamnesezeitraum, 44% 1 oder 2 Therapien und 22% 3 oder 4 Therapien. Die vorzeitig entlassenen Klienten haben deutlich schlechtere Werte (Tabelle 4). Das gilt auch für den Anteil von Personen, die im Katamnesezeitraum wieder in Haft gewesen waren.

Auffällig und abweichend von den bisherigen Erwartungen sind die Angaben zur Gesamtzahl jemals begonnener stationärer Therapien zur Behandlung der Drogenabhängigkeit. Setzt man die gesamte Zahl aller stationären Aufenthalte in Relation zur gesamten Dauer der Abhängigkeitsproblematik (Beginn der Abhängigkeit bis letzte Katamnese), so ergeben sich im Durchschnitt nur 2,3 Aufenthalte auf etwa 12 Jahre, d. h. etwa alle 5 Jahre eine Behandlung. Dies wird als erstaunlich niedrig im Vergleich zu den häufig diskutierten Behauptungen angesehen, daß Drogenabhängige von einem Therapieaufenthalt in den nächsten „wandern" und letzten Endes das Versicherungssystem mißbrauchen würden (Tabelle 5).

Bedrückend ist die Zunahme der Todesfälle über die Katamnesezeitpunkte. Waren zur Einjahreskatamnese noch 2% und zur Zweijahreskatamnese 4% verstorben, waren es zur Achtjahreskatamnese bereits 13%. Diese hohe Todesrate verdeutlicht die Notwendigkeit, alle Anstrengungen zur Verbesserung der bisher erreichten Therapieergebnisse zu unternehmen.

# Literatur

Bernath C (1978) Katamnese drogenabhängiger Jugendlicher aus dem Rehabilitationscenter Ulmenhof in Ottenbach. Medizinische Dissertation, Universität Zürich

Bschor F, Wessel J (1983) Zur Überlebensquote Drogenabhängiger. Deutsch Med Wochenschr 108:1345–1351

Bühringer G, De Jong R, Kaliner B, Kraemer S, Ferstl R, Feldhege F-J (1978) Beschreibung eines stationären verhaltenstherapeutischen Programms zur Behandlung jugendlicher Drogenabhängiger. In: De Jong R, Bühringer G (Hrsg) Ein verhaltenstherapeutisches Stufenprogramm zur stationären Behandlung von Drogenabhängigen. Röttger, München, S 9–104

Bühringer G, De Jong R (1980) Manual für die stationäre Behandlung (Entwöhnung) von Drogenabhängigen. In: Kraemer S, De Jong R (Hrsg) Therapiemanual für ein verhaltenstherapeutisches Stufenprogramm zur stationären Behandlung von Drogenabhängigen. Röttger, München, S 97–205

De Jong R, Henrich G (1978) Ergebnisse eines stationären Programms zur Behandlung jugendlicher Drogenabhängiger: Katamnesen nach einem bzw. zwei Jahren. In: De Jong R, Bühringer G (Hrsg) Ein verhaltenstherapeutisches Stufenprogramm zur stationären Behandlung von Drogenabhängigen. Röttger, München, S 281–310

Deutsche Gesellschaft für Suchtforschung und Suchttherapie (1985) Standards für die Durchführung von Katamnesen bei Abhängigen. Lambertus, Freiburg

Dittrich J, Gnerlich F, Huennekens H, Rometsch W, Thomas B (1976) Erfolg und Mißerfolg bei der stationären Behandlung von Drogenabhängigen. Suchtgefahren 22:121–140

Kielholz P, Hauser O, Balmer R, Ladewig D, Hobi V, Weidemann M (1976) Therapie, Katamnese und Prognose der Drogenabhängigkeit. Deutsch Med Wochenschr 101:521–526

Klett F, Hanel E, Bühringer G (1984) Sekundäranalyse deutschsprachiger Katamnesen bei Drogenabhängigen. Suchtgefahren 30:245–265

Ludwig G, Vormann G (1981) Katamnestische Untersuchung für die Therapeutischen Gemeinschaften der Step-Gem. Gesellschaft für Sozialtherapie und Pädagogik für den Zeitraum 1973–1980. Informationen aus der Therapiekette Niedersachsen 6:29–39

Petermann F (1978) Veränderungsmessung. Kohlhammer, Stuttgart

# Ausgewählte Ergebnisse einer Zwölfjahresstudie behandelter Drogenkonsumenten

P. Raschke, W. Rometsch

## Zusammenfassung

Die vorliegende Untersuchung ist als Intensivbefragung aller ehemaliger Patienten (n = 268) der Einrichtungen für Langzeittherapie und Rehabilitation des Hammer Modells angelegt. Berichtet werden Struktur- und Entwicklungsdaten der Patientengruppe. Anhand erster Ergebnisse zum Therapieerfolg wird auf die Probleme der Erfolgsmessung bei Katamnesen eingegangen.

## Einleitung

Unter der Bezeichnung *Hammer Modell* widmen sich seit 1970 verschiedene Einrichtungen in Hamm der Arbeit mit jungen Drogenabhängigen. Ein erster Versuch zur Erfolgskontrolle wurde 1975 unternommen. Von den 80 in der Zeit von 1970 bis 1974 behandelten Drogenabhängigen konnten 74 katamnestisch erfaßt werden. Die Ergebnisse wurden in verschiedenen Publikationen veröffentlicht (Dittrich et al. 1976).

Mit Förderung der Deutschen Hauptstelle gegen die Suchtgefahren konnte 1981 damit begonnen werden, die methodischen und inhaltlichen Voraussetzungen – Organisation und Konzeption der Einrichtungen sowie die Entwicklung der Patientenstruktur – zu erarbeiten, die für die Konzeptionierung, Planung und Durchführung einer zweiten katamnestischen Untersuchung notwendig waren (Raschke u. Schliehe 1982).

Diese Untersuchung ist als eine Intensivbefragung aller ehemaligen Patienten der Einrichtungen für Langzeittherapie und Rehabilitation des Hammer Modells angelegt. Sie begann 1982 und wurde vom Ministerium für Arbeit, Gesundheit und Soziales gefördert[1].

---

[1] Das Gesamtprojekt wird an der Universität Bielefeld von Dr. P. Raschke und Dr. F. Schliehe unter Mitarbeit von Dr. W. Bohnert, Dipl.-Soz. A. Groenemayer und Dipl.-Soz. D. Fischer durchgeführt.

Im folgenden *Teil I* finden sich die wichtigsten Struktur- und Entwicklungsdaten der Patientengruppe, mit der die therapeutischen Einrichtungen des Hammer Modells gearbeitet haben. In *Teil II* wird anhand erster empirischer Ergebnisse der Hauptstudie auf Probleme der Erfolgsmessung katamnestischer Untersuchungen eingegangen.

## Teil I: Die Drogenpatienten in der vortherapeutischen und therapeutischen Phase

(P. Raschke, W. Rometsch)

Zwischen 1970 und 1981 wurden insgesamt 268 Patienten im Rahmen des Hammer Modells behandelt, davon durchliefen 220 die Entwöhnungsphase im Westfälischen Institut für Jugendpsychiatrie und Heilpädagogik (im weiteren Text Klinik genannt). Im Rahmen der Vorstudie wurden von 190 der 220 Patienten die Struktur- und Entwicklungsdaten anhand der Akten erhoben. Die Ergebnisse dieser Aktenanalyse sollen im folgenden dargelegt werden [2].

## Das „Hammer Modell" bzw. das „Regionale Verbundsystem Hamm"

Wie unten noch ausgeführt werden wird, stehen bei dieser Untersuchung v. a. die Wirkungsweisen und Erfolgsbedingungen von Einrichtungen der Therapie und Rehabilitation des *Hammer Modells* im Vordergrund.

Die Organisation und die Zuordnung der verschiedenen Einrichtungen des Hammer Verbundsystems sowie die Angaben über die Behandlungsdauer und die jeweilige Aufgabenstellung sind der Übersicht (s. S. 182, 183) zu entnehmen.

*Träger und Einrichtungen des Hammer Modells*

Das *Hammer Modell* setzte sich aus 5 unterschiedlichen Einrichtungen zusammen, die ihre Aufgaben koordiniert, aber in selbstän-

---

[2] Den nachfolgenden Ausführungen liegt weitgehend der Beitrag von P. Raschke: *Die Drogenpatienten der jugendpsychiatrischen Klinik und des Rehabilitationswohnheims* (in: Raschke u. Schliehe 1982) zugrunde.

diger, dezentraler Organisationsform wahrnehmen. Zum Zeitpunkt der Untersuchung waren dies:

1) Eine *Beratungsstelle für Drogenfragen und Krisenhilfe*,
2) eine *Drogenstation im Westfälischen Institut für Jugendpsychiatrie und Heilpädagogik* (bis 1981 8, dann 18 Plätze),
3) ein *Rehabilitationswohnheim* (12 Plätze),
4) ein *Schulprojekt*,
5) ein Projekt *Ambulante Dienste*.

Diese Einrichtungen sind organisatorisch unterschiedlichen Trägern zugeordnet (1, 3 und 5 dem Arbeitskreis für Jugendhilfe e. V., 2 und 4 dem Landschaftsverband Westfalen-Lippe, Westfälisches Institut für Jugendpsychiatrie und Heilpädagogik). Erwähnenswert ist vielleicht noch, daß hier ein öffentlicher und ein privater Träger seit über einem Jahrzehnt erfolgreich miteinander kooperieren.

**Die Patienten der Drogenabteilung**
**des Westfälischen Instituts für Jugendpsychiatrie**
**und Heilpädagogik im Zeitraum von 1970 bis 1981**

Die ausgewählten Daten aus der *vortherapeutischen* bzw. *therapeutischen Phase* der in der Klinik zur Entwöhnung aufgenommenen Drogenabhängigen werden zur Darstellung der Entwicklung im Laufe des Untersuchungszeitraums in 3 Phasen (1970–1973, 1974–1977, 1978–1981) eingeteilt. Diese zeitliche Gliederung korrespondiert zudem auf der konzeptionellen Ebene mit einem ausgeprägten Differenzierungsprozeß (*Aufbauphase, Phase der Formalisierung und Methodisierung, Phase der Flexibilisierung und Reindividualisierung*)[3].

Eine Unterscheidung in eine *vortherapeutische, therapeutische* und *nachtherapeutische Phase* erscheint sinnvoll, wenn man die Vielzahl der in den therapeutischen Gesamtprozeß hineinwirkenden Faktoren (für eine ähnliche Vorgehensweise vgl. Cutter et al. 1977, bei denen jedoch die nachtherapeutische Phase unberücksichtigt bleibt) angemessen berücksichtigen will. Die Erfahrungen und Erlebnisse aus der vortherapeutischen Phase stellen den "input" der eigentlichen therapeutischen Bemühungen dar.

---

[3] Vergleiche den Beitrag von W. Bohnert: *„Konzeptionelle Entwicklugn des Hammer Modells"* (in: Raschke u. Schliehe 1982).

**Hammer Modell**

| Träger: | Arbeitskreis für Jugendhilfe e. V. | Landschaftsverband Westfalen-Lippe, Westfälisches Institut für Jugendpsychiatrie und Heilpädagogik |
|---|---|---|
| Dauer: | Variabel | 9 Monate |

| Einrichtung: | Drogenberatungsstelle | · · | Drogenabteilung des Westfälischen Instituts |
|---|---|---|---|

| Aufgabenstellung: | – Kontaktarbeit<br>– Motivationsarbeit<br>– Sozialbericht<br>– Kostenregelung<br>– Vermittlung | Entwöhnungsbehandlung<br>– Einzel- und Gruppentherapie<br>– Körperliche Stabilisierungsprogramme, Sport<br>– Arbeits- und Beschäftigungstherapie<br>– Freizeitangebote |
|---|---|---|
| Gründungsjahr: | 1971 | 1970 |

| Landschaftsverband Westfalen-Lippe | Arbeitskreis für Jugendhilfe e. V. | Arbeitskreis für Jugendhilfe e. V. |
|---|---|---|

Variabel
(nach angestrebtem
Abschluß)

9 Monate

Variabel

```
┌─────────────────┐                          ┌─────────────────┐
│                 │                          │                 │
│  Schulversuch   │                          │ Schulsozialarbeit│
│                 │                          │                 │
└─────────────────┘                          └─────────────────┘
         ┌─────────────────┐      ┌─────────────────┐
         │ Rehabilitations- │      │   Ambulante     │
         │   wohnheim       │      │   Nachsorge     │
         └─────────────────┘      └─────────────────┘
                                   ┌─────────────────┐
                                   │   Berufliche    │
                                   │  Übergangs-     │
                                   │  maßnahmen      │
                                   └─────────────────┘
```

| Nachholen des Schulabschlusses | Stationäre Nachsorge | – Sozialpädagogische Begleitung der Modellschule |
|---|---|---|
| – Hauptschulabschluß | – Soziale und berufliche Wiedereingliederung | – Einzelbetreuung, Krisenintervention, Selbsthilfe- bzw. Ehemaligengruppe |
| – FOS-Reife | – Selbstversorgung | – Maßnahmen der beruflichen Wiedereingliederung |

| 1979 | 1971 Übergangswohnheim | 1980 |
|---|---|---|
| | 1977 Rehabilitationswohnheim | |

## Vortherapeutische Phase

*Die Drogenpatienten der Klinik im zeitlichen Verlauf. Geschlecht:* 61% (116) der Patienten waren männlichen, 39% (74) weiblichen Geschlechts. In der 3. Phase (1978–1982) kehrte sich das Verhältnis aus zum Teil unerklärbaren Gründen nahezu um (männlich 35%, weiblich 65% der Patienten).

Bei Therapiebeginn waren die Patienten im Durchschnitt 18,8 Jahre alt. Das Durchschnittsalter hat sich von 18,0 Jahren zwischen 1970 und 1973 auf 19,8 Jahren zwischen 1978 und 1981 erhöht (Tabelle 1).

Hinter diesen Durchschnittswerten verbergen sich zwei Entwicklungen. Anfang der 70er Jahre gab es bekanntermaßen noch nicht so viele „alte" Drogenkonsumenten.

Die 17- bis 20jährigen Drogenkonsumenten brauchen zudem heute länger, bis sie sich zu einer Therapie entschließen (s. unten).

Die Heterogenität in der Alterszusammensetzung der Patienten ist größer geworden, so daß sich fast schon ein Alterssplitting bei den Patienten zwischen den sehr jungen Drogenkonsumenten auf der einen Seite und den jungen Erwachsenen auf der anderen Seite abzeichnet.

*Opiate*, insbesondere *Heroin*, konsumierten 75% der Patienten, ihr Anteil nahm von 68% zu Beginn der 70er Jahre auf 82% im Zeitraum 1978–1981 zu.

Der Gebrauch von *Alkohol* stieg drastisch an (von 29% auf 64%), wobei anzumerken bleibt, daß in den frühen 70er Jahren der Erfassung des Alkoholkonsums im Rahmen der sog. Drogenkarriere oftmals wenig Aufmerksamkeit geschenkt wurde.

**Tabelle 1.** Alter der Patienten

| Alter (Jahre) | Aufnahmejahr | | | Insgesamt |
|---|---|---|---|---|
| | 1970–1973 [%] | 1974–1977 [%] | 1978–1981 [%] | [%] |
| Bis 17 | 44 | 31 | 29 | 36 |
| 18–20 | 55 | 53 | 38 | 50 |
| 21 und älter | 1 | 16 | 33 | 14 |
| Gesamt (n) | 82 | 62 | 45 | 189 |

**Tabelle 2.** Benutzte Drogen der Patienten

| Drogen | Aufnahmejahr | | | Insgesamt |
|---|---|---|---|---|
| | 1970–1973 [%] | 1974–1977 [%] | 1978–1981 [%] | [%] |
| Alkohol | 29 | 29 | 64 | 38 |
| Cannabis | 92 | 94 | 91 | 92 |
| Halluzinogene | 84 | 85 | 60 | 78 |
| Amphetamine | 41 | 63 | 58 | 52 |
| Opiate/Heroin | 68 | 77 | 82 | 75 |
| Gesamt (n) | 76 | 52 | 45 | 173 |

Bemerkenswert ist noch, daß der *Amphetamingebrauch* von 41% auf 58% angestiegen ist, wobei die weiblichen Konsumenten mit 68% besonders im Zeitabschnitt 1978–1981 sehr hoch liegen (Tabelle 2).

*Einstiegsalter*

Insgesamt sank das Einstiegsalter von 15,4 Jahren zu Beginn (1970–1973) auf 14,2 Jahren heute (1978–1981). Vor allem der Anteil der Patienten, die mit 12 Jahren oder früher mit illegalen Drogen begannen, stieg von 1% auf 16% an. Hier spiegelt sich die oftmals zitierte Beobachtung des sinkenden Einstiegsalters wider, wobei sich aber für eine Drogenabteilung im Rahmen einer Kinder- und Jugendpsychiatrie eine besondere Situation ergibt.

Das Absinken des Alters gilt jedoch nicht dem *Erstkonsum* sog. *harter Drogen.* Der Konsum von Opiaten begann damals wie heute durchschnittlich mit 16,1 Jahren, der Einstieg in den Gebrauch *weicher Drogen* hingegen mit 14,8 Jahren. Er erfolgte im letzten Fall in der Regel sporadisch (83%) und im Kontext einer Gruppe (88%). Die Grundgegebenheiten haben sich in dem Untersuchungszeitraum nicht wesentlich verändert. Ebenso blieb die Zeitspanne des Umstiegs von „weichen" auf „harte" Drogen mit 2,2 Jahren weitgehend konstant.

*Konsumdauer*

Zugenommen hat jedoch die *Dauer des Konsums illegaler Drogen* vor der 1. Behandlung in Hamm. Dies gilt sowohl für die Dauer des „weichen" als auch des „harten" Drogenkonsums. Im Durchschnitt benutzten sie vor Therapiebeginn 3,8 Jahre lang illegale Drogen bzw. 1,3 Jahre lang „harte" Drogen. Diese Zeitspanne stieg 1970–1973 von 2,8 auf heute 5,0 Jahre bzw. bei „harten" Drogen von 0,6 auf 2,1 Jahre an. Insgesamt kommen also die Patienten mit einer verlängerten Drogenerfahrung, die bereits in jüngsten Jahren beginnt, in die Therapie. Ihre Lebenserfahrung ist daher in einem sehr hohen Maße durch die Droge geprägt, so daß es für die Therapie zunehmend zum Problem wird, an andere Erfahrungen und Lebensabschnitte anzuknüpfen. Immerhin stieg der Anteil der Patienten, die eine mindestens 6jährige Drogenerfahrung bei Therapiebeginn aufwiesen, von früher 4% auf 38% an. Auch der langjährige (mindestens 3 Jahre lang) Konsum „harter" Drogen nahm deutlich zu: von 4% auf 33%.

*Therapiebereitschaft und Selbstentzug, Suizidversuche*

Die Therapiebereitschaft hat sich sicherlich in den letzten Jahren stark verändert. Therapie wird möglicherweise von den Drogenkonsumenten immer weniger als geeignetes Mittel betrachtet, von der Droge wegzukommen; oder die therapeutischen Ziele einer tiefgreifenden und für den Abhängigen ungewissen und unkontrollierbaren Persönlichkeitsveränderung erzeugen bei dem Konsumenten eine diffuse Angst, die ihn versuchen läßt, sich selbst zu heilen. Dieses deutet die auffällige Zunahme der *Selbstentzüge* an. Waren es 1970–1973 nur 17% der Patienten, so versuchten es 1978–1981 immerhin 50%, sich von den „harten" Drogen zu lösen.

Längerer Drogenkonsum führte auch auf der einen Seite vermehrt dazu, Selbstentzüge zu versuchen. Die durchschnittliche Dauer des Drogenkonsums vor Therapiebeginn lag bei den Patienten mit versuchten Selbstentzügen bei 5,6 Jahren, bei den übrigen mit 4,2 Jahren deutlich niedriger.

Auf der anderen Seite entwickelte sich eine erhöhte Suizidgefährdung. Darauf deutet die erschreckende Zunahme von Patienten hin, die *Suizidversuche* unternommen hatten: Waren es 1970–1973 nur 15%, so stieg die Zahl 1978–1981 auf 36% an.

*Familiäre und soziale Situation.* Die untersuchten Patienten entsprachen in ihrem *soziodemographischen Grundbild* weitgehend dem der Normalbevölkerung. Sie kamen nach außen hin aus „Durchschnittsfamilien". Im Laufe ihrer Kindheit mußten die meisten Patienten jedoch Erlebnisse verarbeiten, die durchaus Anlaß für *Sozialisations- und Beziehungsstörungen* sein können. So mußten 56% der Patienten in ihrer Jugend den Verlust eines Elternteils durch Trennung, Scheidung oder Tod verarbeiten, und 43% erlebten Gewalt in der Familie oder Suchtverhalten der Eltern. Bei insgesamt 72% der Patienten waren solche Elemente einer *Broken-home-Situation* gegeben.

## Schule

Die Abweichungen von der Normalbevölkerung hinsichtlich des *Schulbesuches* sind ebenfalls nicht sehr gravierend, wenngleich ein gewisser Abbau über die verschiedenen Phasen aus den qualifizierenden Schulen stattgefunden hat. Dieses Bild ändert sich schlagartig, wenn man nach *Schulabschlüssen*, Berufsausbildung und Arbeitslosigkeit fragt. Die Schule beendeten zwar früher 61% der Patienten und heute 67%, ohne jeden Abschluß waren jedoch damals nur 10%, heute trifft dies auf 31% zu.

## Berufsausbildung

Für die Berufsausbildung verschlechtert sich das Bild noch einmal. Nach Beendigung oder Abbruch der Schule begannen 18% der Patienten keine Berufsausbildung, 46% brachen sie ab, 19% wechselten direkt von der Lehre in die Therapie, und nur 17% konnten eine abgeschlossene Ausbildung vorweisen. Soweit sie Schule oder Lehre bereits verlassen hatten, war die Hälfte von ihnen bei Therapiebeginn *ohne Arbeit*.

## Kriminalität

Eine wesentliche Belastung stellt die *Kriminalisierung* dar. Hiervon sind die männlichen Patienten stärker betroffen als die weiblichen. Kein gerichtliches Verfahren konnten 35% der Patienten aufweisen, über die 3 Phasen sank der Anteil von 40% auf 32%.

Mit völlig abgeschlossenen Verfahren kamen 9% der Patienten, mit einem schwebenden Verfahren 34%, unter Bewährungsauflage standen 23%, davon hatten 25% zusätzlich ein laufendes Verfahren. In den Prozentanteilen haben sich im Untersuchungszeitraum

ganz erhebliche Verschiebungen ergeben. Früher erreichten 55%
der Patienten die Therapie ohne ein völlig abgeschlossenes Verfahren, heute sind es nur noch 43%.

*Therapeutische Phase*

Die Erforschung therapiespezifischer Variablen weist noch erhebliche Lücken auf (Reed 1978; Sells u. Simpson 1979). Kaum ein Gegenstand systematischer Untersuchungen wurde bisher das Personal und die Organisation. Auf die am häufigsten untersuchten Variablen soll nachfolgend kurz eingegangen werden.

*Aufenthaltsdauer*

Die durchschnittliche *Aufenthaltsdauer in der Entwöhnungsphase*
betrug 193 Tage, das entspricht etwa 6 ½ Monate.

20% der Patienten verließen die Therapieeinrichtung innerhalb
eines Monats, fast 40% innerhalb der ersten 3 Monate. Die je nach
Phase verschieden praktizierten therapeutischen Konzeptionen erzielten hierbei keine unterschiedliche Wirkung.

*Planmäßige Entlassung*

Planmäßig beendeten 42% der Patienten die Therapie, wegen Erkrankung kamen 14% in eine andere Klinik, wegen Verletzung der
Therapiebedingungen wurden 10% vorzeitig entlassen, und aus eigenem Antrieb brachen 43% der Patienten die Therapie ab.

*Rückfälle und Entweichungen*

Krisenpunkt jeder Therapie sind die unerlaubten Entfernungen
aus der Einrichtung und die Rückfälle mit legalen oder illegalen
Drogen. Zu kurzen *Unterbrechungen* der Therapie (mindestens einen Tag) kam es bei 18% der Patienten.

*Rückfälle mit Drogen* hatten sogar 45% der Patienten, 16% davon mehrere; bei 65% ereignete sich der Rückfall in den ersten beiden Monaten.

Die durchschnittliche Dauer bis zum ersten Rückfall betrug etwa 1 ½ Monate. Es erscheint daher gerechtfertigt, die Rückfälle als
temporäres Element des therapeutischen Prozesses zu betrachten
und ihnen nicht durch eine allzu rigide Sanktionierung (z. B. Entlassung) einen Stellenwert zuzuweisen, der ihnen nicht zukommt.

**Schlußbemerkung**

Die *zentralen Ergebnisse* können wie folgt festgehalten werden:

1) Die Probleme der Drogenkonsumenten haben sich quantitativ erweitert und qualitativ verschärft. Sie bringen aus dem sozialen Bereich sich kumulierende Probleme mit (Abbruch von Schule und Ausbildung, Arbeitslosigkeit, Kriminalisierung), wodurch eine verstärkte soziale Desintegration als neues therapeutisches Problem auftritt. Die soziale Problematik verbindet sich mit den über die Jahre konstant anzutreffenden Grundproblemen von Beziehungsstörungen und familiären Schädigungen, die sich in einer zunehmenden psychischen Labilität und Suizidgefährdung äußern.

2) Die Patienten haben immer früher mit dem Drogenkonsum begonnen und brauchen immer länger, bis sie eine Therapie beginnen. Ihre Lebenserfahrung ist immer ausschließlicher von der Droge bestimmt, so daß es kaum noch Anknüpfungspunkte an andere Formen der Lebensgestaltung gibt. Dies gilt insbesondere für die jüngeren Patienten.

3) Die Heterogenität unter den Patienten wird immer stärker. Das gilt für das Alter, für die Zeitdauer des Drogenkonsums, für die Ausschließlichkeit der lebenspraktischen Drogenerfahrung, die mitgebrachten Qualifikationsdefizite, den Kriminalisierungsgrad und dem justiziellen Druck während der Therapie. Das erbringt eine komplexe Struktur an unterschiedlichen Bedingungen und Anforderungen, die kaum noch unter einheitliche Therapiekonzeptionen zu bringen sind.

## Teil II: Probleme der Erfolgsmessung

(P. Raschke)

Das Ziel der katamnestischen Zwölfsjahresstudie, von der hier die Rede ist[4] und über deren therapeutischen Ausgangsbedingungen

---

[4] Der Hauptteil der Studie wird von P. Raschke u. F. Schliehe unter Mitarbeit von D. Fischer und A. Groenemeyer an der Universität Bielefeld zur Zeit durchgeführt und vom Ministerium für Arbeit, Gesundheit und Soziales in Nordrhein-Westfalen finanziert.

im ersten Teil berichtet wurde [5], ist, die Bestimmung des Erfolgs einer Therapie oder, um es genauer und vorsichtiger zu formulieren, die Auswirkungen therapeutischer Intervention auf die Lebensgestaltung von Drogenkonsumenten herauszufinden. Allerdings sollen hier noch keine Erfolgsberechnungen vorgelegt oder Wirkungslinien aufgezeigt werden. Uns scheint es dringlicher zu sein, anhand empirischer Daten einige *methodische Aspekte* katamnestischer Untersuchungen in den Vordergrund zu rücken. Wir wollen zum einen vor dem *„klassischen" Fehler* warnen, die aktuellen Befunde ehemaliger Patienten einer oft zeitlich weit zurückliegenden Therapie *unmittelbar* als „Erfolg" zu bezeichnen. Zum anderen plädieren wir dafür, auf eine *eindimensionale*, allein am Drogenverhalten orientierte Erfolgsmessung zu verzichten. Die bisherige empirische Analyse zeigt, daß nur ein hinreichend differenziertes Forschungsdesign die Möglichkeit eröffnet, die konkurrierenden und überlappenden Einflüsse in der posttherapeutischen Phase zu analysieren und daß dadurch die *kurzschlüssige* Identifikation von Therapieerfolg bzw. -mißerfolg mit der beim Interview vorgefundenen Situation vermieden werden kann.

## Erfolgsindikatoren

Um den Erfolg einer Therapie bestimmen zu können, ist es wünschenswert, daß sich etwas gegenüber der Anfangssituation verändert hat. Für die ehemaligen Drogenpatienten der Hammer Klinik seit 1970 haben in vielerlei Hinsicht deutliche Veränderungen zwischen der Situation zur Zeit der Aufnahme in die Langzeittherapie und dem Interviewzeitpunkt stattgefunden. Um einige Zahlen zu nennen [6]:

1) Waren zu Beginn der Therapie fast alle (98%) der befragten Patienten *regelmäßige* Drogenkonsumenten und 77% von Heroin abhängig, so traf dies zum Befragungszeitpunkt nur noch auf 41% bzw. 35% zu. Der Anteil der drogenfreien Patienten stieg

---

[5] Dieser Teil der Studie wurde von P. Raschke und F. Schliehe unter Mitarbeit von W. Bohnert und D. Fischer an der Universität Bielefeld durchgeführt und von der Deutschen Hauptstelle für Suchtgefahren finanziert (Raschke u. Schliehe 1982).
[6] Die folgenden Zahlen beziehen sich auf 111 befragte ehemalige Patienten der Jugendpsychiatrischen Klinik in Hamm (Westfalen) und entsprechen einer Erfassungsquote von 70%.

von Null auf 38%. Drogenfreiheit bedeutet hier, daß sie seit längerer Zeit *keine illegalen Drogen* nahmen und auch kein übermäßiger Konsum legaler Rauschmittel wie z. B. Alkohol vorkam[7].

2) Aber nicht nur hinsichtlich der Intensität und der Schwere des Drogenmittels gab es signifikante Veränderungen, sondern auch die *subkulturelle Affinität*, soweit sie sich in der Zuwendung zur "Scene" ausdrückt, hat gewechselt. Vor Beginn der Therapie hielten sich 83% der Patienten regelmäßig und häufig in der "Scene" auf, heute sind es nur noch 5%. Ebenso, wenn auch weniger deutlich, schwächte sich die *Kriminalisierung* ab: Gerichtlichen Verfahren vor bzw. nach der Therapie waren 65% bzw. 45% der Patienten ausgesetzt gewesen. Die hohe *Rate der Suizidversuche* sank von 28% vor der Therapie auf 12% danach.

3) Ein Wechsel war auch beim *Freundeskreis* zu beobachten. Hatten damals nur 33% noch engere Kontakte zu Gleichaltrigen, die keine Drogen nahmen, zählten fast alle Befragten jetzt Nichtdrogenkonsumenten zu ihren Freunden. Bei fast 40% der Patienten hielt sich der gesamte Freundeskreis von Drogen fern.

4) Ebenso hatte sich die *familiäre Gestaltung* weiterentwickelt: 73% der Patienten hatten einen festen Partner, 34% waren eine Ehe eingegangen und 37% lebten mit ihrem (Ehe-)Partner zusammen, von ihnen hatten 44% Kinder.

5) Ein Trend zur höheren *schulischen Qualifikation* und zur Beendigung der *beruflichen Ausbildung* ist ebenso unverkennbar. Der Anteil derjenigen ohne jeden Abschluß verringerte sich von 21% auf 8% und der Anteil derjenigen mit einem qualifizierten Abschluß einer allgemeinbildenden Schule – mittlere Reife oder Abitur u. ä. – stieg von 30% auf 48%. Auch die Zahl der beruflich Qualifizierten stieg an. Bei Therapiebeginn konnten nur

---

[7] Auf die Problematik der Definition von „Drogenfreiheit" soll hier nicht weiter eingegangen werden. Je nach „Milde" der Definition erhöht sich die „Erfolgsquote". Läßt man z. B. zu, daß gelegentlicher Haschkonsum (monatlich) unberücksichtigt bleibt, ignoriert man den Alkoholkonsum und setzt die Prüfspanne für diese „Drogenfreiheit" auf 1 Jahr fest, so ergäbe sich in unserer Untersuchung eine Erfolgsquote von 44%.

20% der aus den Schulen Entlassenen eine abgeschlossene Lehre vorweisen, heute sind es 58%. Die *Arbeitslosigkeit* blieb dagegen konstanter Problemfaktor. Etwa 33% der aus den Schulen Entlassenen waren ohne Tätigkeit gewesen.

Gewandelt hat sich offensichtlich vieles, wobei *strikt* vermieden werden sollte, die Veränderungen *unmittelbar* mit „Erfolg" gleichzusetzen. Zum einen bedürfte es einer inneren Gewichtung der positiven und negativen Veränderungen in den verschiedenen oben angedeuteten Bereichen. Zum anderen vermitteln die angeführten Informationen aber *nur eine Momentaufnahme* zu einem für die Interviewten zufälligen und keine Lebensabschnitte markierenden Zeitpunkt. Sie verraten also nichts darüber, wie die aktuelle Situation der Interviewten zustande gekommen ist und ob sie andauern wird. Zwar war für fast 66% der Befragten ihre Gesamtsituation seit längerem konstant, aber dies sagt wenig für die Zukunft aus und noch weniger über die wechselhaften Veränderungen, dem „Auf und Ab" in dem Zeitraum zwischen Therapie und Interview. Einige Daten bezüglich des Drogenkonsums können dies verdeutlichen.

Die meisten Patienten hatten kurz nach der Therapie mindestens einen *Rückfall.* Fast die Hälfte nahmen sofort nach Entlassung oder Abbruch der Therapie Drogen, innerhalb der ersten 3 Monate nach der Therapie waren es 70%, nach einem halben Jahr bereits 75% der Patienten, aber abstinent während der gesamten posttherapeutischen Zeit gewesen zu sein, gaben nur 14% an. Bei dem Erstkonsum nach der Therapie wurde überwiegend (60%) Heroin benutzt und es geschah durchaus mit „gutem Gewissen", sei es, daß das Prinzip der Abstinenz nach wie vor von ihnen abgelehnt wurde (32%) bzw. der von Drogenkonsumenten bestimmte (27%) oder subkulturelle Kontext (23%) zum Anlaß für erneuten Drogenkonsum genommen wurde.

Beim ersten schnellen Rückgriff auf Drogen nach der Therapie blieb es nicht. 75% der Befragten hatten mindestens eine längere Phase regelmäßigen Drogenkonsums, in der Regel Heroin. Für 41% von ihnen war der Drogenkonsum sogar noch intensiver als vor der Therapie. Dies zeigt, daß die „Drogenkarriere" von den meisten nach der Therapie fortgesetzt wurde und z. T. sogar noch ausgeprägter verlief.

Der Karrierebegriff wird allerdings zunehmend fragwürdig, sofern er einen fortschreitenden auf einen Punkt sich hin bewegenden Verlauf zu charakterisieren versucht. Das Drogenverhalten verläuft *nicht zielgerichtig* auf einen „Endpunkt" zu, sondern schwankt oft hin und her. Phasen regelmäßigen Konsums – mindestens einmal wöchentlich – hatten 75% der Patienten, aber auch Phasen ohne Konsum – 3 Monate oder länger – durchlebten 62%. Einen Wechsel in ihrem dominanten Drogenverhalten vollzogen 62%, der überwiegende Teil von ihnen (59%) sogar mehrfach. Das Drogenverhalten nach der Therapie stellt sich als ein *wechselhafter Prozeß* dar.

Mit diesem Argument soll zum einen auf das Problem hingewiesen werden, *Therapiewirkungen* und die vorgefundene Situation zum Untersuchungszeitpunkt direkt miteinander zu verknüpfen. Es ereignet sich so viel und z. T. Widersprüchliches in der posttherapeutischen Phase, daß der Therapieerfolg nicht durch eine simple Momentaufnahme zu irgendeinem Zeitpunkt zureichend erfaßt werden kann.

Zum anderen sollen die Ausführungen deutlich machen, daß es einer differenzierten, die verschiedenen Aspekte der Lebensgestaltung einbeziehenden Analyse der posttherapeutischen Phase bedarf, da keineswegs gesichert ist, daß sich Therapiewirkung *primär* in verändertem Drogenverhalten äußert. Ebenso zeigen die Daten, daß sich therapeutische Effekte in anderen Bereichen deutlicher zeigen und sich als stetiger erweisen. Die weithin zu beobachtende Zentrierung der Erfolgsmessung am Drogenverhalten führt oft zu einer Verkehrung der Analyserichtung. Die Individualdaten werden daraufhin interpretiert, bei welchen Faktoren die Therapie erfolgreicher war, statt in gleicher Weise zu fragen, welche dieser Faktoren, unabhängig von therapeutischen Effekten, zum schließlichen Erfolg bzw. Mißerfolg beigetragen haben. Damit angesprochen sind die *therapieunspezifischen Wirkungen*.

### Therapieunspezifische Effekte

Hinter dem Problem der *Zurechenbarkeit* von Therapieeffekten *und* posttherapeutischen Ergebnis steht die Erkenntnis, daß der Erfolg viele Väter hat und daß zwischen *therapiespezifischen* und *therapieunspezifischen Einflüssen* zu unterscheiden ist. Nach unserer ersten *empirischen Analyse* können 3 zentrale *konkurrierende Einflußfaktoren* genannt werden, die in eine differenzierte Wirkungsanalyse eingehen sollten:

1) Die *therapiespezifischen Wirkungen* spiegeln sich z. B. in der rückschauenden Perspektive der Patienten kontrovers wider. Die eine Hälfte (54%) verneinte einen Einfluß der Therapie auf ihr Leben danach, dagegen bekräftigte die andere Hälfte (46%), daß die Therapie sie vorangebracht habe, in erster Linie allerdings bei der Gestaltung ihres Freundeskreises und ihrer sozialen Beziehungen (40%). Aber nur 10% von denen, die überhaupt eine Wirkung konstatierten, gaben ein verändertes Drogenverhalten an.

Die Selbsteinschätzung soll jedoch nicht zum Indikator für Therapieerfolg genommen werden. Negative Einschätzung bedeutet nicht Nichtwirkung, und Nichtwirkung kann besagen, daß *nicht jede Therapieform für jeden geeignet* ist. Dafür spricht, daß 44% der ehemaligen Patienten später weitere therapeutische Hilfen – LZT und PLK – in Anspruch nahmen, und von ihnen fast die Hälfte (49%) diese Therapie als wirksamer als die in Hamm bezeichneten. Für die Analyse bedeutet dies, daß Therapiewirkung nicht immer auf eine spezifische Therapie hin isolierbar ist. Sie zeigt überdies an, daß es möglicherweise mehrerer therapeutischer Interventionen bedarf.

2) Bei den Analysen der Therapieeffekte bleiben meistens die Belastungen und die *Voraussetzungen*, mit der die Patienten die Therapie beginnen, unberücksichtigt. Zum Beispiel konnte die Hälfte der Schulabbrecher vor der Therapie danach einen regulären Schulabschluß nachholen. Bei den Hauptschülern waren es aber nur 25%, dagegen bei den Realschülern 54% und bei den Gymnasiasten 60%. Besonders eklatant ist der Unterschied zwischen denen, die es versuchen und denen die einen Abschluß schaffen: Bei den Hauptschülern scheitern fast 66%, bei den Realschülern und Gymnasiasten nur 20%. Auch der Trend zur Höherqualifizierung, falls vor Therapiebeginn bereits ein Schulabschluß erreicht worden war, ist bei den Realschülern wesentlich ausgeprägter (63%) als bei den Hauptschülern (29%).

Dieses Beispiel verweist auf die möglichen Wirkungen von in die Therapie „mitgebrachter" und nach der Therapie *fortwirkender therapieunspezifischer Einflüsse*, die bei der Beurteilung von Erfolgen zu beachten sind. In methodischer Hinsicht zeigt dies eine eingeschränkte Vergleichbarkeit von Erfolgsquoten unterschiedlicher Therapien, wenn nicht ihre selektiven Wirkungen bei Aufnahme und Abbruch in zureichender Weise mitberücksichtigt werden.

3) Nicht zu übersehen sind auch *Aging-out-Effekte*. Älter werden bedeutet auch wachsende Lebenserfahrung, sich verändernde Lebensumstände und neue Lebensperspektiven, bei denen sich frühere Verhaltens- und Denkweisen verändern. Vielleicht wechselte das Drogenverhalten daher bei den heute älteren ehemaligen Patienten besonders stark. Der Anteil

der „Drogenfreien" zum Interviewzeitpunkt lag bei den bis zu 25 jährigen mit 18% deutlich niedriger als bei den 26- bis 30 jährigen mit 43% und den noch Älteren mit 58%. Auch hinsichtlich der Drogenmittel zeigten sich erhebliche Differenzen. Über die Hälfte der bis zu 25 jährigen nahmen noch Heroin, bei den Älteren halbierte sich dieser Anteil.

## Schlußfolgerung

In dieser wie in anderen katamnestischen Studien zeigt sich, daß der Anteil der Patienten, die sofort nach der Therapie ein drogenfreies Leben beginnen und auch dabei bleiben, sehr gering ist und bei ca. 10–15% liegt. Würde als alleiniger Erfolgsmaßstab die sofortige und endgültige Drogenfreiheit nach Therapieende genommen werden, wäre der Erfolg *immer* gering. Verdeckt würde dann der *relative* Beitrag der Therapie zur schwierigen und durch Rückfälle gekennzeichneten Lebenspraxis, die sich nicht nur am Drogenkonsum mißt, sondern auch *qualifikatorische, berufliche, soziale* und *familiäre Bereiche* mitumfaßt. Der Beitrag der Therapie zum Erfolg wird zwar, wie oben gezeigt, durch die *therapieunspezifischen Einflüsse* relativiert, aber diese Einflußfaktoren müssen nicht notwendigerweise in einem Konkurrenzverhältnis zueinander stehen, sondern können erst durch ihr *Zusammenwirken* jene Wirksamkeit entfalten, die zur schließlichen Veränderung der Lebenspraxis führt. Wenn es aber um relative Veränderungen geht, so kann Erfolgsmessung nur aus der *Differenz* von „Vorher und Nachher" bestimmt werden und die *therapieunspezifischen Einflüsse* nur durch die Analyse des „*Zwischen*" dem Vorher und Nachher. Zur Bestimmung der Differenz zwischen der Situation vor der Therapie und dem jeweiligen Untersuchungszeitpunkt muß auch noch eine Qualifizierung der *Ausgangssituation* treten, da der Grad des *Problemniveaus* die *Wirkungsmöglichkeiten* mitbeeinflußt.

Wird ein solches Konzept zugrundegelegt, so verbietet es sich, Momentaufnahmen als Indikatoren für Erfolg zu nehmen, wenn nicht zugleich in zureichender Differenzierung der *Entwicklungsprozeß* miterfaßt wird. Damit ist auch die Frage berührt, zu welchem Zeitpunkt eine Ermittlung des Therapieerfolges erfolgen sollte. Hierauf gibt es sicher keine Patentantwort. Zu beachten sind v. a. 2 Fehlerquellen. Liegt der Untersuchungszeitpunkt zu nahe am Therapieende, so befinden sich die Patienten zum einen noch mitten im unsicheren Ablösungsprozeß vom Drogenkonsum, und zum anderen können konsolidierende Faktoren wie der berufliche Werdegang und die soziale Verankerung in einen drogenfreien Kontext noch nicht wirksam werden. Ist die posttherapeutische Phase dagegen zu lang, so können die *therapieunspezifischen Einflüsse* die therapiespezifischen weitgehend überdecken.

## Literatur

Cutter HSG, Samaraweera A, Price B, Haskell D, Schaeffer C (1977) Prediction of treatment effectiveness in a drug-free therapeutic community. Int J Addict 12:301–321

Dittrich J, Gnerlich F, Hünnekens H, Rometsch W, Thomas B (1976) Erfolg und Mißerfolg bei der stationären Behandlung von Drogenabhängigen. Suchtgefahren 4, S 121–140

Raschke P, Schliehe F (1982) Vorstudie über den Erfolg von Therapie und Rehabilitation von Drogenabhängigen am Beispiel des „Hammer Modells". IDIS, Bielefeld

Reed T (1978) Outcome research on treatment on the drug abuser. An exploration. Int J Addict 13:149–171

Sells SB, Simpson DD (1979) On the effectiveness of treatment for drug abuse: Evidence from the DARP Research Program in the United States. Bull Narcot 31:1–11

# Welchen Einfluß hat die staatlich legalisierte Verschreibung von Heroin oder Methadon auf den Genesungsprozeß Heroinabhängiger? Eine Zehnjahresuntersuchung Heroinabhängiger aus Großbritannien *

R. Wille

## Zusammenfassung

Die Ergebnisse einer Zehnjahresnachuntersuchung Heroinabhängiger werden dargestellt. Sie waren im Jahre 1969 bei der Erstuntersuchung Patienten ambulanter Drogenkliniken in London und bekamen Heroin und Methadon auf Rezept. Anhand von 2 Fallbeispielen wird dargestellt, daß die Verschreibung von Heroin/Methadon oder anderen Ersatzdrogen suchtverlängernd wirkt und nicht zum Entzug motiviert. Dagegen können konfrontatives und konsequentes Verhalten des Therapeuten den Motivationsprozeß fördern. Auch Milieuwechsel und soziale Veränderungen tragen dazu bei und unterstützen die Rückfallprophylaxe.

Mein Beitrag beschäftigt sich mit dem Genesungsprozeß Heroinabhängiger aus Großbritannien. Folgende Fragen sollen untersucht werden:

1) Welchen Einfluß hatte die Behandlung auf den Genesungsprozeß?
2) Wie wirkten sich soziale Veränderungen aus?
3) Kam es zu einer echten Überwindung des Suchtverhaltens oder fand nur ein Umstieg auf andere Drogen statt?
4) Welche Folgerungen kann man aus diesen Befunden für die Behandlung Heroinabhängiger in der Bundesrepublik ziehen?

Bevor wir uns diesen Fragen zuwenden, möchte ich aus Verständnisgründen kurz die Entstehungsgeschichte des britischen Behandlungsmodells und die wichtigsten Ergebnisse der Nachuntersuchung zusammenfassen. Diese Langzeitstudie über Heroinabhängige wurde an der Suchtforschungsabteilung des Institute of Psychiatry and Maudsley Hospital in London 1969–1979 durchgeführt. Eine detaillierte Darstellung der Daten und der Methodik

---

* Die vorliegende Forschungsarbeit wurde durch Stipendien des DAAD und der DFG ermöglicht. Den Mitarbeitern der Addiction Research Unit London sei an dieser Stelle mein herzlicher Dank ausgesprochen.

findet sich in den angegebenen Literaturstellen (Stimson u. Oppenheimer 1982; Wille 1981 a, b, 1983). Im Rahmen dieser Arbeit werde ich darauf nur so weit eingehen, als es zum Verständnis notwendig ist.

## Entstehungsgeschichte des britischen Behandlungsmodells

In Großbritannien kam es in den 60 er Jahren, insbesondere zwischen 1964 und 1968, zu einem rasanten, epidemieartigen Anstieg des Heroinkonsums unter Jugendlichen.

Zwei Faktoren werden hauptsächlich für diesen Anstieg verantwortlich gemacht. Zum einen lag eine gesteigerte Bereitschaft zum Experimentieren mit Drogen im Rahmen des ideologischen Hintergrundes der Hippiebewegung vor. Zum anderen kamen die Verschreibungspraktiken einer relativ kleinen Anzahl von Ärzten diesem Trend entgegen. Sie stellten teils gegen entsprechende Bezahlung, teils aus der Überzeugung, damit Süchtigen zu helfen, Privatrezepte für Heroin mit extrem hoher Dosierung aus. Heroinsüchtige bekamen so aufgrund falscher Angaben über ihren Konsum wesentlich mehr Heroin als sie benötigten und verkauften den Überschuß auf dem Schwarzmarkt. Hier finden sich Parallelen zu einer Entwicklung, wie wir sie in den letzten 2 Jahren mit dem Schmerzmittel Temgesic in der Münchner Drogenszene beobachten konnten.

Die britische Regierung versuchte im Jahre 1968 per Gesetz, diesen Mißstand zu beenden. Die ärztliche Verschreibung von Heroin an Süchtige wurde auf 39 ambulante Behandlungszentren eingeschränkt, sog. "drug dependence clinics", im folgenden Drogenpolikliniken genannt. Kriterium für die ambulante Verschreibung war eine bestehende Heroinsucht. Jeder Süchtige wurde außerdem an die zentrale Drogenabteilung des Home Office weitergemeldet, um Mehrfachverschreibungen durch verschiedene Drogenpolikliniken zu verhindern.

In den Drogenpolikliniken bot man den Abhängigen Heroin kostenlos und legal auf Rezept an. Damit wollte man erreichen, daß sie erst einmal Kontakt mit einem Hilfssystem aufnehmen und die Beziehungen zur Drogenszene – vom Beschaffungsdruck befreit – abbrechen. Auf diese Weise wollte man ihnen helfen, sich sozial zu

stabilisieren. Der Behandlungsplan sah vor, nach einer Anfangsphase mit höhrer Heroindosis eine schrittweise ambulante Reduktion der Dosis einzuleiten. Diese sollte dann im weiteren Verlauf
durch injizierbares Methadon, später durch orales Methadon er-
setzt werden. Ziel war dabei im Idealfall die völlige Abstinenz, zumindest jedoch die Reduktion auf eine möglichst geringe Erhal-
tungsdosis. Diese Behandlung war in der Regel vom medizinischen
und psychotherapeutischen Hilfen sowie sozialen und beruflichen
Rehabilitationsmaßnahmen begleitet. Opiatrezepte wurden vom
Arzt in 1- bis 2 wöchigen Abständen ausgestellt. Die verschriebene
Tagesdosis mußte täglich in einer bei Behandlungsbeginn festgelegten Apotheke abgeholt werden.

## Ergebnisse des britischen Behandlungsmodells

1969, ein Jahr nach Eröffnung der Drogenpolikliniken, wurde eine
repräsentative Stichprobe von 128 Patienten untersucht, die Heroin auf Rezept erhielten. Die Ergebnisse waren enttäuschend;
denn die angestrebten Behandlungsziele konnten nicht erreicht
werden. Es zeigte sich, daß ein Jahr nach Behandlungsbeginn nur
25% der Klienten sozial angepaßt und stabil waren, meist Personen, die dies schon vor der Behandlung waren. Der Rest, d. h. 75%
der Stichprobe, war – mehr oder weniger ausgeprägt – dem früheren "Junkie-" oder „Aussteigerlebensstil" treugeblieben. Trotz der
kostenlosen und legalen Verschreibung von Heroin nahmen sie
weiterhin illegale Drogen ein und hatten Kontakte zur Drogenszene. Diese Gruppe injizierte weiterhin unter unsterilen Bedingungen
und machte von dem Angebot steriler Injektionsmittel (Spritze,
steriles Wasser, Alkoholtupfer) keinen Gebrauch. Sie berichteten
ebenfalls über medizinische Komplikationen infolge Drogenge-
brauchs. Es wurde klar, daß eine Austrocknung der illegalen Drogenszene und eine soziale Stabilisierung von Süchtigen auf diese
Weise kaum möglich war.
1979, also 10 Jahre nach der ersten Untersuchung, sah die Situation dann so aus: 15% der zur Stichprobe gehörigen Heroinkonsumenten waren inzwischen tot. 38% der Stichprobe befanden sich
noch in ambulanter Behandlung, die Hälfte von ihnen bekam Heroin, die andere Hälfte Methadon. 30% hatten die Behandlung er-

folgreich beendet. Sie waren inzwischen für mehr als 6 Jahre abstinent von Opiaten und hatten sich ebenfalls sozial deutlich stabilisiert. Nur ein einziger war auf Alkohol umgestiegen, keiner von anderen Drogen abhängig. Diese Gruppe zeigte in ihrem Verhalten keine Unterschiede mehr zur Normalbevölkerung.

**Einfluß der Behandlung und der sozialen Veränderungen auf den Genesungsprozeß – Problem der Suchtverlagerung**

Bei der Frage nach dem Einfluß der Behandlung auf den Genesungsprozeß hat uns ein Befund zunächst überrascht: Die Gruppe der im Jahre 1969 stabilen, angepaßten Süchtigen hat 1979, also 10 Jahre später, den geringsten Anteil an Abstinenten und den größten Anteil an Patienten, die noch Heroin oder Methadon auf Rezept bekamen. Diese Gruppe, die wohl am ehesten mit dem „Morphinisten" früherer Prägung vergleichbar ist, war in der Lage, negative Konsequenzen der Heroinabhängigkeit weitgehend zu vermeiden und ihre Ärzte davon abzuhalten, die Heroindosis auf Null zu reduzieren. Sie sahen deshalb keinerlei Veranlassung, ihr Suchtverhalten aufzugeben.

Nahezu klassisch für diese Gruppe scheint der Fall der Graphikerin Rose K. zu sein, die aus einer Mittelschichtfamilie stammt und mit 19 Jahren heroinsüchtig wurde. Sie hatte ständig Partnerprobleme, war nach eigenen Worten sehr egozentrisch und hatte das Gefühl, ein Versager zu sein. Rose litt unter starken Stimmungsschwankungen und sagte zur Wirkung von *Heroin*: „Mit Heroin brachte mich nichts mehr aus der Fassung. Ich wurde nie sehr traurig, nie sehr glücklich, nie sehr beunruhigt und nie sehr verärgert; es ließ mich einfach alles kalt." Drei Jahre verschrieb ihr einer der einschlägig bekannten Ärzte Heroin auf Privatrezept. Rose hatte in der Zeit einen festen Job, keinen Kontakt zur Drogenszene und war nicht in illegale Drogengeschäfte verwickelt.

Ab 1968 bekam sie dann Heroin auf Rezept in einer der staatlichen Drogenpolikliniken. Die tägliche Dosis betrug 210 mg. An dieser Dosierung änderte sich die nächsten 4 Jahre erst einmal überhaupt nichts, und das, obwohl ja das Behandlungsprogramm auf eine stufenweise Reduzierung der Dosis abzielte. Was war der Grund dafür? Rose schildert es im Interview so (bei den Zitaten handelt es sich um authentische Tonbandmitschnitte): „Natürlich waren die neuen Ärzte voller Schwung und Euphorie und überzeugt, die Junkies von den Drogen loszubekommen. Aber im Grunde war es das Einfachste von der Welt, sie um den kleinen Finger zu wickeln und immer wieder die gleiche Dosis zu bekommen. Am meisten beschäftigte die Ärzte, wie ein hübsches Mädchen wie ich überhaupt zu Heroin kam. Sie gaben sich mit allem, was ich so erzählte, zufrieden. Dabei mag eine Rolle gespielt haben, daß ich nicht aussah wie eine Süchtige und einen festen Job hatte. Außerdem hatte ich keine Gefängnisstrafen."

Erst Anfang 1973, 4 Jahre später, schlug ein Arzt, der sich viel Zeit mit ihr nahm, härtere Töne an. Er reduzierte konsequent die Dosis. Tränen und melodramatische Szenen zogen bei ihm *nicht*. „Ich haßte ihn damals, heute würde ich ihn umarmen, wenn ich ihn auf der Straße träfe", sagte mir Rose im Interview.

Aber es war nicht nur dieser Arzt, der eine entscheidende Wende brachte. Rose lernte einen jungen Mann kennen, der nichts mit Drogen zu tun hatte. Sie, die sonst immer Schwierigkeiten mit dauerhaften Beziehungen hatte, zog mit ihm zusammen. Der Freund war geduldig und nicht vorwurfsvoll, aber trotzdem konsequent. So schaffte es Rose innerhalb kurzer Zeit, von den Drogen loszukommen. Nach diesem schrittweisen ambulanten Entzug litt sie unter chronischer Schlaflosigkeit und nahm die ersten 6 Monate Schlaftabletten, die sie vom Arzt verordnet bekam. Dann hörte sie jedoch auch damit auf. Die Beziehung zu ihrem Freund war nach ihren Worten während dieser Zeit eine große Stütze. Das Schwierigste, sagte sie, sei es gewesen, nicht von der Heroinsucht in eine Abhängigkeit von dem Freund hineinzurutschen und „statt Heroin als Krücke nun meinen Freund John als Krücke zu benutzen". In diese Abhängigkeit geriet sie nicht; denn Rose hatte inzwischen einen wichtigen Entwicklungsprozeß durchgemacht. Rose schildert das so:

„Das Gefühl, es aus eigener Kraft geschafft zu haben, vom Heroin loszukommen, und die Anerkennung der Leute stärkten mein Selbstgefühl. Ich war plötzlich fähig, mich selbst zu akzeptieren. Meine Gedanken kreisten nicht mehr wie früher, als ich Heroin

nahm, nur im mich selbst. Ich war fähig, auf andere Leute zuzuge-
hen und mich für ihre Angelegenheiten zu interessieren."

Rückblickend betrachtet sie die 8 Jahre ihrer Sucht als „verlore-
ne Zeit". Sie sagt, ihr Leben hätte in dieser Zeit stagniert und sie
habe sich weder geistig noch emotional weiterentwickelt.

Dieser Fall zeigt die Fruchtlosigkeit der Erhaltungstherapie,
wenn es darum geht, jemand von der Sucht loszubekommen. Die
ersten 7 Jahre, als Rose die Drogen ohne Schwierigkeiten verordnet bekam, änderte sich in ihrem Leben kaum etwas. Anders wurde
es erst, als ein energischer Arzt und ein geduldiger, aber konse-
quenter Freund sie mit ihrem Suchtverhalten konfrontierten. Das
erst setzte einen Wandel in Roses Persönlichkeit in Gang und führte innerhalb eines Jahres zu stabiler, inzwischen 6jähriger Drogenfreiheit.

Ähnlich wie bei Rose war der Verlauf auch bei einigen anderen
Süchtigen dieser Gruppe, die bei der Erstuntersuchung im Jahre
1969 sozial angepaßt waren. Beim größten Teil jedoch kam nicht
der entscheidende Wendepunkt. Durch die leichte Verfügbarkeit
von Heroin und Methadon führten sie zwar ein nach außen hin ge-
ordnetes Leben, innerlich aber stumpften sie ab und waren wie
durch einen Glaskasten von der Außenwelt getrennt. Ihre Entwicklung stagnierte: Wie die Nachuntersuchung zeigte, kam es bei ihnen zwischen 1969 und 1979 zu keinerlei Verhaltensänderungen.

Diese Ergebnisse führten in Großbritannien dazu, die Süchtigen
jetzt wesentlich stärker mit ihrem Suchtverhalten zu konfrontieren.
Langfristige Erhaltungsprogramme ohne Dosisreduzierung werden heute in der Regel nicht mehr praktiziert. Darauf werde ich am
Ende der Arbeit noch näher eingehen.

Wie ich vorher bereits geschildert habe, waren bei der Erstuntersuchung der Stichprobe im Jahre 1969 25% der Patienten sozial integriert, 75% jedoch nicht sozial angepaßt. Sie waren trotz der Behandlung in den Drogenpolikliniken und der kostenlosen und legalen Verschreibung von Heroin auf Rezept ihrem „Junkie-" oder
„Aussteigerlebensstil" treu geblieben. Viele aus dieser Gruppe sind
nach wie vor opiatabhängig und Patienten der Drogenpolikliniken. Im Verhältnis zur sozial angepaßten Gruppe, von der vorhin
die Rede war, haben jedoch wesentlich mehr ihr Leben innerhalb
kurzer Zeit verändert und wurden auf Dauer abstinent von Heroin.

Was brachte sie dazu? Das möchte ich am Beispiel von Martin S. demonstrieren. Er wurde in der Erstuntersuchung 1969 als Junkie klassifiziert.

Martin S. stammt aus einer armen irischen Arbeiterfamilie. Er wuchs im East End von London auf. Mit 16 Jahren bricht er eine Malerlehre ab und verläßt sein Zuhause. In der Folgezeigt lebt er ohne feste Arbeit und Unterkunft. Er zieht mit einer Clique Gleichgesinnter herum, genießt die scheinbare „Freiheit" und Ungezwungenheit des neuen Lebens. Gemeinsam mit seinen Freunden probiert Martin verschiedene Drogen und begeht kleinere Diebstähle, um sich über Wasser zu halten. 1966, mit 17 Jahren, probiert er auch Heroin, das ihm ein Freund anbietet. Obwohl er bisher nur gelegentlich Heroin schnupfte, gelingt es ihm sehr leicht, einen Arzt davon zu überzeugen, daß er heroinabhängig sei und sich mit Hilfe der ärztlichen Verschreibung stabilisieren wolle. Er täuscht, wie viele andere Junkies auch, den Arzt über seinen täglichen Bedarf an Heroin. Den Rest verkauft er am Schwarzmarkt und finanziert damit seinen Lebensunterhalt. Martin hat bereits 3 kleinere Gefängnisstrafen wegen Diebstahls und Drogenhandels. Nach jeder Entlassung wird er kurze Zeit später wieder rückfällig.

Als Martin dann 1968 Patient der neueröffneten Drogenpolikliniken wird, hatte er bereits eine ganze Latte von Vorstrafen. Über seinen ersten Klinikkontakt berichtet er folgendes: „Es ging mir damals sehr schlecht, finanziell und gesundheitlich, als ich in die Klinik überwechseln mußte. Ich sagte zu dem Klinikarzt, ich bräuchte 480 mg Heroin am Tag, um mich über Wasser zu halten. Er aber ging darauf gar nicht ein und sagte ohne lange Umschweife: Ich verschreibe Ihnen die Hälfte und kein Milligramm mehr."

Über die weitere ambulante Behandlung und die Beziehung zu diesem Klinikarzt sagte er folgendes: „Soweit wie möglich versuchten wir – ich sage immer wir, weil ich und mein Kumpel alles gemeinsam machten –, jeden engeren Kontakt zu diesem Arzt zu vermeiden. Er wollte immer herausfinden, was ich die Woche über gemacht hatte, und ich versuchte, ihm so wenig wie möglich zu erzählen. Man mußte ja jede Woche zum Rapport antanzen, so waren die Bestimmungen. Und ich versuchte natürlich immer, besonders nett und zuvorkommend zu dem Arzt zu sein – schon aus Angst, er könnte sonst meine Heroindosis herabsetzen. Jeder hatte da so seine eigene Masche –, andere versuchten es mit großen Szenen oder randalierten, wenn der Arzt ihre Dosis verringern wollte."

Martins Beispiel zeigt, daß sich auf dieser Basis eine therapeutisch wirksame Beziehung nur sehr schwer herstellen läßt. Oft entsteht nur ein ständiges Feilschen um Dosierungshöhen. Kein Arzt kann davon ausgehen, daß ein Süchtiger ihm in diesem Stadium die Wahrheit sagt.

Erst ein Jahr später tritt bei Martin ein Gesinnungswandel ein. Jetzt ist er auch bereit, seine Einstellung dem Arzt gegenüber zu verändern und ihn nicht mehr anzuschwindeln. Was brachte Martin dazu? Im Interview erzählt er mir:

„Mir wurde immer mehr bewußt, welch triviale Form von Leben ich da führte. Alles drehte sich um die Droge, sonst hatte man sich kaum etwas zu sagen. Man hatte seinen Fix, schlummerte weg, dann der nächste Fix und so weiter, dann zum Doktor wegen des nächsten Rezepts und dann wieder ein Fix; eine langweilige, monotone Form von Leben, keine Höhen, keine Tiefen, keine Abwechslung. Man glaubte zwar, frei zu sein – in Wirklichkeit war das Leben monotoner, als am Fließband zu arbeiten."

Er begann seine Abhängigkeit zu hassen. Der Wunsch aufzuhören wurde in ihm immer stärker. Dazu trug auch bei, daß seine frühere Clique langsam zerfiel: Einige seiner Freunde waren inzwischen tot, sein bester Freund lag mit einer Blutvergiftung im Krankenhaus. Martin war auch ständig krank und schildert seinen Zustand so: „Entweder hör' ich jetzt auf oder ich werde auch bald tot sein, dachte ich mir damals. Aber da war dann wieder die andere Frage: Was soll ich eigentlich tun, wenn ich nicht mehr fixe? Denn *das* kannte ich wenigstens, während ich mir nicht vorstellen konnte, wie das in Zukunft mit mir weitergehen sollte. Über diesen Punkt kam ich lange nicht weg. Die Vorstellung machte mir Angst, und ich dachte mir, am einfachsten ist es doch, so wie bisher weiterzumachen."

In dieser ambivalenten und ängstlichen Stimmung wurde der Kontakt zu seinem Arzt zu einer großen Hilfe. Der Arzt nahm sich viel Zeit und hörte Martin geduldig zu. „Ich fühlte mich von ihm verstanden", sagte er mir im Interview. „Er übte keinen Druck aus. Ich kam schließlich selbst auf ihn zu, denn jetzt wollte *ich* einen Entzug machen."

Im Sommer 1969 arrangiert Martins Arzt eine stationäre Entzugsbehandlung weit weg von London. Martin schließt die Behandlung zwar ab, fühlt sich jedoch danach allein und verloren und weiß nichts mit sich anzufangen. In dieser Stimmung kehrt er nach London zurück, zunächst nur, wie er sagt, um einige alte Freunde zu sehen. Kurz darauf wird er jedoch wieder rückfällig. Dazu bemerkt er: „Durch den Rückfall wurde mir noch klarer, daß ich entweder mit meinem bisherigen Leben und meinen alten Freunden völlig brechen mußte oder es nie schaffen würde, von Heroin loszukommen."

Einige Monate später sucht er wieder den gleichen Arzt auf. Dieser vermittelt ihm eine Arbeit auf einem Bauernhof, fernab von London. Martin reduziert seine Heroindosis, daran schließt sich Anfang 1970 eine 4wöchige stationäre Entzugsbehandlung an. Er wird drogenfrei und beginnt eine längere Ausbildung in einem stationären industriellen Rehabilitationszentrum. Diese Ausbildung schließt er erfolgreich ab. Kurz darauf, Anfang 1971, heiratet er und zieht in eine Kleinstadt im Süden Englands. Seine Frau hatte er während der stationären Entzugsbehandlung kennengelernt. Sie arbeitete in der Klinik als freiwillige Helferin und nahm keine Drogen.

Über seinen Drogenkonsum in dieser Phase sagt er: „Die ersten 3 Monate nach dem Entzug waren okay. Als dann die Euphorie darüber, daß ich es geschafft hatte, nachließ, nahm der Konsum von Alkohol und Schlaftabletten zu, insbesondere wegen meiner Schlafbeschwerden. Das normalisierte sich jedoch in den folgenden Jahren. Meine Frau war in dieser Zeit eine große Hilfe."

Martin ist jetzt 8 Jahre abstinent von Heroin. Rückblickend betrachtet er diese Jahre als einen "great empty space" und ein Leben, in dem alle Uhren stillstanden.

Wie vielen anderen Junkies und Aussteigern aus dieser Gruppe blieben Martin die negativen Folgen seiner Sucht nicht erspart. Dies führte zu einer immer tiefer werdenden Kluft zwischen Selbstverständnis und Realität. Auf Dauer konnte er diesen Zwiespalt vor sich selbst nicht verleugnen. So entwickelte sich allmählich ein Einstellungswandel, eine starke Abneigung gegen den Drogenkonsum und der Wunsch nach Veränderung.

Vergleicht man die beiden Fälle, so erkennt man, daß Martin im Gegensatz zu Rose nicht in der Lage war, in seinem gewohnten Milieu von der Abhängigkeit loszukommen. Es war ihm auch nicht möglich, seine Dosis schrittweise zu reduzieren. Dazu fehlte ihm, wie er selbst sagt, die nötige Selbstdisziplin. Der Einschnitt und soziale Wandel war bei ihm viel tiefgreifender als bei Rose, dafür hat er die Heroinsucht auch schneller überwunden.

## Zusammenfassung und Folgerungen für die Behandlung Heroinabhängiger in der Bundesrepublik

Zusammenfassend zeigen die Ergebnisse dieser Nachuntersuchung, bei der eine Gruppe von 128 Heroinabhängigen befragt wurde, folgendes:

1) Die Verschreibung von Heroin, Methadon oder anderen Ersatzdrogen wirkt in der Regel suchtverlängernd und motiviert nicht zum Entzug und zur Abstinenz. An der süchtigen Fehlhaltung und am Lebensstil der Abhängigen ändert sich so gut wie nichts.

2) Der Einstellungswandel gegenüber Drogen und die Motivation zur Veränderung entstehen letztendlich nur dadurch, daß sie Konsequenzen der Sucht als negativ erlebt und bewußt wahrgenommen werden. Die Verschreibung von Suchtmitteln auf Rezept kann diesen Prozeß nur blockieren.

3) Therapeut und Bezugsperson können den Motivationsprozeß durch Konfrontation und konsequentes Verhalten fördern, nicht jedoch, und das ist wichtig, durch permissives Verhalten. Dem Süchtigen muß dabei vermittelt werden, daß sich diese unnachgiebige Haltung gegen seine Sucht richtet, er aber vom Therapeuten als Person akzeptiert wird.

4) Je stärker der Lebensstil von der Drogenszene und Subkultur geprägt ist, desto notwendiger erscheinen ein langfristiger Milieuwechsel sowie stationäre Behandlungs- und Rehabilitationsmaßnahmen. Die legale und kostenlose Verschreibung von Drogen führt hier jedoch zu keiner Veränderung.

5) Der Konsum anderer Drogen, insbesondere von Schlafmitteln und Alkohol, stieg im ersten Jahr nach Beendigung der Heroinabhängigkeit bei 90% der abstinenten Gruppe erheblich an. Als

Grund dafür wurde meist chronische Schlaflosigkeit genannt. Bei der Mehrzahl jedoch normalisierte sich der Konsum im zweiten Jahr. Eine Suchtverlagerung auf Alkohol war nur bei einem Fall festzustellen.

6) Soziale Veränderungen können die Motivation erheblich verstärken und Rückfälle verhindern. Dies wird durch die Daten der Untersuchung bestätigt: Bei 55% der Klienten entwickelte sich während des Genesungsprozesses eine Beziehung zu einem drogenfreien Partner. Über 70% hatten regelmäßige Arbeit und festes Einkommen. 55% wechselten ihren Wohnsitz und damit das Milieu, und 89% hatten einen neuen Freundeskreis und keinen Kontakt mehr mit Opiatabhängigen.

## Schlußfolgerungen

Die Ergebnisse dieser Nachuntersuchung haben mit dazu beigetragen, einen Wandel im Behandlungsansatz in Großbritannien einzuleiten. Stimson u. Oppenheimer (1982) beschreiben diese Veränderungen in ihrem Buch *Heroin addiction: Treatment and control in Britain* als einen Wechsel "from maintenance to confrontation". Heroinabhängige werden jetzt von den Drogenpolikliniken in der Regel nur dann für eine ambulante Behandlung akzeptiert, wenn sie abstinent werden wollen. Der meist schriftlich festgelegte Behandlungsvertrag sieht vor, den Abhängigen innerhalb von 6 Monaten auf Null herunterzudosieren.

Aufgrund meiner Erfahrungen betrachte ich auch diesen Wandel nur als Übergangsstadium zu einer drogenfreien Behandlung, wie sie bei uns üblich ist. Führen wir uns noch einmal vor Augen: Eines der Hauptmotive für einen Drogenabhängigen, eine Beratungsstelle aufzusuchen, sind Beschaffungsprobleme. Gibt man ihm in dieser Situation Ersatzdrogen, so befreit man ihn davon, die negativen Konsequenzen der Sucht weiterhin am eigenen Leib erleben zu müssen. Anstatt aufgrund seiner unangenehmen Situation „hier und jetzt" eine Entscheidung fällen zu müssen, unterstützt man ihn unbeabsichtigt darin, diese Entscheidung immer wieder aufzuschieben. Außerdem erspart eine drogenfreie Behandlung dem Arzt ständige Erpressungsversuche und eine monatelange, unwürdige Feilscherei um Dosierungshöhen. Ein therapeutischer

Kontakt entsteht in dieser Situation nur sehr schwer und zerplatzt oft wie eine Seifenblase, wenn man beginnt, die Ersatzdroge auf Null zu reduzieren.

Trotzdem bleibt die Frage offen, was mit chronischen, depravierten Opiatabhängigen geschehen sollte. Die Behandlung dieser Gruppe darf jedoch nicht den Behandlungsansatz für jene jungen Abhängigen bestimmen, die noch eine reelle Chance haben, auch ohne Ersatzdrogen wieder auf die Beine zu kommen.

## Literatur

Stimson GV, Oppenheimer E (1982) Heroin addiction: treatment and control in Britain. Tavistock, London

Wille R (1981 a) Für und wider Methadon: Ergebnisse des Britischen Behandlungsmodells. In: Keup W (Hrsg) Behandlung der Sucht und des Mißbrauchs chemischer Stoffe. Thieme, Stuttgart New York, S 171–181

Wille R (1981 b) Von der Heroinabhängigkeit zur Abstinenz: Sozialisationsprozesse bei jugendlichen Heroinsüchtigen. In: Feuerlein W (Hrsg) Sozialisationsstörungen und Sucht. Akademische Verlagsgesellschaft, Wiesbaden

Wille R (1983) Processes of recovery from heroin dependence: Relationship to treatment, social changes and drug use. J Drug Issues 13/3

# Freie Beiträge

# Erfahrungen bei der Wiederaufnahme von Kontakten zu ehemaligen Drogenpatienten

F. Bschor

## Zusammenfassung

Seit 1969 befaßt sich eine Arbeitsgruppe des Instituts für Rechtsmedizin der Freien Universität Berlin mit jungen Drogenabhängigen, sowohl über fremdbestimmte Begutachtung (Polizei, Gerichte), als auch auf der Grundlage selbstbestimmter Beratung und Betreuung. Die Katamnesen bei 100 Beratungsfällen und 100 Gutachtenfällen – Nachbeobachtung 10–15 Jahre – zeigen, daß die Überlebensquote der Gutachtenfälle höher als die der Beratungsfälle ist. Der günstigere Verlauf der Gutachtenfälle könnte damit zusammenhängen, daß bei diesen früh in Strafverfahren verwickelten „Betäubungsmitteltätern" häufig eine Betreuung durch erfahrene Bewährungshelfer angeordnet wurde. Im internationalen Vergleich ergibt sich, daß die Risiken und Perspektiven deutscher Opiatabhängiger nicht wesentlich von den Parametern vergleichbarer Stichproben anderer europäischer Länder abweichen: ca. 2% Mortalität pro Jahr und bei ca. 40% der Überlebenden Drogenabstinenz nach dem 30. Lebensjahr. Für die Analyse des individuellen Verlaufs („Pfadanalyse") empfiehlt sich der Verzicht auf die heute dominierenden Metaphern, wie „Therapiekette" und „Versorgungsnetz", da diese Bilder den Blick auf die Institutionen lenken. Zu bevorzugen ist die Metapher „Weg" zur Kennzeichnung der Entwicklung des Klienten, die oft stärker durch seine Eigenleistungen als durch äußere Einwirkungen bestimmt ist. Für die verschiedenen Phasen der individuell sehr unterschiedlich genutzten professionellen Wegbegleitung wird der Begriff „Versorgungspfad" vorgeschlagen, bei Anerkennung der Tatsache, daß über die Akzeptanz, Reichweite und Wirksamkeit der in Frage kommenden außerstationären und stationären Hilfen wenig Gesichertes bekannt ist. Die zunehmend geringer werdende Reichweite stationärer Programme bei steigendem Alter der Gefährdeten gibt Anlaß, für einen Ausbau außerstationärer Einrichtungen einzutreten.

Als Ende der 60er und Anfang der 70er Jahre im Institut immer häufiger junge Drogenabhängige als sog. „Betäubungsmitteltäter" zu begutachten waren, lag der Gedanke sehr nahe, daß bei diesen offenkundig stark gefährdeten jungen Leuten die Beratung und Therapie wichtiger als das Bestrafen waren, daß also möglichst versucht werden sollte, ihnen noch vor dem Zugriff durch Polizei oder

Gerichte auf den Weg zu einer drogenfreien und nicht mit Straftaten belasteten Lebensführung zu verhelfen. Solche Versuche wurden ab 1970 am Institut für Rechtsmedizin der Freien Universität Berlin unter Mitwirkung von Studenten und Honorarkräften unternommen, verstärkt ab 1971, als unsere kleine Arbeitsgruppe durch eine Ganztagspsychologin, Frau R. Algeier, verstärkt werden konnte. Bei dieser Arbeit hatten wir zunächst recht optimistische Erwartungen, mußten aber lernen, daß es sich bei der Beratung und Betreuung Drogenabhängiger, insbesondere der sich mehrenden Drogenabhängigen des Opiattyps, um eine schwierige Aufgabe handelt.

Auf die Einzelheiten dieser ersten Versuche während der frühen 70er Jahre will ich hier nicht näher eingehen, das wesentliche ist in früheren Beiträgen veröffentlicht worden (Bschor et al. 1984).

Da nicht nur bei den Gutachtenfällen, sondern bald auch bei den auf freiwilliger Grundlage durchgeführten Beratungen Klientenakten angelegt und die wesentlichsten Daten dokumentiert wurden, ergab sich die Möglichkeit, an definierten Klientengruppen den Verlauf zu beobachten. So können aus dieser Zeit 2 größere Gruppen Drogenabhängiger des Opiattyps abgegrenzt werden:

- einerseits Klienten, welche freiwillig und selbstbestimmt zu Sprechstunden in das Institut kamen,
- andererseits die Gruppe von Opiatabhängigen, die von der Polizei zur Untersuchung vorgeführt oder für die vom Gericht eine ärztliche Begutachtung veranlaßt worden war, also aus fremdbestimmtem Anlaß.

Die Zuordnungskriterien sind aus Tabelle 1 zu ersehen.

In Tabelle 2 ist die Alters- und Geschlechtsverteilung von jeweils 100 fortlaufenden Zugängen beider Gruppen wiedergegeben. Der Frauenanteil betrug bei beiden Gruppen knapp 33%; der Altersmedianwert war völlig identisch; die Altersspanne war bei den Geschlechtern etwas unterschiedlich.

Wenn nun zwar in diesem Beitrag die Frage der Wiederaufnahme der Kontakte zu unseren damaligen Patienten den Schwerpunkt bildet, so kann doch der Tatsache nicht ausgewichen werden, daß aus beiden Gruppen inzwischen nicht wenige Patientinnen und Patienten gestorben sind. In solchen Fällen den Versuch

**Tabelle 1.** Zwei definierte Klientengruppen aus 530 Zugängen der Jahre 1969 bis 1975 (Beobachtungszeitraum 10–15 Jahre)

| Gruppe | Anlaß | Kriterien |
|---|---|---|
| *Beratungen* (Gruppe B) | *Selbstbestimmt* Beratung, Vermittlung, Betreuung, Teilnahme an Reisen, Gruppengesprächen, Arbeiten, Publikationen | Kuranamnese erhoben, an mindestens 3 Tagen persönliche Kontakte, *Opiatabhängigkeit, anzunehmen* |
| *Gutachtenfälle* (Gruppe G) | *Fremdbestimmt* Auftrag durch Polizei oder Gericht | Anamnese, Befund und Aktenauszug liegen vor, *Opiatabhängigkeit sicher festgestellt* |

**Tabelle 2.** Die 2 Zugangsgruppen (vgl. Tabelle 1) nach Umfang, Geschlechts- und Altersverteilung

| Gruppe | Anzahl | | Altersmedian (Jahre) | | Altersspannen, 80%-Konfidenzbereich (Jahre) | |
|---|---|---|---|---|---|---|
| | n | Anteil weiblich [%] | m. | w. | m. | w. |
| Beratungen | 100 | 31 | 20 | 19 | 17–24 | 17–24 |
| Gutachtenfälle | 100 | 28 | 20 | 19 | 17–26 | 17–21 |

zu riskieren, etwa über die Angehörigen den Kontakt wieder aufnehmen zu wollen, wäre heikel und belastend.

Als erstes war also ein Überblick zu gewinnen, wer von den insgesamt 200 Patienten heute noch am Leben ist und wann welche Patienten inzwischen gestorben waren. Diese Aufklärung der Todesfälle war relativ problemlos, da in Berlin die Drogentoten gerichtlich obduziert werden. Allerdings waren von den in der Zwischenzeit nach Westdeutschland abgewanderten Patienten auch einige gestorben. Diese Todesfälle wurden z.T. über informelle Kanäle ohne besondere Recherche unserer Arbeitsgruppe bekannt. Ein wirklich zuverlässiger Überblick zur Frage der Sterblichkeit konnte inzwischen bei der Gruppe der Gutachtenfälle gewonnen

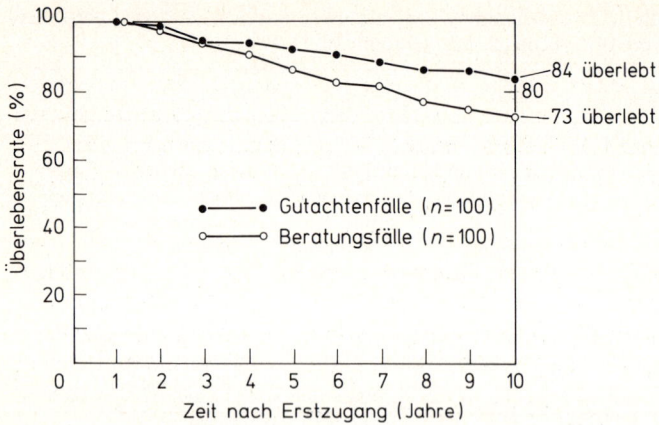

**Abb. 1.** Überlebenskurven Opiatabhängiger der Jahrgänge 1969–1974

werden; bei den Beratungsfällen ist nicht auszuschließen, daß der eine oder andere Todesfall bisher nicht zu meiner Kenntnis gelangt ist.

Die Ergebnisse zum Aspekt Sterblichkeit sind in der folgenden Grafik (Abb. 1) als Überlebenskurven wiedergegeben. Die Veranschaulichung des Risikos Sterblichkeit durch Überlebenskurven stammt von den Onkologen, wird aber zunehmend in allen Bereichen risikoträchtiger Gesundheitsstörungen angewandt, wenn es darum geht, nicht nur Sterblichkeitsprozente zu ermitteln, sondern aus dem Verlauf der Überlebenskurve auch Schlüsse auf Zeitspannen mit zunehmendem, schwindendem oder gleichbleibendem Risiko auszumachen.

Die Überlebenskurven der beiden Gruppen zeigen, daß jene Patienten, die fremdbestimmt im polizeilichen oder gerichtlichen Auftrag untersucht wurden, zu einem größeren Anteil überlebt haben. Zehn Jahre nach Zugang waren noch 84 am Leben, wobei die Mortalität bei Männern und Frauen etwa gleich hoch war.

Bei jenen Patienten, die freiwillig zur Beratung und Betreuung kamen, verläuft die Überlebenskurve steiler nach unten. Von diesen 100 jungen Leuten waren 10 Jahre nach Zugang nur noch 73 am Leben. Dieses Ergebnis hat unsere Arbeitsgruppe überrascht. Noch mehr überrascht waren wir aber, als festzustellen war, daß bei den Männern der Beratungsfälle die Sterblichkeit doppelt so hoch war als bei den Frauen, nämlich 33% gegenüber 17%.

Nach dem jetzigen Stand der Auswertungen wäre es voreilig, verbindliche Schlüsse aus diesen Überlebenskurven allein ableiten zu wollen. Ein denkbares Aha-Erlebnis könnte natürlich etwa dieses sein: „Da sieht man ja, wenn gleich hart zugegriffen wird, tut es den Leute nur gut."

Aber ein solcher Einfall trifft den Kern der Sache nicht. Man muß nämlich wissen, daß bei der Erstbegutachtung von uns Sachverständigen in der Hauptverhandlung meist die Bemühung der Verteidigung, die Strafe zur Bewährung auszusetzen, unterstützt wurde, so daß eben nicht „hart zugegriffen" worden war, vielmehr von diesen Patienten die in Berlin gut ausgebauten Möglichkeiten der Betreuung durch erfahrene Bewährungshelfer genutzt werden konnten. Wenn also überhaupt ein Schluß zu ziehen ist, dann der, daß die Leistung der hauptamtlichen Bewährungshelfer gerade auch bei dem schwierigen Klientel der Opiatabhängigen nicht gering eingeschätzt werden sollte.

Was nun die überraschenden Unterschiede der Sterblichkeit bei den Beratungsfällen zugunsten der Frauen betrifft, so bietet sich hier eine Überlegung an, die bei den weiteren kasuistischen Auswertungen zu berücksichtigen ist. Während dieser frühen Jahre der Beratungs- und Betreuungstätigkeit meiner Arbeitsgruppe waren zu den Männern mehrjährige Betreuungskontakte wegen der starken Fluktuation der studentischen Helfer kaum je zustandegekommen, im Gegensatz zum weiblichen Klientel, um das sich unsere Psychologin, als einzige hauptberuflich in diesem Beratungsbereich tätige wissenschaftliche Kraft, intensiv und kontinuierlich gekümmert hat. Für mich liegt der Gedanke nahe, daß die Effektivität ambulanter Bemühungen bei Drogenklienten durch eine Konstanz der betreuenden Fachkräfte erheblich gefördert wird.

Die Einzelheiten der Ergebnisse bei dem ersten Katamnesedurchgang an den 100 Gutachtenfällen werden an anderer Stelle im Detail publiziert (Bschor u. Wessel 1983).

Die dabei in 3 Jahren gesammelten Erfahrungen haben gezeigt, daß es zeitraubend und mühevoll ist, den Verlauf über eine Zeitspanne von 10–15 Jahre aufzuklären, daß dies aber bei entsprechend intensiven Bemühungen doch gelingt. Nur bei 3 der 100 Gutachtenklienten war der aktuelle Status nicht zu klären. Allerdings kann nicht geleugnet werden, daß mit solchen intensiven Recherchen in die Privatsphäre nicht nur von Einzelpersonen, sondern auch von Familien eingedrungen wird und daß man trotz aller Vorsicht und Diskretion manchmal kein ganz gutes Gefühl hat. Andererseits stellt sich bei der Wiederaufnahme der Kontakte nicht selten heraus, daß der Altklient ein aktuelles Problem hat, bei dem ihm durch die Arbeitsgruppe oder durch Kollegen der Universitätskliniken geholfen werden kann. Ohne die Bereitschaft zu solchen Hilfen und die Verfügung über geeignete Ressourcen wären derartige katamnestische Recherchen meiner Ansicht nach bedenklich.

Die unmittelbare Wiederaufnahme des Kontakts zu ehemaligen Klienten könnte ich keinesfalls an einen mit dem Klienten nicht persönlich bekannten Mitarbeiter oder an einen nicht in der ärztlichen Verantwortung stehenden Begleitforscher delegieren.

Beim ersten Katamnesedurchgang, die 100 Gutachtenfälle betreffend, kam als Quintessenz heraus, daß bei unseren Berliner Drogenabhängigen des Opiattyps die Risiken und Perspektiven nicht wesentlich anders lagen als bei vergleichbaren Klientengruppen in den Großstädten anderer europäischer Industrieländer, daß man nämlich mit einer Sterblichkeit von rund 2% pro Jahr zu rechnen hat und daß bei den Überlebenden nach dem 30. Lebensjahr allmählich eine Abstinenzquote von 40% und mehr erreicht wird.

In dem jetzt angelaufenen zweiten Katamnesedurchgang, bei den 100 freiwilligen Beratungsklienten, wird auf die Vollständigkeit der Recherche verzichtet und der Schwerpunkt auf die Einzelheiten des individuellen Verlaufs der Rehabilitation gelegt und so gewissermaßen eine „Pfadanalyse" angestrebt.

Bei solchen Pfadanalysen ist ein Wandel in der Sichtweise nötig:

In der bisherigen Sicht steht die Institution im Mittelpunkt. Man orientiert sich an Metaphern wie „Kette" („Therapiekette") oder „Netz" („Versorgungsnetz"). Das hat den Effekt, daß auf den Klienten, der sich an den Gliedern der Therapiekette nicht entlangschleusen läßt oder der durch das Versorgungsnetz nicht einzufangen ist, zwangsläufig der Makel des Illegalen, zumindest des Unbotmäßigen oder Undankbaren fällt. Und schafft er den Schritt in

216

die drogenfreie Normalität trotz seiner „Renitenz", so bleibt in dieser Sicht nur die Zuflucht zur Irrationalität, indem man die vom Klienten persönlich erbrachte eigenständige Leistung der Überwindung der Drogenbindung als „Spontanremission" abwertet.

Bei Pfadanalysen empfiehlt sich eine andersartige Sichtweise mit dem Klienten im Mittelpunkt. Da bietet sich die Metapher „Weg" oder „Pfad" ohne weiteres an. Man beobachtet und beschreibt die Phasen des individuellen Weges, die Irrwege, Sackgassen und Rückschritte, das Auf und Ab des Werdegangs und kann dann diejenigen Teilstrecken, während der der Patient von professionellen Kräften behandelt, betreut oder begleitet worden ist, als *„Versorgungspfad"* charakterisieren, wobei nicht unterschätzt werden sollte, daß beim Durchschreiten des Weges, auch auf dem Versorgungspfad, der Patient selbst immer auch Handelnder ist. Bewertungen etwa in dem Sinne, daß man die stationäre Teilstrecke als „Sorge" und die außerstationäre Teilstrecke als „Nachsorge" charakterisiert, erscheinen mir entbehrlich und für eine wirklichkeitsgerechte Interpretation der Effektivität sogar eher schädlich.

Der Begriff Versorgungspfad wurde meines Wissens im deutschen Schrifttum erstmals von dem Münchner Privatdozenten Dr. D. Schwefel verwendet, und zwar in seinem Bericht über die Ergebnisse einer WHO-Planungsgruppe, die im Mai 1983 in Mannheim zu Fragen der Kosteneffektivität der Behandlung chronischer Psychotiker getagt hatte (Schwefel 1983).

Bei unserem noch bescheidenen Wissen über die Effizienz bestimmter Dienste im Drogenbereich sollten wir den Mut haben, *jede* gut durchdachte und sachkundig ausgeübte Form der betreuenden, beratenden, behandelnden und kontrollierenden Wegbegleitung, sofern sie grundrechtskonform und berufsethisch einwandfrei ist, zunächst als gleichrangig anzusehen. Ferner ist zu berücksichtigen, daß von einem Klienten der stationäre Aufenthalt, von einem anderen – oder während einer anderen Phase seiner Entwicklung – der außerstationäre Versorgungspfad besser zu nutzen ist. Die Fähigkeit unserer Klienten, Hilfsangebote selbst beurteilen zu können, sollte nicht unterschätzt werden, auch in dem Sinne, daß die Ablehnung eines Hilfsangebots oder der Abbruch einer Behandlung ein respektabler und perspektivisch sinnvoller Entschluß sein kann.

Diese in der Kürze der Zeit nur gerafft skizzierten Überlegungen könnten zu Mißverständnissen führen. Ich möchte zum Schluß ausdrücklich betonen, daß unsere bisherigen Katamneseerfahrungen nicht dazu berechtigen, bestimmte Hilfsangebote abzuwerten oder besonders hervorzuheben. Viele und sehr unterschiedliche Formen der Wegbegleitung können förderlich sein, nicht zuletzt auch Hilfen von Personen und Einrichtungen außerhalb der speziell für Drogenabhängige gedachten Dienste. Bei den älteren Klienten – am Ende des 3. und Anfang des 4. Lebensjahrzehnts – dürfte außerstationären Einrichtungen künftig zunehmend größere Bedeutung zukommen.

Es empfiehlt sich jedenfalls, die verfügbaren Varianten an Versorgungspfaden immer wieder unter den Gesichtspunkten

– Akzeptanz,
– Haltequote,
– Reichweite und
– Wirksamkeit

zu überprüfen und gegebenenfalls dem sich wandelnden Bedarf anzupassen, im Interesse einer Minderung der Risiken und einer Verbesserung der Perspektiven unserer Drogenklienten.

## Literatur

Bschor F, Wessel J (1983) Ambulante Beratung und Betreuung von Drogenklienten – Entwicklungen und Veränderungen im Zeitraum 1969–1981. Öff Gesundheitswes 45:255–262

Bschor F, Schommer H-G, Wessel J (1984) Risiken und Perspektiven der Drogenabhängigkeit, Katamneseergebnisse bei 100 Opiatabhängigen der Zugangsjahre 1969 bis 1974. Dtsch Med Wochenschr

Schwefel D (1983) Untersuchungen über die Kosten-Effektivität der Behandlung chronischer Psychotiker. Bericht über das WHO-Planungstreffen in Mannheim vom 2.–4. 5. 1983. WHO-Bericht, Kopenhagen

# Die konzeptionellen Grundlagen zum"Game" im Aebi-Hus, Lausanne *

V. Fiala

## Zusammenfassung

Das "Game" dient zum einen als Konfliktregler in der Gemeinschaft der Drogenabhängigen und andererseits der Verhaltensänderung beim einzelnen. Die in den Gruppen eingesetzte verbale Angriffsmethode nach dem Prinzip der Konfrontation des Verhaltens im Hier und Jetzt soll dem Abhängigen v. a. Impulse geben und sein Verhalten spiegeln, ferner ermöglichen, daß gestaute Gefühle durch möglichst freies Äußern und Abreagieren abfließen können, den Prozeß der Persönlichkeitsöffnung erleichtern und ein psychisches Training zur individuellen Stabilisierung und Stärkung der Widerstandskräfte anbieten. Als Ergebnisse sollen sich Nachdenken, Einsicht, das authentische Äußern von Gefühlen, emotionale Entspannung und die Übernahme von Eigenverantwortung einstellen.

Das "Game" ist dem Selbsthilfegruppengedanken verpflichtet und wird in der Regel 4 mal pro Woche in Gruppen von 8–12 Personen gespielt, ohne dabei an einen Leiter oder „Experten" gebunden zu sein.

## Theoretische Grundlagen

Das heutige Aebi-Hus-Game *in seiner prognostischen und experimentellen Ausrichtung* ist eine Variation des Synanon-Game (vgl. Casriel 1981 u. Yablonsky 1965), das ursprünglich als *Ventilgame für Agressionsabfuhr* von C. E. Dederich konzipiert und durchge-

---

* Anmerkung des Herausgebers: Dieses Referat konnte aus äußeren Gründen nicht auf der Tagung gehalten werden. Eine Kurzfassung hat dankenswerterweise Herr Dr. Deissler vorgetragen.

Das Manuskript ist Teil des Abschlußberichts eines Forschungsvorhabens an den Nationalfonds der Schweiz: D. Ladewig, V. Fiala (1983) **Sozialisationsbedingungen und Sozialisationschancen Opiatabhängiger – Drogenabhängige in Rehabilitations- und Strafvollzugseinrichtungen** (Projekt-Nr. 4127, Nationales Forschungsprogramm „Probleme der sozialen Integration in der Schweiz").

Ich bedanke mich bei Herrn Prof. D. Ladewig, Basel, für sein Einverständnis zum Abdruck an dieser Stelle.

führt wurde [1]. Die beiden implizierten Annahmen dabei sind, daß sich Aggressionen anstauen können und diese gestaute (geballte) Triebenenergie nach einer Entladung verlangt und im täglichen Game immer wieder abfließen soll und auch kann. [2] Es wird von einem *Modell der emotionalen Katharsis* ausgegangen, das von allen Beteiligten im Game schonungslose Offenheit, Ehrlichkeit und Direktheit sowie bedingungslose Wahrheitssuche fordert.

Im Game sollen die psychopathologischen Komponenten der Persönlichkeit des Drogensüchtigen möglichst ausgeklammert und wenn möglich das „gesunde Potential" gestärkt und die persönlichen Defizite kontinuierlich angesprochen werden. [3] In diesem Sinne steht das Game der *sportlichen Ertüchtigung oder Leibesübung*, die zur körperlichen und psychischen Lebendigkeit und Widerstandsfähigkeit hinführen sollen, viel näher als der Therapie. [4] Die psychische Kräftigung bzw. Abhärtung soll dadurch zustande kommen, daß die Schwächen (Defizite) im Verhaltensbereich lange genug attackiert werden und der "Begamete" (der „Angespielte") sich mit seinem Fehlverhalten für längere Zeit auseinandersetzen muß *(Trainingseffekt)* [5].

---

[1] Dederich, der Begründer von Synanon, sah sich vor das Problem gestellt, wie er bzw. die Gemeinschaft mit den zwischenmenschlichen Konflikten fertig wurde, die zu einer täglichen Belastung und Bedrohung führten. Für die tägliche Konfliktregelung und Abreaktion von Aggressionen entwickelte Dederich das Synanon-Game.

[2] Aggressivität wird als *genuiner Trieb* angesehen und nicht als Reaktion auf ein *bestimmtes Verhalten* oder als erlerntes Verhalten, welches von sozialen Faktoren maßgeblich abhängt [vgl. dazu Bandura (1969, 1971, 1977), Bandura u. Walters (1959, 1963), Bandura et al. (1967)].

[3] Im Game soll der Aebianer als *Mitmensch* und nicht als Patient angesprochen werden.

[4] Das Game wird auch als Vorbereitung für eine Therapie verstanden.

[5] Diese *Grundannahme des Games* erinnert an die berühmte Gesundheitslehre des amerikanischen Arztes R. G. Jackson (1981, S. 134), der die Rückkehr zu einer naturgemäßen Lebensweise empfiehlt: „Der gesunde, tatenfreudige Mensch ... sucht Anstrengungen auf, setzt sich den Einwirkungen der Umwelt aus und trachtet so, die dem Körper innewohnende Verteidigungskraft durch Übung zu stärken, wie man es mit seinen Muskeln oder seinem Gedächtnis macht, wenn man sie zu entwickeln wünscht; das Endziel ist körperliche Tüchtigkeit, welche Lebenskraft und Widerstandsfähigkeit erzeugt."
Das Game wird von Deissler auch als *Langzeitinstrument* verstanden, das diesen Trainingseffekt erzielen kann.

Grundsätzlich sollen im Game nur *Oberflächenphänomene* (d. h. verschiedene Symptome auf der Verhaltensebene) der angespielten Person berührt bzw. „angeritzt" werden. Das Game wird in dieser Form als *kognitiver Prozeß* verstanden, der sich der Psychodynamik der Person oder tieferen Gefühlen verschließt. Damit soll auch erreicht werden, daß das Risiko für den Begameten möglichst gering gehalten wird.

Ganz im Gegensatz zum kognitiven Game steht das (tendenziell) affektive Game. Im affektiven Game werden dem Angespielten nicht nur die gefühlsbetonten Reaktionen beschrieben, sondern sie werden ihm möglichst authentisch gezeigt. Der Anspieler sorgt also nicht nur, daß das Verhalten des Angespielten ihn aggressiv macht, sondern er wird aggressiv. Damit können auch tiefere Gefühle beim "Begameten" ausgelöst werden. Dieser Dialog auf emotionaler Ebene ist nach Ansicht von Deissler das Wertvollste, das das Game zu bieten hat – aber auch das am schwierigsten zu Erreichende. Äußerst wichtig ist dabei, daß sich der Gamespieler als Mensch und Partner gefühlsmäßig voll in das Game involvieren läßt und aus seiner distanzierten Therapeuten-, Polizisten-, Feldwebel-, Vater- oder Mutterrolle usw. klar heraustritt.

Zweifelsohne werden aber auch im kognitiven Game über induzierte Verhaltensänderungen ebenfalls Veränderungen auf der psychodynamischen und Identitätsebene beim Drogensüchtigen angestrebt (s. dazu Abschn. „Die Gameziele"). Bei der *gewählten Strategie der Verhaltensmodifikation* (vgl. Bremberg 1980) im Game kommt jedoch das operante Lernparadigma (Auslöser→Verhalten→Konsequenz) nur sehr eingeschränkt zur Anwendung: es werden lediglich einige Prinzipien der Theorie der Konditionierung (wie das Prinzip der Wiederholung, das Prinzip der Analogie, die Mehrfachspiegelung u. a.), das *Wenn-dann-Prinzip* (im kognitiven Game)[6] für ausschließlich beobachtbares Fehlverhalten bzw. was man als solches ansieht und die ersten Schritte des Problemlösungsparadigmas (Identifizierung und Spezifizierung des Problems, Analyse des Problems und Auswahl oder Konzipierung von Alternativen) eingesetzt. Nach Deissler ist das Game auch weder *verhaltenstherapeutisch*, psychoanalytisch, gestalttherapeutisch

---

[6] Dabei handelt es sich um die Berücksichtigung der Konsequenzen eines bestimmten Verhaltens bzw. Nichtverhaltens.

noch irgendwie sonst orientiert. Es kann mit keiner der heute praktizierten Gruppentherapieformen verglichen werden (vgl. Liebermann et al. 1973). Im übrigen soll ja im Game überhaupt keine therapeutische Intention bestehen.[7] Das Game soll vielmehr dem
*Selbsthilfegruppengedanken* verpflichtet sein. Das bedeutet,

a) daß jeder zum „Problembearbeiter" des anderen in der Gemeinschaft werden kann (das Game ist nicht an *einen* Leiter oder Experten gebunden),
b) daß das Game von Nichtprofessionellen gespielt werden kann
   und auch gespielt wird (von Aebianern, Ex-Aebianern mit Mit-
   arbeiterstatus, Mitarbeitern, die nicht aus psychosozialen und
   pädagogischen Berufen kommen u.a.),
c) daß jeder über jeden anderen etwas aussagen kann: dabei wird
   der *Zugang* des Anspielers im Game bzw. in der Gruppe zum
   Problem und zur Persönlichkeit des "Begameten" (zumeist auf
   der Verhaltensebene) als *unproblematisch angesehen*,
d) daß im Game stark betont werden:
   – die Verantwortung für das eigene Leben[8],
   – die Verantwortlichkeit für den unmittelbaren Augenblick,
   – die Fähigkeit jedes einzelnen, über die eigenen Verhaltens-
     weisen, Gefühle und Einstellungen bestimmen und bei ent-

---

[7] Vgl. dazu Deissler KJ, Synanon (organisationsinterne Arbeitsunterlage),
S 1. Das Aebi-Hus-Game kann nach Deissler auch nur gespielt werden,
wenn dabei von bestimmten theoretischen Einsichten über die Drogensucht
ausgegangen wird.
Die Drogensucht ist nach Deissler autonom und eigengesetzlich, d.h. sie
besteht fort, ohne daß eine Verbindung zu ihren Ursachen (bzw. verursa-
chenden Faktoren) existieren muß. Das Herausfinden der Ursachen hat somit keinen oder nur geringen therapeutischen Effekt (Deissler berichtet in
Gameseminaren von Mißerfolgen einiger namhafter Psychoanalytiker). Es
kann sogar sehr gefährlich werden, wenn Heroinsüchtige mit ihrem „Unbe-
wußten" (deutend) konfrontiert werden. Das kann sie zum Weglaufen, zum
Rückzug aus der Rehabilitation oder zum Suizid bringen.
Im Game sollen alle Interpretationen im analytischen Sinne unterbleiben,
dies v.a. deshalb, weil der Drogensüchtige für die Durcharbeitung seiner
Probleme selbst die Verantwortung und Entscheidung übernehmen soll.
[8] Das Game steht nach Deissler in der europäischen Schuldprinziptraditi-
on, die an das Verantwortungsgefühl des einzelnen appelliert bzw. es auf-
bauen soll. In anderen Kulturen – z.B. in Asien – hat das Game geringen
Effekt, da die asiatische Kultur nicht auf Schuld, sondern auf Schande (Ge-
sichtsverlust) aufbaut.

sprechend starker Motivation und ausreichendem Einsatz immer wieder neu entscheiden zu können [9],[10],

e) daß zwischen dem Anspieler bzw. der Gruppe und dem "Begameten" eine möglichst große psychische und soziale Distanz bestehen soll, die Kontakte (Absprachen u. a.) verhindert (im Game werden lediglich 3 Tabus berücksichtigt: Inzest, Totschlag, Offizialvergehen).

## Der Stellenwert des Games innerhalb der Rehabilitation

Im Rahmen des Aebi-Hus-Modells wird dem Game eine *zentrale Bedeutung* zuerkannt. Ein Arbeitsbündnis mit neu eintretenden Aebianern kann nur dann entstehen, wenn diese sich mit dem Game einverstanden erklären. Die Bereitschaft, im Game aktiv mitzumachen, ist der primäre Einsatz bzw. Beitrag, den jeder Aebianer für seinen Aufenthalt in der Gemeinschaft leisten muß. In welcher Weise und in welchem Ausmaß sich der einzelne im Game einbringt, wird ihm selbst überlassen.

Neben dem Game (im Rahmen der therapeutisch orientierten Gemeinschaft) wird im Aebi-Hus keine andere spezifische Rehabilitationsmaßnahme eingesetzt *(Prinzip der Unimodalität)*. Für Mitarbeiter ist es daher wichtig einzusehen, daß der methodische Monismus und Purismus weder bewußt noch unbewußt untergraben werden soll. Nach Auffassung des Modellberaters Deissler haben sich Modelle mit Multimodalität (d. h. dem Drogensüchtigen werden unterschiedliche Behandlungsmethoden angeboten) nicht bewährt.

Das Game soll in einem bestimmten sozialen Klima stattfinden. Es reflektiert laufend die jeweils existierenden Zielsetzungen der Rehabilitation[11], das vorherrschende Menschen- und Gesellschaftsbild und (mehr implizit) die Existenzphilosophien u. a. Es

[9] Vgl. dazu Dyer WD (1980) und McClure M, Goulding RL (1981); aber auch z. B. die Existenzphilosophie Sartres.

[10] Deissler hat in diesem Zusammenhang immer wieder das Bild vom Selbstbedienungsladen gebraucht. Die eigentliche Rehabilitation macht der Aebianer selber, und die Mitarbeiter sind gelegentlich da, „damit sie gebraucht werden".

[11] Das Game darf den Zielsetzungen der Rehabilitation nicht widersprechen, da sonst die Vorstellung vom Ganzen, vom Sinn des Aufenthalts, verloren geht.

besteht eine enge Verflechtung und gegenseitige Beeinflussung von Gemeinschaftsleben und Game. Deissler spricht in diesem Zusammenhang von *Homöostasie*; enthält beispielsweise das Gemeinschaftsleben (das soziale Milieu) ein hohes Maß an Destruktivität, so wird das Game das zu spüren bekommen und ebenfalls viele destruktive Impulse, Verhaltensweisen u. a. beinhalten und umgekehrt. Es muß an dieser Stelle besonders hervorgehoben werden, daß das Game – wie jede andere Methode – in der Hand von Menschenverächtern zu einem sehr gefährlichen Instrument werden kann.

Das Game benötigt daher zu seiner vollen Entfaltung innerhalb der Rehabilitation auf seiten der Mitarbeiter möglichst viel Toleranz, Einfühlungsvermögen, dauernden zwischenmenschlichen Kontakt, soziale Intelligenz, verbale Gerechtigkeit, Integrität, Lebenserfahrung, Humor und einen vorbildlichen Charakter sowie einen diskutablen Lebensentwurf (Lernen am Modell). Das Game muß als eine Methode der Identitätsbildung und Nachreifung besonders verantwortlich und vorsichtig eingesetzt werden. Nahezu jeden Tag kann das Game auch das Gemeinschaftsleben entscheidend beeinflussen.

Game kann aber auch als *Spiel* aufgefaßt werden [12]. Das Spiel ist ja etwas Lustbetontes, Herausforderndes, Gemeinschaftsbildendes. Es beruht auf dem Prinzip der Chancengleichheit und beinhaltet gewisse Regeln (s. Abschn. „Gameablauf"). Ein Spiel soll niemals tierisch ernst genommen werden. Erst dann können sich nach dem Spiel Gewinner und Verlierer nicht als Klassifizierte oder Stigmatisierte, sondern als gute Kollegen trennen, die aus ihrer Erfahrung wissen, daß Sieg und Niederlage recht unberechenbare Dinge sind. Dieser Auffassung vom spielerischen Rivalisieren im Game (die von einigen Gameverantwortlichen in der Geschäftsleitung vertreten wird) muß eine andere Auffassung gegenübergestellt werden: Nach Deissler gibt es im Game weder Gewinner bzw. Sieger noch Verlierer: das Ziel ist der partnerschaftliche Dialog.

---

[12] Die Ausführungen über das Game als Spiel habe ich der Broschüre **Stiftung Drogenhilfe Aebi-Hus/Maison Blanche** (1981) entnommen.
Das Synanon-Game wird im Rahmen der Lebensgemeinschaft nicht als Spiel, sondern als reales, gelebtes Leben aufgefaßt [vgl. dazu Yablonsky L (1965)].

Die Argumentation der ersten Auffassung geht aber noch weiter: Das Game wird als *Gruppenspiel* aufgefaßt, in welchem es darum geht, die charakterlichen Qualitäten für das Zusammenleben zu trainieren: Vertrauen, Offenheit, Ehrlichkeit, Einfühlungsvermögen, Engagement, Selbstverantwortung und vieles mehr (s. Abschn. „Gameziele"). Gewinner sind jene, die aus ernstem Interesse an ihrer eigenen Entwicklung und an der der Mitspieler sowie der Gruppe sich am Spiel beteiligen. Verlierer sind jene, die aus Angst, Mißtrauen, Faulheit, Inaktivität oder falsch verstandener Solidarität nicht oder nur oberflächlich (zum Schein) spielen oder das Spiel gänzlich boykottieren.

Die Gamerealität darf demnach mit der Realität des täglichen Zusammenlebens nicht verwechselt werden, und zwischen beiden muß ein klarer Trennstrich gezogen werden. Aufgrund des Spielcharakters wird nun postuliert, daß das Game für alle Beteiligten keine nachteiligen Konsequenzen im Zusammenleben hat.

Nach Auffassung von Deissler können aber gerade die nachteiligen Konsequenzen aufgrund des praktizierten Gewinner-Verlierer-Modells entstehen.

**Der Gamerahmen**

Das Game wird im Aebi-Hus (1981/1982) am Montag, Dienstag, Mittwoch und Freitag jeweils von 17.00 bis 19.00 Uhr und am Samstag von 10.00 bis 12.00 Uhr gespielt. Neben den fixen Gamezeiten besteht für alle Hausbewohner zu jeder Tages- und Nachtzeit die Möglichkeit, ein Ad-hoc-Game (zweckbestimmtes Game) einzuberufen. In der Regel teilen die Aebianerleitung und einige Mitarbeiter alle im Haus anwesenden Aebianer und Mitarbeiter in *Gruppen von 8–12 Personen* ein, wobei die Auswahl zufällig und/ oder geplant erfolgen kann. Pro Gruppe und Gamezeit werden 2–3 Gameanmeldungen behandelt. Vor Gamebeginn werden die einzelnen Anmeldungen (Vermutungen über Fehlverhalten) von den Aebianern und Mitarbeitern kurz besprochen (Gamevorbesprechung). Dabei geht es v.a. um eine Präzisierung, Spezifizierung und Begründung der vorliegenden Indictements [13], um die Über-

---

[13] Dieser Begriff kommt aus den USA. Dort unterbreitet die Grand Jury den Schöffengerichten *bestimmte Daten*, die ihrer Meinung nach die Basis

prüfung der Zusammensetzung der Gruppen und um die Formulierung von konkreten Gamezielen.

## Die Gameziele

Als vorrangige Gameziele [14] werden von der Aebi-Hus-Leitung genannt:

- den Drogensüchtigen „in Bewegung setzen"/„zum Reagieren bringen"/etwas „anreiten",
- Ventil für gestaute Aggressionen (s. auch Abschn. „Theoretische Grundlagen") schaffen,
- Förderung der Entwicklung von Offenheit, Ehrlichkeit, Vertrauensbereitschaft und Direktheit (sowie Sensibilisierung für Probleme),
- Förderung des Nachreifungsprozesses zum Aufbau der Hilfsidentität als Aebianer [15],
- Erweiterung des Verhaltensrepertoires/Lernen, sich zu verhalten, als ob... (Entwicklung von Kontakt- und Beziehungsfähigkeit u.a.),
- Förderung der Verbalisierungsfähigkeit,
- Erhöhung der Konfliktfähigkeit,
- Lernen einer Technik des Problemlösens [16],
- Interventions- und Konfrontationsschulung (lernen, sich selbst und andere zu konfrontieren), sich selbst in Frage stellen zu lassen u.a.),
- Erhöhung der Entscheidungsfähigkeit,
- Förderung bei der Übernahme von sozialer Verantwortung,

---

zu einer Anklage sein könnten. Der Begriff Indictement umfaßt den semantischen Bereich von Vermutung, nicht mehr abweisbarem Eindruck, begründetem Verdacht bis zur Feststellung. Es ist im Game eine *vorläufige Anklage*, jedoch in keinem Fall eine Verurteilung oder ein auf den Begameten als Person gerichteter Angriff. Als grundsätzliche Formulierung wird von Deissler empfohlen: „Es kommt mir/uns vor, als ob Du..."
[14] Diese Angaben sind bei informellen Gesprächen (im Rahmen der Realkontaktbefragung) gemacht worden.
[15] Deissler spricht ausdrücklich von Förderung und nicht von (Verhaltens)korrektur (im Sinne einseitiger Anpassung).
[16] Im Game sollen die persönlichen Probleme und interpersonellen Konflikte nicht gelöst, sondern lediglich eine adäquate Methode der Konfliktregelung eingeübt werden.

– Lernen, sich anzupassen[17]/Lernen, die Regeln des Zusammenlebens in der Gemeinschaft zu respektieren,
– Strukturierung des Tagesablaufs (u. a.).

Zusammenfassend läßt sich sagen, daß das Game in seinen Hauptfunktionen

1) der Konfliktregulierung in der Gemeinschaft,
2) der Verhaltensänderung beim Drogensüchtigen dienen soll[18].

Beide Hauptfunktionen sind dem Grundgesetz der qualitativen
Rehabilitation und Nachreifung verpflichtet. Das bedeutet, daß
das Game wie folgt orientiert sein soll:

– zielgruppengemäß (langjährige Heroinsüchtige in der Maßnahme),
– phasengemäß (vgl. Deissler 1978),
– altersgemäß,
– personen- und erfahrungsadäquat (Berücksichtigung des Intelli-
  genzgrades, des Belastungs- und Abhärtungsgrades, des Ausmaßes der manipulativen Fähigkeiten, der Biographie u. a. des Drogensüchtigen),
– problemzentriert.

## Die Methodik und die vermutlich dahinterstehende theoretische Vorstellung vom Menschen und von der Rehabilitation

Bei der Interaktion in der fast täglich zusammenkommenden
Gruppe wird die *Konfrontation* bzw. Auseinandersetzung des einzelnen mit der Gruppe sehr stark betont. Es soll extreme und kom-
promißlose Offenheit im Zeigen der eigenen Hier-und-Jetzt-Ge-
fühle und der persönlichen Werthaltungen und Einstellungen vor-
herrschen (s. dazu auch die Ausführungen im theoretischen Teil).
Rationalisierungen und Intellektualisierungen sind darum ver-
pönt. Ebenso sind alle Interpretationen im analytischen Sinne
strikt zu vermeiden. Bei dieser die angespielte Person stark enthül-
lenden Methode ist der Fokus möglichst intensiv auf das *beobacht-*

---

[17] Die Anpassung soll nicht an eine vorgegebene Realität und/oder Ideolo-
gie erfolgen.
[18] Es soll etwas zur Verbesserung der Gemeinschaft und des einzelnen beitragen!

*bare Verhalten im Hier und Jetzt* (Dauer: einige Minuten bis zu mehreren Stunden im Marathon) innerhalb des Gruppenkontextes gerichtet. Die Zentrierung auf das Hier-und-Jetzt-Verhalten soll dem Drogensüchtigen eine *vertiefte Einsicht* in sein Verhalten vermitteln [19], ja ihn vielleicht erstmalig damit konfrontieren, wie sein Verhalten auf andere wirkt. Dabei wird die Reproduktion von Alltagsverhalten in der Gamegruppe unterstellt. Nach Auffassung der Rehabilitatoren sind die Handlungen der Gruppenteilnehmer als getreue Widerspiegelungen ihres Fühlens und Denkens zu sehen. [20] Die Teilnehmer im Game streben demnach nach Übereinstimmung zwischen dem, „wer sie sind", und dem, „was sie (augenblicklich) tun": Sie bemühen sich also um eine gleichmäßige und stabile Selbstdarstellung. Nach diesem Menschenbild ist die Welt der Erscheinungen (das Betonen des Provisorischen, Vorläufigen und Spielerischen der Eindrücke im Game) von der wirklichen Welt (außerhalb des Games u.a.) klar zu trennen. Während der Rehabilitation soll der Fixer unter Zuhilfenahme der Gamemethodik seine Spielanfälligkeit langsam ablegen und zum möglichst rücksichtslosen Bekennen, „Sich-selbst-Erleben" und auch Herauslassen verschiedener Gefühle gebracht werden. Erst nach dem vorsichtigen und sukzessiven Abbau der zweifelsohne großen Ängste beim „Sich-selbst-Erleben" (der kritischen Hinterfragung und gleichzeitigen Akzeptierung) kann daran gedacht werden, eine festere und begrenztere Vorstellung davon aufzubauen, was die neue Identität ausmachen könnte. In einem weiteren Schritt soll der Drogensüchtige wieder lernen, Dinge auch indirekt zu sagen, sich diplomatisch zu verhalten (dabei ein flexibles, aber belastbares Abwehrsystem zu entwickeln), ohne wieder in die spezifische Verschlagenheit, Rücksichtslosigkeit und starke Selbstüberwachung zurückzufallen.

Als Instrumentarium der verbalen Angriffsmethode im Game soll – nach Aussage der Gameverantwortlichen – alles das verwendet werden (prozeßhaft gedacht!), was

---

[19] Die Gameverantwortlichen postulieren den Weg von der Selbstoffenbarung zur Selbsterkenntnis beim Fixer.
[20] Von daher wird es für die Rehabilitatoren äußerst schwierig, der Forderung von Deissler, das Fixerverhalten zwar zu attackieren, aber den Drogensüchtigen als Mensch für vollzunehmen, nachzukommen.

- beim Drogensüchtigen überhaupt eine Wirkung hervorruft und ihn in Bewegung bringt (Katalysatoren bzw. Impulsgeber, Aufbau eines wohldosierten Spannungsfeldes),
- dem Drogensüchtigen die Wirkungen seines Verhaltens klar aufzeigt (Verhaltensspiegel),
- bei ihm seine (gestauten!?) Aggressionen abfließen läßt (sozialer Spannungsausgleicher), personenzentrierte Entspannung durch kathartische Abreaktion),
- den Drogensüchtigen zum „Sicht-selbst-Erleben und -Fühlen" hinführt bzw. diesen Prozeß der Persönlichkeitsöffnung fördert (Schaffung von Selbsterfahrungs- und Lernmöglichkeiten, Wandlung durch Erleben und Verstehen),
- dem psychischen Training der Stimulierung der Abwehrreflexe und damit der Erhöhung und Stärkung der Widerstandsfähigkeit, der Erhöhung der Frustrationstoleranz, dem „Sich-allein-Wehren-Können", dem „Sich-Abgrenzen-Können" u.a. dient (Angriffs- und Konfrontationstechniken zur psychischen Ertüchtigung).

Obwohl der Modellberater des Aebi-Hus erklärt, daß im Game eigentlich jede Methode bzw. jedes Mittel erlaubt sei, daß den "Begameten" zum Reagieren bringt (Multimodalität der Mittel), betont er an anderer Stelle ausdrücklich, daß kein Zwang ausgeübt und keine Beschämung und Erniedrigung (z.B. den Aebianer vor anderen lächerlich zu machen) auftreten darf (s. dazu das nachfolgende Abgrenzungsprinzip). Dabei stellt sich aber die wichtige Frage, wo die Beschämung und Erniedrigung anfängt, und auch, wo sie wiederum aufhört. Ferner muß gefragt werden, was von wem als Beschämung und Erniedrigung aufgefaßt wird.

*Die Mittel umfassen* (wobei die Aufzählung nicht vollständig sein kann, da das Game auch als experimentelles Verfahren begriffen wird):

1) Hier-und-Jetzt-Prinzip[21],
2) Feedback-Prinzip („Spiegeln"),

---

[21] Vgl. dazu u.a. die umfassende Bestandsaufnahme von Petzold HG (1981). Das Hier-und-Jetzt-Prinzip wird im Aebi-Hus-Game als *sozialtechnologisches Konzept* eingesetzt und dient ausschließlich als *Medium* für den Beobachtungs- und Problemlösungsprozeß. Deissler sieht das Game ja auch als „essentiell kognitiven Prozeß" (persönliche Mitteilung).

3) Prinzip der (einseitigen) Konfrontation (mittels schonungsloser Kritik, Ironie, Spott, Sarkasmus, Karikatur, extremen Behauptungen u. a.)[22]. Beim Konfrontieren wird als notwendiges Hilfsmittel die *Übertreibung* bzw. *Pointierung* verwendet. Den Mitgliedern im Game muß selbstverständlich vorher klar gemacht werden, daß das, was im Hier und Jetzt passiert, eine bewußte Übertreibung ist und keineswegs der Realität entsprechen muß (Spielcharakter des Games). Durch die gezielte Übertreibung, das Demonstrieren der Absurdität des gezeigten Verhaltens, soll sowohl bei den Angreifern als auch bei den Angegriffenen eine starke Veränderung im Gefühlsbereich (sowohl Spannung als auch Entspannung) erreicht werden mit dem bereits erwähnten Resultat, daß sich Informationen, Nachdenken (Reflexion) und Einsicht über sich selbst sowie tolerantere Meinungen einstellen[23].

4) Prinzip der Wiederholung bzw. des Nachdoppelns,

5) Prinzip der Analogie.
Um die Monotonie bei den Angriffen möglichst zu vermeiden, wird derselbe Sachverhalt auf viele verschiedene Weisen zum Ausdruck gebracht (mittels Metaphern, Bildern, Anekdoten, Gleichnissen, Parabeln, Beispielen aus dem eigenen Erfahrungsbereich usw.).

6) Prinzip der Staffelung (Mehrfachspiegelung); dabei werden verschiedene Sachverhalte durch verschiedene Personen gesagt.

---

[22] Der *Begriff Konfrontation* dürfte in diesem Sinne mit *Attackieren* und *Als-Erster-Zuschlagen* gleichgesetzt werden. Dabei kann sehr rasch der Schritt in den Mißbrauch (Brechen des Widerstandes) erfolgen. Vor den Gefahren leichtfertigen Umgangs mit diesen Mitteln (die sehr rasch Gefühle der Beschämung und Erniedrigung auslösen können) möchte ich *eindringlich warnen*. Obwohl sich die Gameverantwortlichen ganz klar gegen das Beschämen und lächerlich Machen, Brechen oder „Knacken" der Persönlichkeit des Fixers u. a. aussprechen, kann erst die empirische Überprüfung etwas Klarheit schaffen.
[23] Durch das Erleben der Groteske erhofft man sich offenbar einen *kognitiven Knick* bei den Teilnehmern (speziell beim Begameten), der weitere Prozesse auslösen soll. (Damit könnte das Mittel der Übertreibung der paradoxen Interventionstechnik in gewissem Sinne nahestehen!)

7) Prinzip der sozialen Verstärkung bzw. Intensivierung,

8) Prinzip des Lernens am Modell (mittels Selbstoffenbarung einzelner Teilnehmer),

9) Prinzip des Transfers; es werden verschiedene Verhaltensalternativen und -strategien aufgezeigt bzw. gemeinsam erarbeitet und auf ihre Umsetzbarkeit für das reale Handeln überprüft.

10) Verschiedene Strategeme und Manöver, wie beispielsweise
   – Wechsel von Angriff und anschließendem Auffangen,
   – indirektes Game (das Game wird über eine Drittperson lanciert),
   – Zwei- und Mehrphasengame; dabei wird auf einen Aebianer der Fokus gerichtet und das Game anschließend gekehrt; der Angreifer wird plötzlich in die Rolle des Verteidigers gedrängt (usw.). Der erste Teil des Games kommt durch ein bestimmtes Fehlverhalten eines Aebianers im Zusammenleben zustande. Durch die Art und Weise, wie der Angreifer bzw. mehrere Gruppenmitglieder sich verhalten, kann ein neues Indictement formuliert werden, dem sich der Angreifer und/oder ein anderes Gruppenmitglied stellen muß. Dadurch kann die Dynamik des Gruppenprozesses stark erhöht werden.
   – Technik der revanchierten Provokation: Ist der Begamete stark genug, die Angriffe der Gruppe abzuwehren bzw. sie ins Leere laufen zu lassen, und vermag er seinerseits, die Konfrontation zu erwidern, dann kann es ihm vortrefflich gelingen, einzelne Gruppenmitglieder bzw. die gesamte Gruppe „aus dem Busch zu klopfen" bzw. sie zu unbedachten Äußerungen (und damit authentischen Selbstenthüllungen) zu verleiten. Es kann ihm also seinerseits gelingen, Reaktionen zu provozieren.

11) „Notbremse"; die Notbremse ist ein wichtiger Bestandteil des Games. Ohne dieses Mittel könnte der Aebianer als Begameter das Gefühl bekommen, auf dem Operationstisch zu liegen und sich überhaupt nicht wehren zu können. Der Aebianer soll aber das Gefühl entwickeln, daß das Game keine Falle ist, aus der es kein Entrinnen gibt, sondern eine *Drucksituation* (ein Spannungsfeld, eine Art Konditionstraining), die, wenn er/sie

unerträglich oder zu stark belastend empfindet, sofort abgestellt werden kann, indem es der Aebianer ausspricht[24].

12) Abgrenzungsprinzip. Es ist sehr wichtig, darauf hinzuweisen und jedes Gamemitglied darüber aufzuklären, daß keine versteckten oder verschlüsselten Methoden (sowie Fragen, Verhaltensstrategien usw.) in Richtung
  - der Bestrafung,
  - des Verhörs (Überprüfungsverfahren wie bei der Polizei, Games sollen niemals zur Abklärung einer Fuhre mißbraucht werden),
  - der Anklage (wie bei Gerichtsprozessen),
  - der Beichte bzw. des „Horchpostens" (Voyeurismus),
  - der „Operation" (s. 11) „Notbremse"),
  - der Therapie[25] (Interpretation und Deutung von angstbesetzten Sachverhalten),
  - der Machtdemonstration und Unterdrückung von sog. „schwachen Aebianern",
  - der Stigmatisierung bzw. Diskriminierung,
  - der „Kopfwäsche" (als Mittel der Beschämung und Erniedrigung),
  - des „Kesseltreibens" (als Mittel, um sadistische, destruktive, menschenverachtende Impulse und Neigungen auszuleben),
  - der Dressur und reinen Verhaltenskorrektur (als Mittel zur einseitigen Anpassung),
  - der Sabotage/der Gameresistenz u. a.
  im Game zur Anwendung kommen. Falls dies dennoch eintreten sollte – und nach Auffassung der Gameverantwortlichen

---

[24] Wenn Aebianer sehr stark unter Druck gesetzt werden, dann können sie sprachlos werden. Dies dürfte besonders bei jungen Frauen zutreffen. Wenn sie dann noch genügend Kräfte besitzen, dann laufen sie aus dem Game und ziehen sich zurück. Am schlimmsten dürfte es aber für diejenigen attackierten Aebianer sein, die überhaupt nichts mehr sagen können und dann nur noch wie gesteinigt dasitzen und alles über sich ergehen lassen. Solche Games sind sicherlich absolut schädlich und sollten augenblicklich gestoppt werden.

[25] Ein Teilziel des Games kann nach Auffassung der Gameverantwortlichen nur das *Erreichen der Therapiefähigkeit* sein (persönliche Mitteilung von Frau D. Feller).

232

ist jederzeit damit zu rechnen –, ist mit der Notbremse, dem Zweiphasengame, einem adäquaten Einzel- oder Gruppenindictement u. a. zu reagieren.

## Der Gameablauf

1) Zuerst wird das (Einzel)indictement des An- oder Vorspiels möglichst einfach und klar sowie detailliert in der Verhaltensbeobachtung formuliert und dem Angespielten ("Begameten") in der Gruppe vorgetragen [26]. Es soll das Provisorische bzw. Vorläufige des Vorwurfs und auch das menschliche Interesse an der Entwicklung des Angespielten betont werden. Das personen- und problemzentrierte Indictement soll dabei folgende Fragen mitberücksichtigen, die den Ablauf strukturieren helfen:
   - Wo steht der "Begamete" in der Gemeinschaft / wo in seiner persönlichen Entwicklung?
   - *Wie* äußert sich das? Woran kann es beobachtet werden? Wie „funktioniert" der Angespielte? (Beispiele)
   - *Warum* steht er/sie dort? (Begründung: er/sie steht dort, weil sein/ihr Verhalten, Denken, Fühlen, Reagieren usw. so ... ist/ wirkt)
   - Was sind die Konsequenzen bzw. Auswirkungen des aufgezeigten (Fehl)verhaltens oder Nichtverhaltens (Wenn-dann-Prinzip)? Was sind die Konsequenzen für die Gemeinschaft, für die einzelnen Aebianer und für den Angespielten selbst?
   - Welche Verhaltensalternativen hat der "Begamete"?
   Danach soll der "Begamete" – wenn notwendig – das Indictement mit eigenen Worten wiederholen und bekanntgeben, wo seine Verständnisschwierigkeiten liegen. Daraufhin wird das Indictement entweder präzisiert oder neu formuliert. In Ausnahmefällen kann es zur Abänderung oder zu einem alternativen Indictement kommen.

---

[26] Es kann auch ein Gruppenindictement oder ein Selbstindictement (Präsentation einer persönlichen Schwierigkeit, eines starken Unbehagens u. a.) formuliert werden.
Jeder unberechtigte oder ungenügend belegbare Vorwurf muß die Gelegenheit des Scheitern bekommen und daraufhin zurückgenommen werden.

Die beiden Ziele dieser Abklärung sollen sein:

- das Problem möglichst eindeutig und präzise darzustellen (damit der "Begamete" überhaupt „einsteigen" kann),
- beim "Begameten" die Bereitschaft bzw. Motivation zur Problembearbeitung wecken. (Ohne eine gewisse Verantwortungsübernahme wird das Game zum Muß, zur Zwangsveranstaltung.)

Ein Indictement soll dann gestoppt werden, wenn

a) eine Entschuldigung formuliert wird,

b) der Anspieler offensichtlich über den Angespielten nicht unterrichtet ist (z. B. „Ich möchte wissen, wie es Dir geht?"),

c) der Anspieler bzw. die Game-Runde ausschließlich den "Begameten" arbeiten läßt (z. B. „Macht mal ein Feedback!"), um ihm dann aufgrund seiner Äußerungen bzw. seines Verhaltens etwas vorhalten zu können („faules Indictement"),

d) der Anspieler damit zu einem Vernichtungsschlag ausholen möchte (z. B. „Du bist der letzte Dreck...."). In diesem Fall ist das Zweiphasengame besonders angezeigt: der Angreifer wird plötzlich selbst zum Angegriffenen und muß über seine aggressiv-destruktiven Äußerungen reflektieren.

2) Nach dem vorgetragenen Indictement und dem Abklärungsprozeß (im günstigsten Fall) hat jedes Gruppenmitglied die Verpflichtung und Mitverantwortung, den Vorwurf oder die Vermutung zu unterstützen, d. h. Daten, Eindrücke, Beobachtungen usw. beizutragen, um das Indictement zu stärken und auszubauen (1. Grundregel).

Es werden nunmehr alle der Gruppe zur Verfügung stehenden Fakten und Eindrücke, die das Fehlverhalten des Angespielten beschreiben, gesammelt und das Problem möglichst nuanciert, spezifiziert und aus verschiedenen Perspektiven herausgearbeitet.

3) Der Angespielte ist nun aufgefordert, das Indictement und die gesammelten Fakten und Eindrücke zu widerlegen (wenn es ihm möglich ist) oder dazu Stellung zu beziehen (indem er beispielsweise den Vorwurf als prinzipiell gültig anerkennt, aber Ausnahmen geltend macht) u. a. Es ist regelwidrig und entspricht nicht der Gametradition, wenn der Begamete sich wei-

gert, zu reagieren [27], d. h. sich zu äußern bzw. zu argumentieren (2. Grundregel).

4) Damit sich der "Begamete" äußert oder zumindest irgendwie zum Reagieren gebracht wird, wird im Game versucht, ein Spannungsfeld aufzubauen, mit folgenden erwünschten Wirkungen (Sowohl-als-auch-Prinzip) [28]:

| | |
|---|---|
| Stimulation/ in Bewegung bringen | – Glättung, |
| Beunruhigung | – Beruhigung, |
| (künstliche) Ängste | – Angstreduzierung, |
| Härte | – Zärtlichkeit/Zuneigung, |
| „Hinhauen" | – Streicheln, |
| Ernst | – Spiel/Ausgelassenheit/ Fröhlichkeit, |
| Spott/Satire/schonungslose Kritik | – Humor, |

Auf die Reaktionen des Angespielten beginnt die Gruppe (oder einzelne) erneut zu reagieren usw. Wichtig dabei ist, daß der Angegriffene zur *Auseinandersetzung mit sich* selbst und der Gruppe (oder einzelnen Mitgliedern) gebracht wird. In dieser Phase sollen v. a. die *Widersprüche* im Verhalten und in der Argumentation dem "Begameten" aufgezeigt und bewußt gemacht werden.

5) In einem nächsten Schritt kann versucht werden, dem angespielten Drogensüchtigen die Konsequenzen seines Verhaltens schonungslos darzulegen. Nach Auffassung der Gameverantwortlichen muß der Aebianer lernen, eine Verbindung zwischen seinem Verhalten und den Folgen seines Verhaltens herstellen zu können. Dieses Wenn-dann-Prinzip soll im Sinne psychischer Ertüchtigung im Game eingeübt werden.

Der "Begamete" versucht [z. T. in 4) und später in 5)] gemeinsam mit der Gruppe herauszufinden, warum er sich wohl an einem bestimmten Punkt seiner persönlichen Entwicklung befindet, auf welche Ursachen sein Verhalten zurückzuführen ist, wie

---

[27] Das Nichtreagieren des Begameten kann selbstverständlich auch *als Reaktion* verstanden werden, auf die wiederum bestimmte Gegenzüge folgen (z. B. ein neues Indictement). Vgl. dazu Watzlawick P et al. (1974) Menschliche Kommunikation.

[28] Die Gegensatzpaare sind von Deissler genannt worden.

er sich in diese spezifische Situation hineinmanövriert hat (und *nicht*, wie er hineinmanövriert wurde!) und dann welche Auswirkungen sein (Fehl)verhalten zeitigt.

Dieser Schritt kann aber nur dann gelingen, wenn der "Begamete" es wagt, sich gegenüber der Gruppe zu öffnen und sich ihr anzuvertrauen. Das errichtete Spannungsfeld sollte in dieser Phase verstärkt Beruhigung, Verstehen und Auffangenwollen, Zuneigung, Streicheln, Humor u. a. ausstrahlen.

6) In der letzten Gamephase beansprucht der Angespielte die Hilfe der Gruppe, um für eine mögliche (und u. U. gewünschte) Verhaltensänderung verschiedene Lösungsvorschläge zu suchen (Lernen, sich zu verhalten, als ob ...). Je klarer, konkreter und persönlicher die Konfrontationsarbeit durchgeführt wird, desto leichter wird es (vermutlich) sein, adäquate Vorschläge und Empfehlungen zur Verbesserung oder Beseitigung des Fehlverhaltens zu finden.

Das Game wird als Dialog zwischen dem Vorspieler und den Mitspielern (in der Gruppe) *und* dem Angespielten oder Gegenspieler verstanden. Er ist beendet, wenn

a) das Thema des vorgetragenen Indictements ausführlich behandelt worden ist,

b) der "Begamete" das Signal zum Aufhören gibt („Notbremse"),

c) aufgrund der Gruppendynamik, bestimmter Äußerungen einzelner Mitspieler u. a. eine Zäsur und Neukonstituierung des Games erforderlich wird.

Das konkrete Ziel jedes Games soll sein, den "Begameten" vor die Wahl zu stellen, ob das ausgesprochene Indictement zutrifft oder nicht bzw. in welchen Punkten es nicht stimmt (1. Wahlentscheidung). Ferner muß der Angegriffene selbst entscheiden, ob er mit seinem (Fehl)verhalten so weitermacht (und dadurch die Aufmerksamkeit der Gemeinschaft sicherlich nicht verliert [29]) oder versucht, sein Verhalten zu verändern (im Sinne des Als-ob-Prinzips) und in die Gemeinschaft „hineinzuwachsen" (2. Wahlentscheidung).

---

[29] Das Indictement kann jederzeit wiederholt werden.

# Literatur

Bandura A (1969) Principles of behavior modification. Holt, Rinehart, Winston New York

Bandura A (1971) Social learning theory. General Learning Press, New York

Bandura A (1977) Self-efficacy: Toward a unifying theory of behavior change. Psych Review 84:191–215

Bandura A, Walters RH (1959) Adolescent aggression. Ronald, New York

Bandura A, Walters RH (1963) Social learning and personality development. Holt, Rinehart, Winston New York

Bandura A, Grusec JE, Menlove FL (1967) Some social determinants of self-monitoring reinforcement systems. J of Personality and Social Psychology 5:449–455

Bremberg L (1980) What is therapeutic in a therapeutic community? In: Schakel G, Sikkens M (eds) Readings – the fifth world conference of therapeutic communities. The Hague drugfree program of the Netherlands. Samson Sijthoff, Alphen a/d Rijn, S 87–88

Casriel D (1981) Die Dynamik von Synanon. In: Petzold H (Hrsg) Drogentherapie. Jufermann, Paderborn, S 105–121

Deissler KJ (1978) Das Kübler-Ross-Phänomen. Drogensucht und Rehabilitation. Schweiz Ärztezeitung 47

Dyer WD (1980) Der wunde Punkt. Rowohlt, Reinbek

Jackson RG (1981) Nie mehr krank sein. Goldmann, München

Liebermann MA, Yalom ID, Miles MB (1973) Encounter groups: First facts. Basic books, New York

McClure M, Goulding RL (1981) Neuentscheidung: Ein Modell der Psychotherapie. Klett-Cotta, Stuttgart

Petzold HG (1981) Das Hier-und-Jetzt-Prinzip und die Dimension der Zeit in der psychologischen Gruppenarbeit. In: Bachmann CH (Hrsg) Kritik der Gruppendynamik – Grenzen und Möglichkeiten sozialen Lernens. Fischer, Frankfurt, S 214–299

Stiftung Drogenhilfe Aebi-Hus/Maison Blanche (1981) Theorieansatz der Drogensucht/Modellbeschreibung zur Rehabilitation/Evaluation 1974–1980. Leubringen

Watzlawick P, Beavin JH, Jackson DD (1974) Menschliche Kommunikation. Huber, Bern, 4. Aufl.

Yablonsky L (1965) The tunnel back: Synanon. Macmillan, New York

# Bemerkungen von Synanon/Berlin zum Vortrag von V. Fiala

K. Szabo, R.-D. Wilk, D. Kleiner

Trotz großer Ähnlichkeiten zwischen dem Aebi-Hus, Lausanne, und Synanon, Berlin, besteht eine Reihe von Unterschieden – auch in bezug auf das „Game" bzw. das „Synanon-Spiel":

Bei Synanon gibt es generell, also auch in der „Verwaltung", nur unentgeltlich tätige Ex-User (d. h. „normale" Mitglieder dieser Gemeinschaft), keine angestellten Funktionäre.

Entsprechend gibt es zwar ein „Alten-Spiel", nicht aber ein „Mitarbeitergame", auch keine Supervision (lediglich gegenseitige Korrektur und Beratung). Andererseits gibt es bei Synanon ein „Spiel der Neuen" zum Kennenlernen, zur Information und zum Einüben (während des 1. Monats).

Ein Unterschied besteht auch darin, daß der Aufenthalt bei Synanon nicht auf 2 Jahre begrenzt, sondern theoretisch unbegrenzt ist (wobei die ursprüngliche Idee einer „Lebensgemeinschaft" nur Zielvorstellung sein kann).

Entsprechend dem Entwicklungs- und Lernprozeß von Synanon in den letzten 10 Jahren ist darauf hinzuweisen, daß das „Spiel" im Laufe der Jahre ausdrücklich toleranter und humaner geworden ist; einem evtl. subjektiv empfundenen „Druck" auf schwache Mitglieder, die sich schlecht äußern können, wird begegnet durch die sorgfältige Auswahl der Gruppenmitglieder des jeweiligen Spiels. Bei z. Z. etwa 150 Mitgliedern (dazu rund 20 Kinder) finden an den jeweiligen Nachmittagen und Abenden in etwa 12 Gruppen gleichzeitig Spiele statt, d. h. jede Gruppe hat zwischen 8 und 12, maximal 15 Mitglieder.

Bei besonderen Gelegenheiten erfolgt eine Zusammenkunft aller erwachsenen Mitglieder. Dabei diskutieren im Sinne des „Spiels" jedoch nur etwa 12 Personen (der „innere Kreis"). Die anderen Mitglieder („die Galerie") sitzen im Hintergrund und hören zu.

Dabei können einzelne Teilnehmer zwischen diesen beiden Gruppen im Laufe der Zeit gegeneinander ausgetauscht werden.

Ausdrücklich wird Wert gelegt auf eine gemütliche Atmosphäre und ausdrückliche Steuerungs- und Abschirmungsfunktionen seitens Erfahrener und Älterer; insbesondere auch auf ein freundliches, harmonisches Ausklingen, ein „Nachspiel" (auch mit Kuchen, Nüssen und Plauderei).

Die Funktion des „Synanon-Spiels" zur aktuellen Konfliktregelung von Tagesproblemen in einer therapeutischen Gemeinschaft geht somit oft aus dieser begrenzten sozialtherapeutischen Zielsetzung hinaus über in eine individuell strukturkorrigierende Gruppentherapie. Dies gilt insbesondere dann, wenn individuelle Fehlverhaltensweisen, Zwischenfälle oder persönliche Auffälligkeiten Anlaß geben für ein „Sonderspiel".

Es wird u. E. aus dem aufschlußreichen Beitrag von Fiala und diesen Ergänzungen aus der Praxis von Synanon deutlich, daß das „Game" bzw. „Spiel" entwicklungs- und ausbaufähig ist und daß seine Möglichkeiten zur Stabilisierung einer Gemeinschaft und der Sozialisation von motivierten Problemklienten, aber auch von ihrer Individuation, d. h. persönlichen Nachreifung (jetzt im Sinne einer Gruppenpsychotherapie), längst noch nicht ausgeschöpft sind.

# Arbeitsweise der Drogenambulanz und der Entzugsstation an der Psychiatrischen Universitätsklinik Wien

O. Presslich, N. Brainin

## Zusammenfassung

Die Ambulanz der Universitätsklinik Wien stellt ein Behandlungskonzept vor, das in einem weniger abstinenzideologie-orientierten und eher patientenwunsch-orientierten Setting den Bedürfnissen jugendlicher Drogenabhängiger eher gerecht wird. Einer der Schwerpunkte des Konzepts liegt in dem Einsatz von Betreuungspersonen (z. B. Studenten), die dem Klientel altersmäßig eher entsprechen. Primär gering motivierte Patienten können v. a. dadurch zu Langzeittherapien motiviert werden; außerdem kann zu den behandelnden Ärzten ein besseres Vertrauensverhältnis entstehen.

Viele Drogenbetreuer und viele Betreuungsinstitutionen für Suchtkranke sind mit den herkömmlichen Ambulanzen und Krankenhäusern unzufrieden und fühlen sich besonders von psychiatrischen Einrichtungen im Stich gelassen, wenn es darum geht, eine Entzugsbehandlung durchzuführen oder einen körperlich und psychisch desolaten Patienten angemessen zu versorgen.

Der Drogenabhängige selbst sieht sich oft mehreren Barrieren gegenüber, wenn er sich an eine medizinische Institution wenden will:

– Die Angst, eine Entzugsbehandlung könnte nach einem rigiden, insuffizienten Therapieschema durchgeführt werden, das dem unter Süchtigen üblichen Selbstbehandlungsversuchen unterlegen ist.
– Die Art, wie einem vorwiegend jugendlichen Publikum begegnet wird, besonders wenn Kleidung und Haarschnitt die Zugehörigkeit zu einer bestimmten Jugendkultur erkennen lassen.
– Die Art, in der ihm signalisiert wird, daß er mit seiner nach weitverbreiteter Meinung ausschließlich selbstverschuldeten Krankheit und/oder kriminellen Neigung unerwünscht ist und daß die Befassung mit ihm als Verschwendung von Zeit und sonstigem Aufwand betrachtet wird, die man eher Erkrankten mit Leiden

von höherem Prestigewert zukommen lassen sollte. Manche Drogenabhängige, die zum ersten Mal hospitalisiert sind, verstehen die Funktionsabläufe eines Krankenhauses nicht und erleben dieses als quasi militärische Einrichtung.

– Ein organisches Psychosyndrom mit Antriebssteigerung oder ein hyperästhetisch-emotioneller Schwächezustand werden als Ungezogenheit oder Lästigkeit verkannt, es kommt zu Auseinandersetzungen mit Pflegepersonal und Ärzten und der Patient, der sich einer Behandlung in geschützter Atmosphäre unterziehen wollte, verläßt fluchtartig das Krankenhaus. Schließlich bestehen – regional unterschiedlich – Meldepflichtverordnungen für medizinische Institutionen, und der Patient befürchtet, daß ihm sowohl daraus als auch durch die Entlassungsdiagnose Alkaloidsucht-Entzugsbehandlung Schwierigkeiten erwachsen könnten.

Aber auch bei positiver Einstellung zu der Institution klafft zwischen den Erwartungen und Bedürfnissen des Drogenabhängigen einerseits und dem Angebot oder auch dem Anspruch der Institution andererseits häufig ein Abgrund. Der Süchtige kommt meist in einer Krisensituation oder bei Einsetzen von Entzugssymptomen in die Ambulanz oder zur stationären Aufnahme. Ein langsamer, umständlicher diagnostischer Prozeß wird in Gang gesetzt, die Motivation für die Bereitschaft zu einer nachfolgenden Entwöhnungsbehandlung wird geprüft, und dann werden aus dem Füllhorn moderner Therapiemöglichkeiten einige dürftige Körnchen geschüttet, die den Entzug unangenehmer als notwendig verlaufen lassen.

Die Drogenprobleme Jugendlicher und junger Erwachsener nahmen auch in unserer Studie zu, und unsere Verwunderung darüber, warum nur wenige sich an uns um Hilfe wandten, nahm ebenfalls mehr und mehr zu. 1978 begann Ranefeld (Ranefeld 1980) das Angebot unserer Ambulanz einer Bedürfnisanalyse der Drogenabhängigen gegenüberzustellen. Die Methodik der stationären Entzugsbehandlung wurde durch Hermann et al. (1981) für die ambulante Behandlung adaptiert. Danach wurde folgendes Setting entwickelt:

– Entzugsbehandlungen mit medikamentöser Stützung, vorwiegend mit Clonidin und Guanfacin, seltener mit anderer Medikation wurden als *ein* Schwerpunktprogramm sowohl ambulant als auch weiterhin stationär angeboten, und die Wahl der Medikamente wurde mit dem Patienten gemeinsam besprochen, allerdings wurden Opiatersatzstoffe, Metaqualonpräparate und Barbiturate ausgeschlossen und Tranquilizer differenziert eingesetzt.

- Eine Auswahl der Patienten nach Kriterien äußerer Erscheinung und Zugehörigkeit zu Kreisen bestimmter Jugendkulturen wurde nicht vorgenommen, und notwendige diagnostische Verfahren und auch die Funktionsabläufe bei stationärem Aufenthalt wurden ausführlich erläutert. Breiten Raum nahm allerdings auch die Auseinandersetzung mit dem Pflegepersonal und den Ärzten ein, die sich nicht von sich aus schwerpunktmäßig mit Drogenpatienten befaßten.

- Die namentliche Meldung gemäß dem österreichischen Suchtgiftgesetz wurde nicht mehr durchgeführt, zuvor waren intensive Behördenkontakte notwendig gewesen.

- Die Zusammenarbeit mit anderen Betreuungseinrichtungen wurde intensiviert, Medizinstudenten, Psychologiestudenten und Praktikanten der Sozialakademie wurden in das Betreuungsprogramm der Ambulanz mit einbezogen, da sich zeigte, daß die Schwellenangst gegenüber Gleichaltrigen, nicht endgültig Professionellen, wesentlich geringer war und oft dadurch erst ein Kontakt zu den Ärzten möglich wurde. Besonders wertvoll ist die Zusammenarbeit mit den Streetworkern, denen es möglich ist, einen angstfreien Kontakt zwischen Szene und Klinik herzustellen.

- Drogenabstinenz wird als wünschenswertes Ziel angestrebt, Rückfälle werden als zur Krankheit gehörende Ereignisse betrachtet.

- Der *zweite* Schwerpunkt liegt jedoch in der begleitenden Betreuung, d. h. in dem Bemühen, persönliche, soziale und rechtliche negative Folgen des Lebens als Süchtiger so gering wie möglich zu halten. Niemand wird auch nach mehrfach gescheiterten Versuchen endgültig abgewiesen, allerdings gibt es vorerst auch noch kein Angebot für eine Substitutionsbehandlung, etwa mit Methadon.

Nach der Umstellung auf die erwähnten Betreuungsprinzipien kamen anfangs zaghaft, später reichlich, dann auch überreichlich hauptsächlich jugendliche Drogenabhängige. Ein Teil verschwand nach einem Informationsgespräch wieder, um erst Monate später die Ambulanz erneut aufzusuchen. Zum Teil kamen Drogenpatienten, die versuchten, Tranquilizer, Barbiturate oder ähnliches zu erhalten; ein Teil trat jedoch in eine ambulante Entzugsbehandlung ein.

Es gibt in Wien wohl eine Reihe von Drogenberatungsstellen mit Vorbereitungsprogrammen für Langzeittherapie, unsere Ambulanz ist jedoch die einzige Stelle geblieben, an der ambulante Entzugsbehandlungen mit medikamentöser Stützung mit dem erklärten Ziel, den Entzug so beschwerdearm und so risikoarm wie möglich zu gestalten, durchgeführt werden, um damit auf die unmittelbaren Bedürfnisse der Drogenabhängigen einzugehen.

Selbstverständlich werden Entzugsbehandlungen sowohl ambulant wie auch stationär durchgeführt, wenn der Patient sich nicht in der Lage sieht, irgendeine Form der Weiterbetreuung in Anspruch zu nehmen. Etwa 25% unserer Patienten gehen einer geregelten Arbeit nach, verwenden einen Teil ihres regulären Urlaubs für die Entzugsbehandlung und nehmen danach sofort wieder ihre Tätigkeit auf, um ihren Arbeitsplatz nicht zu gefährden. Eine Reihe von Süchtigen glaubt, nach einem durchgeführten Entzug von sich aus drogenfrei bleiben zu können, und erst die Erfahrung mehrfacher Rückfälle und mehrfacher Entzugsbehandlungen vermittelt ihnen die Einsicht der Notwendigkeit einer Weiterbetreuung.

Konkret sieht es in unserer Drogenambulanz folgendermaßen aus: Die Drogenambulanz befindet sich räumlich innerhalb unserer allgemeinpsychiatrischen Ambulanz und ist ab 12 Uhr mittags offen – ein Großteil der Süchtigen ist Spätaufsteher. Der Patient betritt den Warteraum und findet dort meist einige Bekannte aus der „Szene" vor – ein „Erstgespräch" findet durch Mitpatienten statt, die mit unserer Arbeitsweise schon vertraut sind. Eine Studentin oder Praktikantin nimmt nach einiger Zeit mit dem Neuankommenden ein formloses Orientierungsgespräch auf und begleitet ihn zur Ambulanzschwester, die die üblichen Formalitäten erledigt, ohne daß der Patient gezwungen ist, seine Identität preiszugeben. Danach wird der Patient aufgerufen, in ein Ambulanzzimmer gebeten und nach seinen Wünschen und Problemen befragt. Es wird danach eine kurze Anamnese erhoben, wobei der Schwerpunkt auf Drogenkonsum, Sozialstatus, Vorkrankheiten und aktuelle Krankheiten gelegt wird. Anschließend werden die Möglichkeiten der Entzugsbehandlung und einer allfälligen Weiterbetreuung erörtert – sofern dies gewünscht wird.

Entscheidet sich der Süchtige für eine ambulante Entzugsbehandlung, wird diese folgendermaßen durchgeführt: Der Patient erhält pro Tag 3–4 Tabletten Guanfacin oder Clonidin (das sind 4,5–6,0 mg Clonidin bzw. 0,3–0,4 mg Guanfacin). Da nach unserer Erfahrung die erwähnten Substanzen wohl gegen psychomotorische Unruhe und Schmerzen wirksam sind, kaum aber gegen Erbrechen, Durchfall und Schlaflosigkeit, werden zusätzlich abends schlafanstoßende Neuroleptika und schlafanstoßende Antidepressiva verabreicht, gegen Magenbeschwerden und Brechreiz Cimetidin o. ä. und gegen die Durchfälle ein Tanninpräparat. Die Patienten bekommen lediglich die Menge für einen Tag mit und müssen am nächsten Tag wieder kommen. Nach durchschnittlich 3–5 Tagen ist der Entzug vorüber. Anschließend wird durch Harntests die Alkaloidfreiheit geprüft. Täglich suchen 15–20 Patienten unsere Ambulanz auf, ein großer Teil zur Durchführung freiwilliger Harnkontrollen nach einer Entzugsbehandlung, ein Teil mit Problemen allgemeiner Natur, ein Teil zur Durchführung der Entzugsbehandlung selbst. Etwa 33% der Patienten schaffen den ambulanten Entzug auf diese Weise. Gelingt der Entzug nicht, wird mit dem Patienten ein zweiter Anlauf oder eine stationäre Entzugsbehandlung vereinbart. Wesentlich erscheint uns, daß mit dem Patienten die Medikation, etwa die abendliche Neuroleptikamedikation, detailliert besprochen wird und daß Medikamente, welche der Patient als unangenehm in Erinnerung hat, vermieden werden. Ernste Kreislaufkomplikationen sind unter Clonidin- bzw. Guanfacinmedikation niemals aufgetreten, 20% der Patienten erleben diese Behandlung als unbefriedigend. In diesem Fall wird eine Behandlung mit Neuroleptika und sparsamem Einsatz von Analgetika versucht. Die ambulante Entzugsbehandlung ist mit dem gewiß großen Nachteil verbunden, daß der Patient nicht ausreichend überwacht werden kann. Demgegenüber steht jedoch die berechtigte

Frage, wer denn den *abgewiesenen* Patienten, der in die Szene zurückkehrt und dort Zugang zu diversen Drogen und Medikamenten hat, ärztlich überwacht.

Zusammenfassend läßt sich über die Arbeitsweise in unserer Ambulanz folgendes sagen:

· Bei einem entsprechend weniger abstinenzideologieorientierten als mehr patientenwunschorientierten Setting ist auch eine konventionelle medizinische Institution, wie die Ambulanz einer Universitätsklinik, für jugendliche Drogenabhängige attraktiv, und sie wird auch von anderen Betreuungsinstitutionen im Bedarfsfall in Anspruch genommen.

Entgegen der weitverbreiteten herkömmlichen Meinung erscheint uns auch eine ambulante, mit Medikamenten gestützte Entzugsbehandlung sinnvoll, auch dann, wenn sie scheitert, da der Patient eher geneigt ist, eine ihm bekannte Institution wieder aufzusuchen, falls er einen Versuch unternimmt, von den Drogen loszukommen.

Besonders wertvoll ist der Einsatz von Betreuungspersonen, welche ein annähernd gleiches Alter haben wie die jugendlichen Drogenabhängigen. Der Schwerpunkt liegt in der begleitenden Betreuung, die auf lange Sicht den Eintritt in eine wirksame Entwöhnungstherapie gerade für primär wenig motivierte Patienten eher fördert, als ein Vorgehen, bei dem der Eintritt in Langzeittherapieeinrichtungen von vorneherein mit höheren Anforderungen an den Patienten verbunden ist. Und nicht zuletzt bleibt ein kleiner Anteil von Patienten zumindest für einen Beobachtungszeitraum von etwa 2 Jahren, oft nach mehreren gescheiterten Versuchen, endlich doch drogenfrei.

## Literatur

Gold MS, Redmond DE, Kleber HD (1978) Clonidine blocks acute opiate-withdrawal symptoms. Lancet II:599–602

Gold MS, Redmond DE, Kleber HD (1979) Noradrenergic hyperactivity in opiate withdrawal supported by clonidine reversal if opiate withdrawal. Am J Psychiatry 136:100–102

Gold MS, Pottash AC, Sweeney DR, Kleber HD (1980a) Opiate withdrawal using clonidine. JAMA 243:343–346

Gold MS, Pottash ALC, Extein I, Stoll A (1980 b) Clinical utility of clonidine in opiate withdrawal. In: Harris LS (ed) Problems of drug dependence 1979. U.S. Government Printing Office, Washington (NIDA research monograph 27, pp 95–100)

Hermann P, Presslich O, Mayer T, Synek M (1981) Erfahrungen beim
Opiatentzug mit Clonidin. Mitt Österr Sanitätsverwaltung 82/11:1–4

Ranefeld J (1980) Prinzipielle Überlegungen zu einem ambulanten Behandlungsangebot beim Heroinkonsumenten. Schriften Forens Psychiatr
Psychother 10

Schanda H, Presslich O, Hermann P, Walcher R (1982) Stationäre Entzugsbehandlung Heroinabhängiger mit Neuroleptika. Wien Klin Wochenschr 94:43–48

# Befindlichkeit alkoholkranker Frauen während stationärer Behandlung und im Katamnesezeitraum

H. Watzl, F. Rist

## Zusammenfassung

Anhand der Angaben von 176 alkoholabhängigen Frauen während eines dreimonatigen stationären Behandlungsprogramms und im Lauf des ersten Jahres nach Ende der Behandlung werden Veränderungen der Befindlichkeit (Stimmung, körperliche Beschwerden, Depressivität) dargestellt. Als Meßinstrumente dienten die Hamburger Depressionsskala (HDS), die Adjektivskalen zur Einschätzung der Stimmung (SES) und die Freiburger Beschwerdenliste (BL).

Insgesamt zeigten sich erhebliche Verbesserungen des Befindens auf allen Skalen, wobei die deutlichsten Veränderungen bereits in den ersten Behandlungswochen stattfanden. Unterschiede von später abstinenten gegenüber im Trinkverhalten ungebesserten Patientinnen waren bereits während der Behandlung festzustellen: Abstinente wiesen im Lauf der Behandlung stärkere Verbesserungen als später rückfällige Frauen auf. Nach der Entlassung zeigte die abstinente Gruppe im Gegensatz zu den Rückfälligen weitere positive Veränderungen.

## Fragestellung

Wenn man Prognosestudien und katamnestische Untersuchungen danach durchsieht, welche Prädiktoren zur Vorhersage des Behandlungsergebnisses herangezogen wurden und welche Merkmale zur Beschreibung des Verlaufs nach der Behandlung verwendet werden, findet man eine Vielzahl demographischer Angaben (z. B. alleinstehend, arbeitslos, verschuldet), verschiedene Parameter des Suchtverhaltens (z. B. Trinkmengen, Folgen des Mißbrauchs) und schließlich Persönlichkeitsmerkmale, die mittels standardisierter Meßinstrumente erhoben werden. Überraschenderweise liegen kaum systematische Untersuchungen vor, in denen die Befindlichkeit, d. h. momentane Stimmungen, körperliche Beschwerden, Depressivität, zur Vorhersage des Behandlungserfolges diente, und noch überraschender auch kaum Untersuchungen über die Veränderungen des Befindens während und nach einer Behandlung. In einer Übersicht über 45 Prognose- und Katamnesestudien mit insgesamt 208 Prädiktoren (Gibbs u. Flanagan 1977) finden sich lediglich 3 Prädiktoren, die sich auf Stimmungszustände beziehen.

Dies erscheint uns aus 4 Gründen so überraschend:

1) In der momentanen Stimmung werden sich die gegenwärtigen Sorgen und Freuden eines Menschen niederschlagen, so daß der Untersucher hoffen kann, damit die Lage besser zu erfassen als über die Einschätzung von Partnerschaft, Finanzen, Beruf etc.

2) Sowohl im englischen wie auch im deutschen Sprachraum liegen zahlreiche standardisierte Fragebogen zur Messung der Befindlichkeit vor (z. B. v. Zerssen 1976; Janke u. Debus 1977), so daß eine Anwendung ohne umfangreiche methodische Vorarbeiten möglich wäre.

3) Viele Therapeuten und therapeutische Richtungen messen dem Äußern und Beachten von Gefühlen große Bedeutung bei und sehen darin ein Ziel jeder Behandlung.

4) Fragt man Alkoholkranke nach Gründen für den Alkoholismus oder für Rückfälle, so werden Stimmungen vorrangig genannt (z. B. Litman et al. 1977; Reichel 1981). Beispielsweise sahen sich alkoholabhängige Frauen v. a. dann in Versuchung zu trinken, „wenn sie angespannt oder nervös" waren und „Gefühle von Einsamkeit und Unterlegenheit" empfanden (Beckman 1976).

Bei unserem Interesse an Befindlichkeitsänderungen im Zusammenhang mit Alkoholismustherapien handelt es sich somit nicht um „wissenschaftliche Glasperlenspiele", sondern um die empirische Überprüfung verbreiteter Thesen und Meinungen.

Unsere Analysen und Befunde betreffen 2 größere Fragenkomplexe:

1) Wie verändert sich die Befindlichkeit alkoholkranker Frauen im Laufe einer 3 monatigen stationären Behandlung und sind in diesem Zeitraum bereits Unterschiede zwischen später (im Katamnesezeitraum) abstinenten und ungebesserten Patientinnen erkennbar?

2) Wie verändert sich die Befindlichkeit dieser Patientinnen im ersten Jahr *nach* der stationären Behandlung und wie unterscheiden sich nun Abstinente und Rückfällige?

## Methodik

### Stichprobe

Es handelt sich um Patientinnen eines 3 monatigen stationären Behandlungsprogramms auf einer Abteilung des Psychiatrischen Landeskrankenhauses Reichenau. Aufgenommen wurden Frauen, bei denen

1) Alkoholismus die Primärdiagnose darstellte (keine anderen psychiatrischen Grunderkrankungen und, falls Mißbrauch mehrerer Substanzen, vorwiegend Alkoholabusus).

2) Die Suchtkranke sollte ihren Alkoholkonsum als ernstes Problem ansehen (Krankheitseinsicht).

3) Sie sollte das Gefühl haben, Abstinenz ohne fremde Hilfe nicht erreichen zu können (Behandlungswilligkeit).

In Vorstellungsgesprächen wurden diese Aufnahmekriterien geprüft, wobei sich eine Ablehnungsquote von 18% ergab. Die bei weitem häufigsten Ablehnungsgründe waren 2) und 3): Die Frauen gaben in Einzelgesprächen an, nur auf Drängen der Angehörigen gekommen zu sein; sie äußerten, der Alkoholkonsum stelle für sie gar kein Problem dar oder meinten, ihre Probleme auch ohne stationäre Behandlung bewältigen zu können.

In der vorliegenden Untersuchung analysierten wir die Daten von 176 Patientinnen, die zwischen 1974 und 1978 aufgenommen wurden. Nicht enthalten sind 8 Patientinnen, welche die Behandlung vorzeitig abbrachen. Angesichts dieser minimalen Abbrecherquote von etwa 4% können wir praktisch vollständige Befindlichkeitsangaben der aufgenommenen Klientinnen vorlegen.

Es folgen die wichtigsten demographischen Angaben zur Beschreibung dieser Stichprobe. Alter 18–59 Jahre (Mittelwert 36,3 Jahre); 44% der Klientinnen verheiratet, 20% ledig, 36% geschieden, getrennt lebend oder verwitwet; 14% hatten die Volksschule nicht abgeschlossen oder eine Sonderschule besucht, 60% die Volksschule abgeschlossen, 24% eine weiterführende Schule besucht (5% ohne Abschluß) und 2% das Abitur bestanden; weniger als 50% hatten eine Berufsausbildung abgeschlossen (Lehre 27%, Fachschule 17%, Hochschule 2%); etwa je 33% der Frauen waren bei Behandlungsbeginn nur mit ihrem Haushalt beschäftigt, arbeitslos gemeldet oder in einem bestehenden Arbeitsverhältnis.

Aus den Suchtanamnesen ergab sich folgendes Bild. Die Dauer des Alkoholmißbrauchs lag im Mittel bei 7 Jahren; der Beginn der Abhängigkeit lag bei 60% der Frauen vor dem 30. Lebensjahr. Nur 31% hatten sich noch keiner alkoholbedingten stationären Behandlung (Allgemeinkrankenhäuser, psychiatrische Abteilungen, Fachkliniken) unterziehen müssen; 40% hatten schon 2 und mehr Aufnahmen. 25% der Frauen berichteten über einen oder mehrere Suizidversuche. Bei 33% waren neben der primären Alkoholabhängigkeit in der Anamnese noch ein Medikamentenabusus zu verzeichnen. Knapp 90% unserer Patientinnen tranken meist zu Hause und allein und versuchten, den Alkoholkonsum zu verheimlichen. 75% gaben an, täglich zu trinken; vor dem Frühstück nahmen 40% häufig oder immer Alkohol zu sich. Die nach den Angaben der Patientinnen ermittelte durchschnittliche Tagesdosis an reinem Alkohol (g Äthanol) lag zwischen 75 g und 625 g (Mittelwert 250 g). Nur 25% der Stichprobe hatten im Monat vor der Aufnahme ein Treffen einer der verschiedenen Selbsthilfegruppen oder Freundeskreise besucht. (Eine ausführlichere Beschreibung der Stichprobe liefert Watzl 1982.)

**Behandlung**

Die Patientinnen wurden vierteljährlich in Gruppen mit bis zu 12 Frauen aufgenommen. In der Regel kamen die Frauen am Aufnahmetag direkt von zu Hause in die Abteilung. Bei knapp 25% war dies aus Gründen wie Suizidalität, fehlende Unterkunft, untragbarer Alkoholkonsum nicht möglich, so daß die Tage vor Beginn des Behandlungsprogramms auf einer Aufnahmeabteilung verbracht wurden. Der Alkoholentzug auf der Behandlungsabteilung erfolgte so weit wie möglich ohne medikamentöse Unterstützung.

Die psychotherapeutische Orientierung war verhaltenstherapeutisch; Ziel der Behandlung war Abstinenz. Das Behandlungsprogramm wurde bereits ausführlich bei Cohen et al. (1980) dargestellt. Im ersten Jahr nach Abschluß des stationären Behandlungsprogramms wurden die Patientinnen zu mindestens 6 ambulanten Gesprächsterminen eingeladen.

**Katamnesen**

Durchschnittlich 18 Monate nach Ende der stationären Behandlung wurden die katamnestischen Interviews von fortgeschrittenen

Studenten, welche mit der Behandlung keine Verbindung hatten, durchgeführt. Patientinnen, ein naher Angehöriger und – falls vorhanden – der Suchtberater wurden aufgesucht und nach einem halbstandardisierten Leitfaden über die Zeit seit der Entlassung befragt. Frauen, die verstorben waren, nicht aufgefunden werden konnten oder die Teilnahme am Interview verweigerten, wurden als „ungebessert" gewertet. Dies war nur in 12 Fällen (7%) notwendig. Für 145 Patientinnen (82%) lag uns mindestens eine zuverlässige Fremdangabe vor. Davon kam es in 129 Fällen nach allen Informationsquellen zur gleichen Einstufung; 8 mal führten die Eigenaussagen zu ungünstigeren Einstufungen, ebenfalls 8 mal hätten die Eigenaussagen zu günstigeren Einstufungen geführt. (Es ist anzumerken, daß die erfreulichen Übereinstimmungen in unseren 3 unten beschriebenen Erfolgskategorien nicht die oft erheblichen Differenzen bei den Einzelangaben widerspiegeln.)

Ausgehend vom Trinkverhalten wurde eine Einstufung in 3 Erfolgsgruppen vorgenommen, wobei wir bei Diskrepanzen zwischen Informationsquellen von den ungünstigsten Berichten ausgingen (näheres bei Watzl u. Rist 1982). Die erste Erfolgsgruppe *Abstinenz* versteht sich von selber. In Anbetracht des quantitativ und qualitativ sehr variierenden Trinkverhaltens der Rückfälligen erschien eine weitere Aufteilung angebracht. Wir definierten daher eine Gruppe von *Gebesserten*, die 1) keiner weiteren stationären Behandlung bedurfte und für die 2) eine der folgenden Bedingungen zutraf: a) im Katamnesezeitraum mindestens 1 Jahr ohne Unterbrechung abstinent; b) Rückfälle von 1 Tag höchstens einmal pro Monat; c) Trinkperioden von höchstens 8 Tagen, wenn dazwischen Pausen von mindestens 3 Monaten lagen; d) beabsichtigtes kontrolliertes Trinken, wobei tägliche Trinkmengen von umgerechnet 50 g Äthanol (z. B. 1 l Bier) nicht überschritten wurden. Alle weiteren Patientinnen bezeichneten wir als *ungebessert*.

Im Katamnesezeitraum lebten von 176 Patientinnen 48 abstinent, 35 bezeichneten wir als gebessert und 93 als ungebessert.

**Messung der Befindlichkeit**

Während der stationären Behandlung wurden allen Patientinnen gruppenweise im wöchentlichen Abstand zu einheitlichen Zeitpunkten (Dienstag 17.00 Uhr) die 3 unten beschriebenen Fragebogen vorgelegt. 3, 6 und 12 Monate nach Ende der stationären Behandlung erfolgte die Fragebogenvorgabe bei den ambulanten Gesprächsterminen. Da nicht alle Patientinnen alle Termine einhielten, liegt für den Katamnesezeitraum nur eine eingeschränkte Stichprobe vor.

Es wurden 3 Meßinstrumente eingesetzt. Die *Adjektivskalen zur Einschätzung der Stimmung (SES)* von Hampel (1977), bestehend aus 42 Adjektiva, deren momentanes Zutreffen durch 4 stufige Antwortmöglichkeiten beurteilt wird. Je 6 Adjektiva bilden eine der 7 Unterskalen: „gehobene Stimmung", „gereizte Stimmung", „gedrückte Stimmung", „Trägheit", „Müdigkeit", „ausgeglichene Stimmung", „Aktiviertheit". Zur Auswertung werden die additiv berechneten Rohwerte verwendet.

In der *Freiburger Beschwerdenliste (BL)* (Fahrenberg 1975) wird die momentane Intensität von 24 körperlichen Beschwerden wie „Kopfschmerzen", „feuchte Hände" usw. durch 5 stufige Antwortskalen eingeschätzt. In die Analysen geht ein einziger alle Antworten addierender Rohwert ein.

Die *Hamburger Depressionsskala (HDS)* (v. Kerekjarto 1969) enthält 50 Merkmale depressiver Verstimmung (z. B. „Ich habe meistens keinen Appetit") mit 3 Antwortmöglichkeiten. Aus den in Richtung depressiver Stimmung beantworteten Merkmalen addiert sich ein einziger „Depressionsscore".

## Statistische Analysen

Zur Prüfung der Unterschiede zwischen den Zeitpunkten und zwischen den katamnestischen Gruppen wurden 2 faktorielle Varianzanalysen (mit Kovarianzkorrektur nach Geisser u. Greenhouse) mittels BMDP-Rechnerprogramm 2V (Dixon 1981) durchgeführt.

Für jede Skala wurde dabei der Verlauf in den ersten 6 Behandlungswochen und den letzten 6 Behandlungswochen getrennt analysiert und in einer weiteren Varianzanalyse die erste und letzte Behandlungswoche verglichen. Die Einzelvergleiche in den Nachtests erfolgten nach Newman-Keuls (Winer 1971). Die Genauigkeit der Trennung zwischen Katamnesegruppen durch Befindlichkeitsangaben wurde mit schrittweisen Diskriminanzanalysen (Abbruchkriterium: $F < 2,0$) geprüft (BMDP-Rechnerprogramm 7M, Dixon 1981).

## Ergebnisse

### Befindlichkeit während der Behandlung

*Allgemeine Änderungen der Befindlichkeit*

Wir berichten zunächst über die über alle Patientinnen gemittelten Befindlichkeitsangaben und deren Veränderungen. Dabei ist zuerst zu betonen, daß verschiedene Verläufe des Befindens während einer stationären Behandlung plausibel wären. Man könnte sich vorstellen, daß sich die Stimmung parallel zur Konfrontation mit den persönlichen Problemen im Laufe der Therapie verschlechtert, oder daß zu Beginn der Behandlung der Abstand von der häuslichen Misere zu einer Stimmungsaufhellung führt, die mit Annäherung an den Entlassungszeitpunkt wieder schwindet. Denkbar wäre auch eine kontinuierliche Besserung der Stimmung, einhergehend mit der wachsenden Zuversicht, ohne Alkohol leben zu können.

Gefunden haben wir tatsächlich

1) bei den Vergleichen von erster und letzter Behandlungswoche bedeutsame Verbesserungen der Depressivität, der körperlichen Beschwerden und der Befunde aller 7 Stimmungsskalen [$7,3 \leq F(1,169) \leq 186,5$];

2) bei der Betrachtung der beiden Behandlungshälften zu je 6 Wochen keinerlei überzufällige Veränderungen in der zweiten Behandlungshälfte [$F(1,170) \leq 3,3$], dagegen in den ersten 6 Behandlungswochen bedeutsame Verbesserungen der Depressivität, der körperlichen Beschwerden und der Befunde von 5 der 7 Stimmungsskalen [$3,5 \leq F(1,168) \leq 80,9$].

Die Vergleiche zwischen den einzelnen Wochen (nach Newman-Keuls) zeigten Veränderungen in den ersten beiden Wochen für „gehobene Stimmung", „Trägheit", „gedrückte Stimmung" und „Aktiviertheit", eine Abnahme von „Müdigkeit" und „Depressivität" bis einschließlich 3. Woche und eine Verringerung „körperlicher Beschwerden" bis zur 4. Behandlungswoche. Auf der Mehrzahl der Skalen finden die Verbesserungen also in der allerersten Behandlungswoche statt; spätestens ab 4. Woche sind Veränderungen zufallskritisch nicht mehr nachweisbar (Mittelwerts- und F-Tabellen in Watzl 1982). Die folgende Darstellung zeigt am Bei-

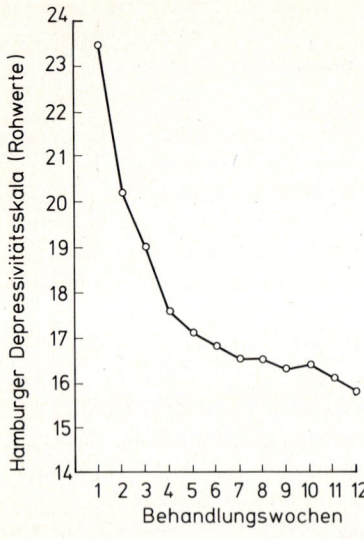

**Abb. 1.** Verlauf der Befindlichkeit während der Behandlung nach der Hamburger Depressionsskala (n = 172)

spiel der Hamburger Depressionsskala die typischen Veränderungen der Stimmung im Laufe der Behandlung.

*Katamnestische Erfolgsgruppen und Befindlichkeit*

Auch zur Frage, wie sich prognostisch günstige und ungünstige Suchtpatienten im Befinden unterscheiden, bestehen recht kontroverse und bislang empirisch unbelegte Meinungen. So werten manche Therapeuten Mißstimmungen als prognostisch günstig, da dies zeige, daß sich der Patient kritisch mit seinen Problemen und seiner Zukunft auseinandersetze (z. B. Adamson et al. 1974). Von anderen wird die genau entgegengesetzte Ansicht vertreten, daß eine gehobene Stimmung oder Stimmungsverbesserungen im Behandlungsverlauf die berechtigte Zuversicht der Patienten anzeigen, mit Schwierigkeiten und Alkohol nunmehr besser zurechtzukommen.

In unserer Untersuchung ergaben sich zwischen Abstinenten, Gebesserten und Ungebesserten keine Unterschiede, wenn wir die Analysen über die ersten 6 und letzten 6 Behandlungswochen durchführten [Gruppeneffekte: $F(2,170) \leqq 2,1$; Interaktionen: $F(2,170) \leqq 2,7$].

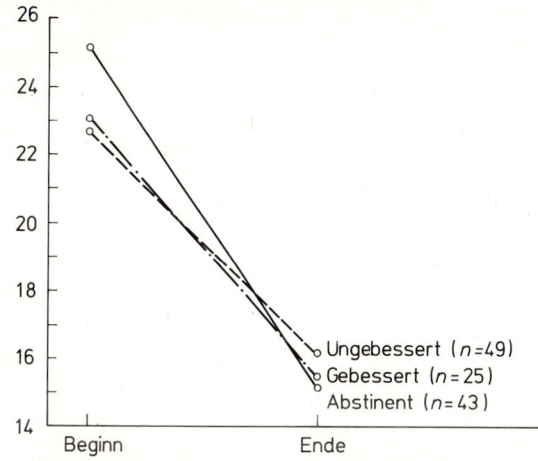

26
24
22
20
18
16
14

Beginn                                    Ende

Ungebessert (*n*=49)
Gebessert (*n*=25)
Abstinent (*n*=43)

**Abb. 2.** Befindlichkeit zu Beginn und Ende der Behandlung nach der Hamburger Depressionsskala

Betrachten wir dagegen nur die erste und letzte Behandlungswoche, so finden wir hinsichtlich „gereizter Stimmung", „ausgeglichener Stimmung", „körperlicher Beschwerden" und „Depressivität" gruppenspezifische Veränderungen [Interaktionen: $3,3 \leqq F(2,169) \leqq 4,8$]. Abstinente berichten zu Behandlungsbeginn ungünstigeres Befinden, weisen aber bei Behandlungsende die bedeutendsten Verbesserungen auf. Diese Effekte erwiesen sich auch als unabhängig von Alter, Alkoholkonsum vor Behandlungsbeginn und körperlicher Entzugssymptomatik.

Trotz des Nachweises von Unterschieden im Befinden später abstinenter, gebesserter oder ungebesserter Patientinnen bleibt ungeklärt, ob wir anhand der Befindlichkeitsangaben brauchbare Vorhersagen leisten können, welche Frauen nach Behandlungsende abstinent bleiben oder rückfällig werden. Wir führten daher Diskriminanzanalysen durch, wobei entweder die Angaben in der ersten Behandlungswoche oder die Unterschiede zwischen erster und letzter Woche als Prädiktoren verwendet wurden. Die Ergebnisse lassen sich am besten über die Anzahl richtiger Vorhersagen des Trinkverhaltens im Katamnesezeitraum veranschaulichen. Diese Trefferquote betrug bei Verwendung der Befindlichkeit der ersten

Woche 31%, bei Verwendung der Veränderungswerte 38%. Dies relativiert die Bedeutung der varianzanalytisch geprüften Gruppenunterschiede (ausführlichere Darstellung bei Watzl 1982).

## Befindlichkeit nach Ende der stationären Behandlung

Zunächst sind wiederum unterschiedliche Erwartungen hinsichtlich möglicher Veränderungen der Befindlichkeit denkbar: Während sich möglicherweise bei den Rückfälligen die Stimmungsberichte unter dem Einfluß der häuslichen Probleme und des nicht erreichten Therapieziels wieder verschlechtern, könnten sich die positiven Erfahrungen der Abstinenten und ihr Gewinn an Selbstwertgefühl günstig auf die Stimmung auswirken. Aber auch Befindlichkeitsverschlechterungen speziell der Abstinenten sind vorstellbar, denkt man an die These, der Alkoholkonsum stelle einen Bewältigungsversuch häufiger Mißstimmungen dar. Schließlich könnte es auch sein, daß wir keine Unterschiede zwischen katamnestischen Gruppen finden, da z. B. die günstigen Befindlichkeitsangaben bei Behandlungsende vom Überschwang der bevorstehenden Entlassung geprägt waren und wir danach, unabhängig vom Trinkverhalten, eine Adaptation der Stimmung an ein mittleres Niveau feststellen.

*Befindlichkeit am Beginn und Ende der stationären Behandlung sowie 3 Monate danach*

Wir vergleichen zunächst 3 Zeitpunkte: Beginn und Ende der Behandlung sowie das Treffen 3 Monate nach der Behandlung. Darüber hinaus wurde geprüft, ob Unterschiede zwischen Patientinnen bestehen, die in diesen ersten 3 Monaten abstinent lebten oder bereits mit Alkohol rückfällig wurden. (Da nicht alle Frauen dieses Treffen nach 3 Monaten besuchten, reduziert sich jetzt die untersuchte Stichprobe auf 58 abstinente und 37 rückfällige Frauen; dies sind 54% der Gesamtgruppe.)

Interessantester Befund dieser Analysen sind die unterschiedlichen Stimmungsverläufe abstinenter und rückfälliger Frauen, die sich in der Tendenz auf allen Skalen zeigen und sich in den Varianzanalysen als Interaktion auf den Skalen „gehobene Stimmung", „Aktiviertheit" und „Depressivität" nachweisen lassen $[3,1 \leq F(2,120) \leq 6,2]$. Erklärt werden diese Interaktionen durch ge-

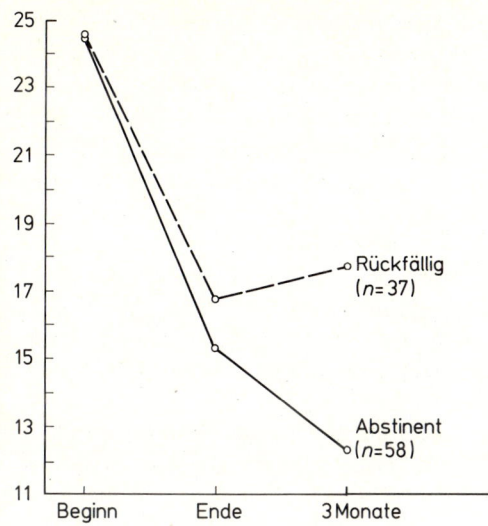

**Abb. 3.** Befindlichkeit zu Beginn, Ende und 3 Monate nach der Behandlung nach der Hamburger Depressionsskala

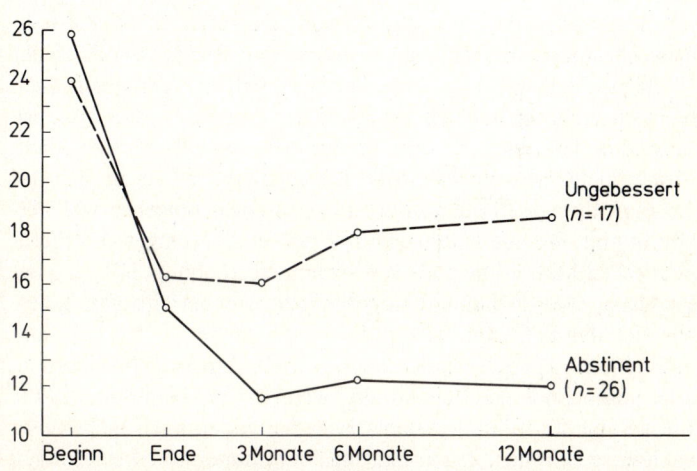

**Abb. 4.** Befindlichkeit zu Beginn, Ende und im ersten Jahr der Behandlung nach der Hamburger Depressionsskala

gensätzliche Veränderungen der beiden Gruppen nach der Behandlung: Bei Rückfälligen ist eine leichte Verschlechterung festzustellen, wogegen sich Abstinente weiter verbessern. (Auf die Darstellung der Haupteffekte der Meßzeitpunkte $[2,2 \leq F(2,120) \leq 88,4]$ und der Gruppeneinteilung $[0,6 \leq F(1,120) \leq 6,1]$ wird hier verzichtet.)

*Befindlichkeit im 6. und 12. Katamnesemonat*

Zwei weitere Meßzeitpunkte, der 6. und der 12. Katamnesemonat, wurden hinzugefügt. Die 3 Monate nach der Behandlung festgestellten Unterschiede zwischen Abstinenten und Rückfälligen finden wir praktisch unverändert bei den Sechs- und Zwölfmonatsmessungen. Das Befinden der Abstinenten bessert sich nicht weiter, aber auch die ungünstigeren Stimmungsberichte der Ungebesserten bleiben stabil. (In den Nachtests innerhalb der Gruppen ergeben sich keine Unterschiede zwischen 3., 6. und 12. Katamnesemonat).

## Interpretation der Ergebnisse

Erster Befund war die eindrucksvolle Verbesserung des psychischen Befundes, die bei der Entlassung im Vergleich zur Aufnahmewoche auf sämtlichen Skalen deutlich war. Wie der Vergleich der 12 Behandlungswochen zeigt, verteilen sich die Verbesserungen nicht gleichmäßig auf den ganzen Behandlungszeitraum, sondern sie sind in den ersten Wochen am größten und bereits nach einem Monat nicht mehr nachweisbar. Dies erstaunt, da vermutlich das Ausmaß therapeutischer Interventionen einen umgekehrten Verlauf nimmt. Gerade in den ersten Wochen, die weniger von therapeutischen Maßnahmen als von Anamneseerhebung, Klärung der Probleme, Gesprächen mit Angehörigen gekennzeichnet sind, bessert sich das Befinden, während wir etwa ab der 4. Woche, wenn individuelle Therapiemaßnahmen gezielt durchgeführt werden, oder gegen Ende der Behandlung, wenn die Vorbereitung auf die Entlassung stattfindet, systematische Veränderungen nicht mehr nachweisen können. Zur Erklärung der Stimmungsverbesserungen kommen daher spezielle Therapiemaßnahmen weniger in Frage als das Abklingen der Entzugserscheinungen, die Gewöhnung an die

Klinik, der Abstand von zu Hause und ähnliche unspezifische Bedingungen, die wir in jeder stationären Behandlung finden.

Wir haben weiter festgestellt, daß bereits während der Behandlung Unterschiede zwischen den Katamnesegruppen im Befinden bestehen. Später Abstinente berichten bei Aufnahme ungünstigeres Befinden als Gebesserte und Ungebesserte, weisen aber bis zur Entlassung deutlichere Verbesserungen als die beiden letztgenannten Gruppen auf: bei Entlassung zeigt die Gruppe der Abstinenten auf sämtlichen Skalen die günstigsten Mittelwerte. Der These, prognostisch ungünstige Patienten fielen vor der Entlassung durch eine unbegründet ausgeglichene, die Probleme ignorierende Stimmung auf, wogegen am Ende erfolgreicher Behandlung durchaus Mißstimmungen stünden, wird durch unsere Befunde widersprochen.

Aus den varianzanalytisch nachgewiesenen Unterschieden im Befinden während der Behandlung ergab sich keine praktisch brauchbare Vorhersage des Katamnesestatus der Patientinnen. Wir sehen 2 Möglichkeiten, um die Trefferquoten von 31% bzw. 38% zu erhöhen. Während die mathematische Funktion zur Trennung der Gruppen in unserem Fall nur Stimmungsskalen verwendete, auf denen sich die Gruppen auch interpretierbar unterscheiden (schrittweise Diskriminanzanalyse), könnte die Diskriminanzfunktion auch von allen verwendeten Skalen ausgehen, was in der Regel zu höheren Trefferquoten führt, die allerdings kaum zu interpretieren und schwer zu replizieren sind (z. B. Poole et al. 1982). Wir würden zwar ein „optisch" günstigeres Ergebnis erhalten, das vermutlich aber der Prüfung durch eine Kreuzvalidierung bei einer anderen Stichprobe kaum standhält. Die zweite Möglichkeit besteht in der unterschiedlichen Gewichtung der 3 Katamnesegruppen. In unserem Fall hätte eine geringere Gewichtung der kleinsten Gruppe der Gebesserten zu einer verbesserten Vorhersage für die Abstinenten und Ungebesserten geführt, was insgesamt die Trefferquote erhöht hätte. Eine solche Gewichtung sollte jedoch von den therapeutischen Erwartungen an die Diagnostik und den Folgen einer korrekten vs. falschen Vorhersage ausgehen. Ist beispielsweise unser Ziel die Vorhersage für rückfallgefährdete Risikopatienten, um diesen Zusatzmaßnahmen nach Behandlungsende anzubieten, so würden wir 1) der korrekten Vorhersage für Rückfallgefährdete ein höheres Gewicht geben als der Vermeidung fälschlicher Zuordnung künftig Abstinenter und 2) der Unterscheidung der Gebesserten von den beiden anderen Katamnesegruppen keine Bedeutung beimessen. Die Güte der Vorhersagen wird auch in einem solchen Fall keineswegs perfekt sein, sie würde die von Zufallsprognosen jedoch deutlich übertreffen, und Fehler würden v. a. dort auftreten, wo die Konsequenzen daraus am geringsten sind.

Bis 3 Monate nach Ende der stationären Behandlung ist eine weitere Verbesserung der Befindlichkeit abstinenter Patientinnen festzustellen; bei Rückfälligen wird das bei der Entlassung erreichte Niveau beibehalten. Entgegen mancher Erwartung finden wir bei rückfälligen, im Trinkverhalten ungebesserten Patientinnen keine Verschlechterung des Befindens, sondern im Gegensatz zu den Abstinenten lediglich ein Stagnieren weiterer Stimmungsverbesserung. Wenngleich wir nur für einen Teil der Patientinnen Daten aus dem Katamnesezeitraum vorliegen haben, sehen wir wenig Grund für die Befürchtung, die Unterschiede zwischen Abstinenten und Ungebesserten könnten durch diese Selektion bedingt sein. Es ist eher anzunehmen, daß bei allen katamnestischen Gruppen die motivierteren Patientinnen zur Nachbetreuung erschienen und dieser Bias damit Abstinente, Gebesserte und Ungebesserte gleichermaßen betrifft.

Bei der Betrachtung der Darstellungen mit den „Stimmungskurven" stellt sich die Frage nach einem Bezugssystem zur Bewertung der Stimmungsveränderungen. Bei der Hamburger Depressionsskala können wir auf ein solches Bezugssystem in Form einer Vergleichsgruppe Depressiver in stationärer Behandlung (n = 272) und einer Gruppe von 176 Gesunden (Kerekjarto u. Lienert 1970) zurückgreifen. Für die depressiven Patienten wird im Mittel ein Depressionswert von 13,4 berichtet, für die Gesunden von 10,4. Die Depressionsmittelwerte unserer alkoholkranken Frauen liegen in den ersten beiden Behandlungswochen (M = 23,5; M = 20,2) noch deutlich ungünstiger als der Vergleichswert depressiver Patienten. In der letzten Behandlungswoche ist das Befinden bereits erheblich günstiger (M = 15,8), und bei Patientinnen, die im ersten Vierteljahr nach der Behandlung abstinent lebten, nähert sich der Depressivitätswert (M = 12,0) dann bereits dem gesunder Frauen. In einer anderen Untersuchung an der gleichen Stichprobe konnten wir zeigen, daß alkoholkranke Frauen, die im eineinhalbjährigen Katamnesezeitraum abstinent lebten, in ihrer Persönlichkeitsdarstellung im Freiburger Persönlichkeitsinventar (FPI) nach einem Jahr von gesunden Vergleichsgruppen nicht mehr bedeutsam abweichen (Watzl u. Rist 1982). Die jetzt vorgestellten Befunde mit der Hamburger Depressionsskala weisen daraufhin, daß dies auch für den Bereich der Befindlichkeit gilt.

## Literatur

Adamson JD, Fostakowsky RT, Chebib FS (1974) Measures associated with outcome on one year follow-up of male alcoholics. Br J Addict 69:325–337

Beckman LJ (1976) Alcoholism problems and women – an overview. In: Greenblatt M, Schuckitt MA (eds) Alcoholism problems in women and children. Grune + Stratton, New York

Cohen R, Appelt H, Eckert A, Olbrich R, Watzl H (1980) Erfahrungen mit einem verhaltenstherapeutischen Programm für alkoholkranke Frauen. In: Haase HJ (Hrsg) Psychotherapie im Wirkungsbereich des psychiatrischen Krankenhauses. Perimed, Erlangen

Dixon WJ (1981) BMD – Biomedical computer programs. University of California Press, Berkeley

Fahrenberg J (1975) Die Freiburger Beschwerdenliste. Klin Psychol 4:79–100

Gibbs L, Flanagan J (1977) Prognostic indicators of alcoholism treatment outcome. Int J Addict 12:1097–1141

Hampel R (1977) Adjektiv-Skalen zur Einschätzung der Stimmung (SES). Diagnostica 23:43–60

Janke W, Debus G (1977) Die Eigenschaftswörterliste – ein Verfahren zur Erfassung der Befindlichkeit. Hogrefe, Göttingen

Kerekjarto M von (1969) Hamburger Depressions-Skala. In: Hippius H, Selbach H (Hrsg) Das depressive Syndrom. Urban + Schwarzenberg, München

Kerekjarto M von, Lienert GA (1970) Depressionsskalen als Forschungsmittel in der Psychopathologie. Pharmakopsychiatria 3:1–21

Litman GH, Eiser JR, Rawson NSB, Oppenheim AN (1977) Towards a typology of relapse – a preliminary report. Drug Alcohol Depend 2:157–162

Poole AD, Dunn J, Sanson-Fisher RW, German GA (1982) The rapid-smoking technique: Subject characteristics and treatment outcome. Behav Res Ther 20:1–7

Reichel E (1981) Ergebnisse einer Fragebogenerhebung unter ehemals stationär behandelten Alkoholkranken. Suchtgefahren 27:110–115

Watzl H (1982) Die Vorhersage des Behandlungserfolges bei alkoholkranken Frauen – eine empirische Untersuchung. Dissertation, Universität Konstanz

Watzl H, Rist F (1982) Katamnestische Erfahrungen mit einem Therapieprogramm für alkoholabhängige Frauen. In: Ladewig D (Hrsg) Drogen und Alkohol 2: Erfahrungen und Ergebnisse in der Behandlung Drogen- und Alkoholabhängiger. Karger, Basel, S 42–54

Winer BJ (1971) Statistical principles in experimental design. McGraw-Hill, New York

Zerssen D von (1976) Klinische Selbstbeurteilungs-Skalen aus dem Münchener Psychiatrischen Informations-System. Beltz, Weinheim

# Poster

# Vergleich der Langzeitverläufe bei Drogenabhängigen aus den Jahren 1976 und 1983

J. Benos

## Zusammenfassung

Eine Vergleichsuntersuchung heroinabhängiger Patienten der Bezirksklinik Hochstadt der Jahre 1976 (n = 63) und 1983 (n = 60) zu verschiedenen
soziodemographischen Daten und zu Angaben der Abhängigkeit konnte
die These nicht stützen, daß sich die Situation in der Drogenszene wesentlich geändert hat. Bei den Daten zur sozialen Schicht gab es keine signifikanten Unterschiede, lediglich die Drogenpräferenz zeigte eine Tendenz
zur Polytoxikomanie. Als Einstiegsdroge hat Alkohol vermehrte Bedeutung erhalten.

Es gibt immer wieder Stimmen zu hören, die eine veränderte Situation der Drogenszene und der Drogenpräferenz der letzten Jahre annehmen. Auch die Entwicklung zur Abhängigkeit und die
Suchtbiographie soll derzeit anders verlaufen als vor 1980.

Um diese Ansichten zu überprüfen, haben wir die Anamnesen
heroinabhängiger Patienten, die 1976 in der Bezirksklinik Hochstadt aufgenommen worden waren, anhand umfangreicher Aufzeichnungen der Therapeuten mit den Ergebnissen einer Umfrage
an Heroinabhängigen, die 1983 in dieser Klinik aufgenommen
wurden, verglichen.

Bei der Befragung der 60 unausgewählten Patienten – 49 Männer und 11 Frauen – die 1983 aufgenommen wurden, berücksichtigten wir speziell folgende Aspekte:

die sozialen Daten wie Beruf des Vaters, der Mutter, eigener Beruf, Familienstand, Alter bei der Aufnahme, evtl. Aufenthaltsdauer in Justizvollzugsanstalten vor der Aufnahme in der Klinik sowie
die Tatsache, daß die Patienten entweder direkt von zu Hause kamen bzw. von einer Institution überwiesen wurden.

Zur Abhängigkeitsbiographie registrierten wir:

das Alter der ersten Einnahme einer illegalen Droge oder eines
legalen psychotropen Medikamentes ohne ärztliche Verschrei-

bung, regelmäßiges bzw. übermäßiges Trinken alkoholischer Getränke, das Alter der ersten Opiateinnahme sowie der ersten Heroineinnahme, die momentane Droge, auf die sie evtl. umgestiegen waren, die 1. Droge, mit der sie in Kontakt gekommen waren, die 2. und 3. Droge sowie die beliebtesten Ersatzmittel in der „Versorgungslücke".

Anhand der Aufzeichnungen konnten diese Fragen auch für die 63 Patienten – 42 männliche und 21 weibliche – beantwortet werden, die wir 1976 aufgenommen hatten.

## Ergebnisse

Unsere Untersuchung ergab, daß die sozialen Daten der Herkunftsfamilie der beiden Gruppen der Drogenabhängigen nicht voneinander abwichen (Tabelle 1 und 2). Bei den eigenen sozialen Daten der Abhängigen fällt auf, daß 1983 die Personen ohne eine Berufsausbildung überproportional vertreten sind. Schüler und Lehrlinge findet man kaum mehr (Tabelle 3). Verheiratete sind 1983 doppelt so häufig vertreten wie 1976 (Tabelle 4). Das gleiche gilt umgekehrt für die Ledigen. Grund dafür ist die unterschiedliche Altersverteilung. Entgegen anderer Meinungen hat sich das Alter der Drogenabhängigen nach oben verschoben. Während 1976

**Tabelle 1.** Beruf des Vaters Drogenabhängiger, die 1976 und 1983 in der Bezirksklinik Hochstadt aufgenommen wurden (in Klammern Frauen)

| Beruf | 1976 | 1983 |
|---|---|---|
| Akademiker | 7 (2) | 5 (1) |
| Mittlerer Angestellter | 9 (3) | 10 (2) |
| Beamter | 10 | 8 (1) |
| Facharbeiter | 19 (9) | 19 (6) |
| Selbständiger | 9 (3) | 6 (1) |
| Arbeiter | 6 (4) | 8 |
| Ohne Beruf (Gelegenheitsarbeiter) | 3 | 1 |
| Unbekannt | – | 3 |
| Gesamt | 63 (21) | 61 (11) |

**Tabelle 2.** Beruf der Mutter Drogenabhängiger, die 1976 und 1983 in der Bezirksklinik Hochstadt aufgenommen wurden (in Klammern Frauen)

| Beruf | 1976 | 1983 |
|---|---|---|
| Hausfrau | 43 (16) | 39 (5) |
| Akademikerin | – | 1 |
| Mittlere Angestellte | 10 (3) | 8 (2) |
| Beamtin | – | 2 |
| Facharbeiterin | 2 (1) | 1 (1) |
| Selbständig | 3 | 4 (2) |
| Arbeiterin | 5 (1) | 2 |
| Ohne Beruf | – | – |
| Unbekannt | – | 3 (1) |
| Gesamt | 63 (21) | 60 (11) |

**Tabelle 3.** Berufsausbildung der Drogenabhängigen, die 1976 und 1983 in der Bezirksklinik Hochstadt aufgenommen wurden (in Klammern Frauen)

| Beruf | 1976 | 1983 |
|---|---|---|
| Akademiker | – | – |
| Mittlerer Angestellter | 15 (5) | 8 (3) |
| Beamter | – | – |
| Facharbeiter | 25 (6) | 19 (1) |
| Selbständig | – | – |
| Arbeiter | 7 (4) | 9 |
| Schüler/Lehrling | 10 (3) | – |
| Ohne Beruf | 6 (3) | 21 (7) |
| Gesamt | 63 (21) | 60 (11) |

etwa 37% der Aufgenommenn unter 20 Jahren war, gab es 1983 keinen einzigen aus dieser Altersgruppe. Dagegen machten die über 26jährigen 70% aller Aufnahmen aus (Tabelle 5).

In bezug auf die Vorbelastung der Familie der Patienten, z. B. ob Alkoholiker oder Drogenabhängige unter den Eltern, Geschwistern oder festen Freunden vorkamen, ergab sich zwischen den beiden Gruppen kein signifikanter Unterschied (Tabelle 6).

**Tabelle 4.** Familienstand der Drogenabhängigen, die 1976 und 1983 in der Bezirksklinik Hochstadt aufgenommen wurden (in Klammern Frauen)

| Familienstand | 1976 | 1983 |
|---|---|---|
| Ledig | 55 (18) | 39 (4) |
| Verheiratet | 5 (2) | 13 (5) |
| Davon getrennt lebend, geschieden | | 3 (2) |
| Verwitwet | – | 1 |
| Gesamt | 63 (21) | 60 (11) |

**Tabelle 5.** Alter der Drogenabhängigen bei ihrer Aufnahme 1976 und 1983 in der Bezirksklinik Hochstadt (in Klammern Frauen)

| Alter (Jahre) | 1976 | 1983 |
|---|---|---|
| Unter 20 | 17 (6) | – |
| 20 | 6 (2) | – |
| 21–25 | 35 (11) | 18 (7) |
| 26–30 | 5 (2) | 36 (4) |
| 31–35 | – | 6 |
| Gesamt | 63 (21) | 60 (11) |

**Tabelle 6.** Alkoholiker und Drogenabhängige unter den Familienangehörigen von 63 Drogenabhängigen (davon 21 Frauen), die 1977, und von 60 Drogenabhängigen (davon 11 Frauen), die 1983 in der Bezirksklinik Hochstadt aufgenommen wurden (in Klammern Frauen)

| Familienangehörige | 1976 | 1983 |
|---|---|---|
| Bruder Alkoholiker | – | 4 |
| Vater Alkoholiker | 6 | 7 (2) |
| Mutter Alkoholikerin oder medikamenten- abhängig oder mit Depression/Psychose | 2 | 2 |
| Bruder drogenabhängig | 4 | 2 |
| Schwester drogenabhängig | 1 (1) | 2 |
| Großvater Alkoholiker | – | 2 |
| Ehemann drogenabhängig | 5 (3) | 3 |
| Freund drogenabhängig | 6 (6) | 5 (4) |
| Gesamt | 29 (11) | 27 (6) |

**Tabelle 7.** Verteilung der Übernahmen aus einer anderen Institution und der Aufnahme der Patienten von zu Hause für die Jahre 1976 und 1983 (in Klammern Frauen)

| Einrichtung | 1976 | 1983 |
|---|---|---|
| Justizvollzugsanstalt | 1 | 28 (2) |
| Psychiatrische Klinik | 39 (12) | 18 (6) |
| Zu Hause | 20 (6) | 6 |
| Therapiezentrum | – | 2 (1) |

**Tabelle 8.** Erste Droge in der Suchtbiographie der Heroinabhängigen, die 1976 und 1983 in der Bezirksklinik Hochstadt aufgenommen worden sind (in Klammern Frauen)

| Droge | 1976 | 1983 |
|---|---|---|
| Haschisch/Marihuana | 55 (20) | 36 (6) |
| Alkohol | – | 10 (1) |
| LSD | 1 | 3 |
| Heroin | 1 | 3 (1) |
| Amphetamine | 1 | 2 (1) |
| Valium | – | 5 (2) |
| Morphin | 2 | – |
| Opium | 2 (1) | – |
| Meskalin | 1 | – |
| X-112 | – | 1 |
| Gesamt | 63 (21) | 60 (11) |

Zur Therapieaufnahme kamen die Drogenabhängigen 1983 zum überwiegenden Teil aus der Justizvollzugsanstalt im Gegensatz zu 1976, als fast alle Patienten entweder aus psychiatrischen Kliniken oder direkt von zu Hause aus aufgenommen wurden (Tabelle 7).

Zur Entwicklung der Abhängigkeit stellten wir fest, daß die sog. Einstiegsdroge nicht mehr wie früher allein Haschisch und Marihuana ist, sondern Alkohol eine zunehmende Bedeutung gewinnt (Tabelle 8). Die Art der 2. und 3. Droge sowie die Anzahl der Drogen zeigte eine Tendenz zur Polytoxikomanie (Tabellen 9–11). Im Jahre 1983 gab es Personen, die neben ihrer Lieblingsdroge Heroin

**Tabelle 9.** Zweite Droge in der Suchtbiographie der Heroinabhängigen, die 1976 und 1983 in der Bezirksklinik Hochstadt aufgenommen worden sind (in Klammern Frauen)

| Droge | 1976 | 1983 |
|---|---|---|
| Haschisch/Marihuana | 2 (1) | 12 |
| LSD | 39 (10) | 22 (4) |
| Alkohol | – | 2 |
| Ephedrin | – | 3 (1) |
| Valium | 1 (1) | 4 (1) |
| Mandrax | 2 | 3 (1) |
| Heroin | 6 (2) | 5 (1) |
| Morphin | 3 (2) | 1 |
| Opium | 2 | 1 |
| Meskalin | – | 1 |
| Barbiturate | – | 3 (1) |
| Amphetamine | 6 (5) | 1 (1) |
| Valoron | 2 | 2 (1) |
| Gesamt | 63 (21) | 60 (11) |

**Tabelle 10.** Dritte Droge in der Suchtbiographie der Heroinabhängigen, die 1976 und 1983 in der Bezirksklinik Hochstadt aufgenommen worden sind (in Klammern Frauen)

| Droge | 1976 | 1983 |
|---|---|---|
| Haschisch/Marihuana | 1 (1) | 1 |
| LSD | 9 (2) | 7 |
| Morphin | 10 (1) | – |
| Opium | 4 (1) | 1 |
| Polamidon | 1 | – |
| Heroin | 19 (6) | 12 (4) |
| Amphetamine | 12 (5) | 9 (1) |
| Vesparax | 1 | – |
| Mandrax | 3 (2) | 2 |
| Eucodal | 1 (1) | – |
| Librium | 1 (1) | – |
| Valium | – | 2 |
| Valoron | 1 | 4 |
| Kokain | – | 3 |
| Meskalin | – | 6 |
| Alkohol | – | 2 |
| Medinox | – | 4 (1) |
| Rosimon | – | 1 |
| Methadon | – | 3 |
| Gesamt | 63 (21) | 60 (11) |

**Tabelle 11.** Anzahl der Drogen, die von Heroinabhängigen bis zu ihrer Aufnahme in der Bezirksklinik Hochstadt 1976 und 1983 aufgenommen wurden (in Klammern Frauen)

| Anzahl der Drogen | 1976 | 1983 |
|---|---|---|
| 1 | – | – |
| 2 | – | – |
| 3 | 8 (2) | 1 |
| 4 | 12 (3) | 3 (1) |
| 5 | 14 (6) | 1 |
| 6 | 15 (6) | 3 (1) |
| 7 | 6 (2) | 3 (1) |
| 8 | 3 (1) | 1 |
| 9 | 2 (1) | 6 (1) |
| 10 | 1 | 4 (1) |
| 11 | – | 7 (3) |
| 12 | 1 (1) | 6 (1) |
| 13 | – | 3 (1) |
| 14 | – | 2 (1) |
| 15 | 1 | 3 |
| 16 | – | 5 |
| 17 | – | 2 |
| 18 | – | – |
| 19 | – | 1 |
| 20 | – | 1 |
| 21 | – | – |
| 22 | – | 4 |
| 23 | – | 1 |
| 24 | – | – |
| 25 | – | – |
| 26 | – | 1 |
| 27 | – | – |
| 28 | – | – |
| 29 | – | – |
| 30 | – | 1 |
| 31 | – | – |
| 32 | – | 1 |
| Gesamt | 63 (21) | 60 (11) |

bis zu 32 verschiedene Drogen und Medikamente zu sich nahmen.

Die Hauptdroge zur Zeit der Aufnahme war nur bei etwa der Hälfte der Abhängigen Heroin geblieben, die übrigen waren auf andere Drogen umgestiegen, wobei Codein und Temgesic eine zunehmende Rolle spielten (Tabelle 12).

Alle Opiatabhängigen nahmen in der „Versorgungslücke" andere Drogen und legale Medikamente zu sich. Alkohol spielte 1983 auch eine zunehmende Rolle, während er 1976 kaum als Ersatzdroge benutzt wurde. Etwa 60% der Heroinabhängigen, d. h. derjenigen Drogenabhängigen, die Heroin als ihre bevorzugte Droge ansahen, nahmen auch andere Drogen oder psychotrope Medikamente zu sich, eine Tatsache, die 1976 selten zu registrieren war. Als Ersatz wurden von Heroinabhängigen meistens Codeinpräparate bevorzugt (Tabelle 13): anders 1976, als Valoron und verschiedene Opiate wie Dolantin, Jetrium, Palfium, Dilaudid, Pantopon u. a. die wichtigsten Ersatzdrogen waren.

Das Einstiegsalter hatte sich gegenüber 1976 nur geringfügig nach unten verschoben (Tabelle 14), dagegen das Alter der Ersteinnahme eines Opiates und des Heroins nach oben (Tabellen 15 und 16).

**Tabelle 12.** Hauptdroge von Heroinabhängigen und ehemaligen Heroinabhängigen bei ihrer Aufnahme in der Bezirksklinik Hochstadt 1976 und 1983 (in Klammern Frauen)

| Droge | 1976 | 1983 |
|---|---|---|
| Heroin | 55 (19) | 33 (7) |
| Codein | – | 6 (1) |
| Valoron | 5 (1) | – |
| Temgesic | – | 4 (1) |
| Valium | – | 3 |
| Barbiturate | – | 3 (1) |
| Polytoxikomanie | 1 | 4 |
| Fortral | – | 1 |
| Heroin + Barbiturate | 1 (1) | – |
| Heroin + Codein | – | 1 |
| Gesamt | 63 (21) | 60 (11) |

**Tabelle 13.** Bevorzugte Ersatzdrogen Heroinabhängiger, die 1976 und 1983 in der Bezirksklinik Hochstadt aufgenommen wurden (in
Klammern Frauen)

|  | 1976 | 1983 |
| --- | --- | --- |
| Codein | – | 13 |
| Amphetaime | 1 | 1 |
| Methadon | – | 3 |
| Kokain | – | 1 |
| Valoron | 22 | 2 |
| Barbiturate | 4 (2) | 5 (2) |
| Valium | 4 | 4 |
| Fortral | – | 2 |
| Medinox | – | 6 (2) |
| Morphin | 2 | 1 |
| Alkohol | – | 5 (2) |
| Temgesic | – | 2 |
| Mehrere Drogen | – | 17 (2) |
| Andere Opiate | 29 | – |

**Tabelle 14.** Altersverteilung bei der Einnahme der ersten Droge bei Heroinabhängigen, die 1976 und 1983 in der Bezirksklinik
Hochstadt aufgenommen wurden (in
Klammern Frauen)

| Alter (Jahre) | 1976 | 1983 |
| --- | --- | --- |
| 10–12 | 3 (1) | 9 (4) |
| 13–15 | 28 (9) | 28 (4) |
| 16–18 | 27 (6) | 19 (1) |
| 19–21 | 5 (5) | 4 (2) |
| 22–24 | – | – |
| Gesamt | 63 (21) | 60 (11) |

Die Suchtbiographien von je 2 Klienten der Jahre 1976 und 1983
(Abb. 1–4), denen zu entnehmen ist, in welchem Alter welche Droge zuerst eingenommen wurde, zeigen beispielhaft die heutige Neigung zu Polytoxikomanie.

**Tabelle 15.** Altersverteilung bei der Einnahme des ersten Opiates bei Heroinabhängigen, die 1976 und 1983 in der Bezirksklinik Hochstadt aufgenommen wurden (in Klammern Frauen)

| Alter (Jahre) | 1976 | 1983 |
|---|---|---|
| 10–12 | 1 (1) | 1 (1) |
| 13–15 | 6 (4) | 5 (3) |
| 16–18 | 28 (8) | 30 (5) |
| 19–21 | 24 (7) | 16 (2) |
| 22–24 | 4 | 4 |
| 25–27 | – | 2 |
| 28–30 | – | 1 |
| 31–33 | – | 1 |
| Gesamt | 63 (21) | 60 (11) |

**Tabelle 16.** Altersverteilung bei der ersten Heroineinnahme der Heroinabhängigen, die 1976 und 1983 in die Bezirksklinik Hochstadt aufgenommen wurden (in Klammern Frauen)

| Alter (Jahre) | 1976 | 1983 |
|---|---|---|
| 10–12 | 1 (1) | 1 (1) |
| 13–15 | 5 (4) | 3 (3) |
| 16–18 | 22 (6) | 25 (4) |
| 19–21 | 27 (8) | 16 (2) |
| 22–24 | 8 (3) | 7 (1) |
| 25–27 | – | 6 |
| 28–30 | – | 1 |
| 31–33 | – | 1 |
| Gesamt | 63 (21) | 60 (11) |

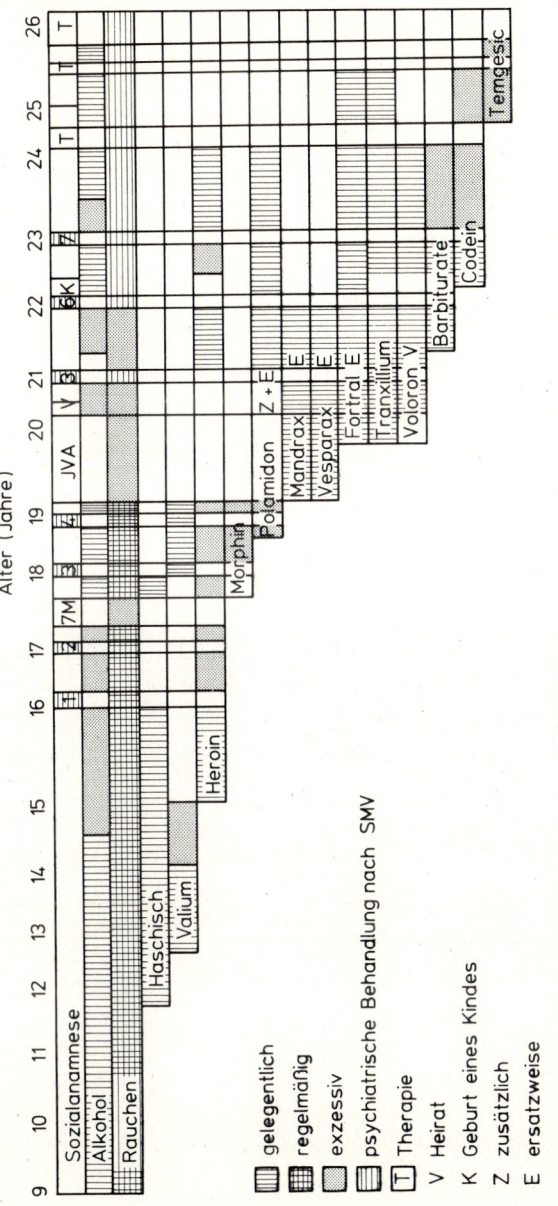

**Abb. 1.** Suchtbiographie einer 26jährigen Frau, die 1983 in der Bezirksklinik Hochstadt aufgenommen wurde

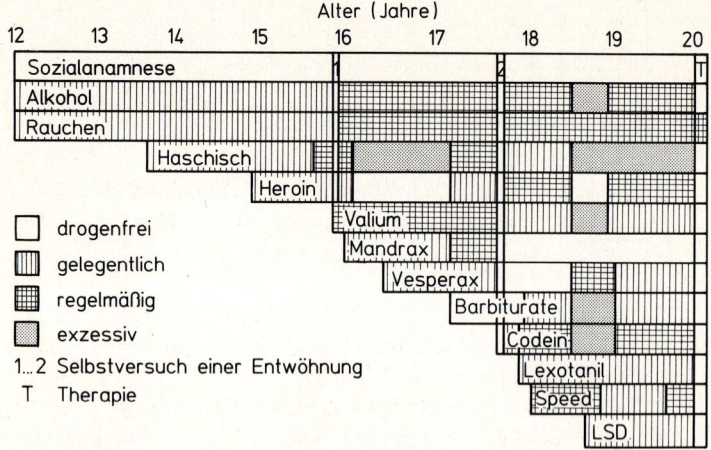

**Abb. 2.** Suchtbiographie eines 20jährigen Mannes, der 1983 in der Bezirksklinik Hochstadt aufgenommen wurde

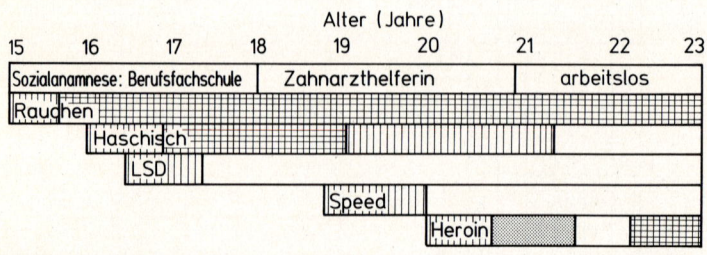

**Abb. 3.** Suchtbiographie einer 23jährigen Frau, die 1976 in der Bezirksklinik Hochstadt aufgenommen wurde

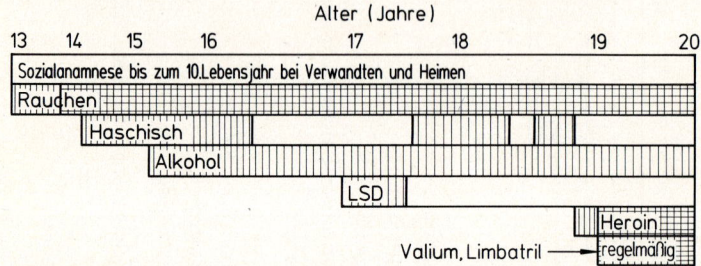

**Abb. 4.** Suchtbiographie eines 20jährigen Mannes, der 1976 in der Bezirksklinik Hochstadt aufgenommen wurde

276

# Schlußfolgerungen

Die Ergebnisse zeigen, daß die Herkunftsfamilie der Drogenabhängigen gleich geblieben ist, die Abhängigen also weiterhin aus der Mittelschicht stammen. Die vermutete Verschiebung nach oben oder unten hat nicht stattgefunden.

Eine weitere wichtige Feststellung ist die Tendenz zur Polytoxikomanie heutiger Heroinabhängiger, die eine pharmakologische Behandlung z. B. mit Methadon oder ähnlichem zu einer Illusion macht.

Der in vielen Statistiken auffallend hohe Anteil an polyvalenten Drogenabhängigen 1976 ist nicht real, sondern die Folge einer anderen Systematik. Früher wurden Abhängige zu Polytoxikomanen gezählt, die neben ihrer Lieblingsdroge als Ersatz viele verschiedene Drogen eingenommen hatten. Seit einigen Jahren wurde diese Einteilung geändert. Die Suchtkrankheiten werden nach der hauptsächlichen Droge aufgeschlüsselt (Tabelle 17).

**Tabelle 17.** Anzahl der Drogen, die Heroinabhängige bis zu ihrer Aufnahme in der Bezirksklinik Hochstadt 1976 und 1983 genommen haben (in Klammern Frauen)

| Drogen-anzahl | 1976 | 1983 |
|---|---|---|
| 1 | 1 | 4 |
| 2 | 7 (3) | 4 (1) |
| 3 | 17 (5) | 10 (4) |
| 4 | 22 (8) | 8 (1) |
| 5 | 9 (2) | 4 |
| 6 | 5 | 2 |
| 7 | 3 (1) | 2 |
| 8 | – | 12 (2) |
| 9 | – | 1 |
| 10 | – | 2 (1) |
| 11 | – | 4 |
| 12 | – | 2 |
| 13 | – | 1 |
| 14 | – | 1 |
| Gesamt | 63 (21) | 60 (11) |

Unsere Arbeit bestätigt auch die Ergebnisse von Keup (1984) in bezug auf das vermehrte Mißbrauchspotential von Codein und Temgesic, die zunehmend als Ersatz- oder Umsteigedrogen eine wichtige Rolle spielen. Vor allem auf das Suchtpotential von Temgesic, von dem wir die erste Abhängigkeit festgestellt haben (Benos 1983), muß hingewiesen werden.

Temgesic übernimmt langsam die Rolle des Valorons im Jahre 1976.

Eine weitere Feststellung, die in den letzten Jahren gemacht wird, ist die „Überalterung" der zur Therapie aufgenommenen Drogenpatienten, obwohl das Einstiegsalter gleich geblieben ist. Sie erklärt sich dadurch, daß zunächst über lange Zeit legale Drogen konsumiert werden, bevor der Umstieg in die illegalen Drogen erfolgt, der dann seinerseits in die Kriminalität führt bzw. Motivationen für eine Therapie schafft.

## Literatur

Benos J (1983) Ein Fall von sekundärer Buprenorphin(Temgesic)-abhängigkeit. Nervenarzt 54:259–261

Keup W (1984) Zahlen zur Gefährdung durch Drogen und Medikamente. Zur Frage der Suchtgefahren. Jahrbuch 1984:62–114, Neuland, Hamburg

# Ambulante Therapie für Abhängige von harten Drogen

S. Dehmel, G. Krauthan, I. Kühnlein, P. Raab

## Zusammenfassung

Erste Ergebnisse eines verhaltenstherapeutisch ausgerichteten ambulanten Therapieprogramms für Heroinabhängige oder Abhängige von Medikamenten mit opiatähnlicher Wirkung (n = 37) werden für das Jahr 1983 aufgezeigt.

## Theoretischer Hintergrund

Grundlage des gegenwärtigen Projekts ist eine Pilotstudie, die 1974/1975 durchgeführt wurde und deren Programmbeschreibung und Ergebnisse publiziert wurden (Feldhege 1975; Feldhege et al. 1977). Aus den gewonnenen Erkenntnissen wurde 1982 in einer Erprobungsphase das Therapiekonzept überarbeitet und eine umfassende Dokumentation erstellt. Es wurden an folgenden Meßzeitpunkten Daten erhoben: Therapiebeginn, Therapieverlauf, Therapieende und an den Katamnesezeitpunkten 6 Monate, 12 Monate und 24 Monate nach Therapieende. Die Dokumentation umfaßt standardisierte Fragebogen (U-Fragebogen, FPI), Statusbogen, subjektive Einschätzungen und Therapeutenbeurteilungen. Die Zielsetzung des strukturierten ambulanten Therapieprogramms ist, eine Alternative zur bisherigen stationären Therapie für Drogenabhängige anzubieten. Die Hauptvorteile eines solchen Ansatzes liegen zum einen in der Kostenersparnis und zum anderen in der Erhaltung bzw. dem Aufbau der sozialen Integration.

## Therapieziele

In der Anfangsphase steht neben der Therapiemotivation der Abbau des Drogenkonsums und die Aufrechterhaltung der Drogenfreiheit im Vordergrund. Daraus ergeben sich inhaltliche Schwerpunkte, wie z. B. Entgiftung, Rückfallprophylaxe, Selbstkontrolle des Drogenverhaltens. Der daran anschließende Zielbereich umfaßt die Bearbeitung zugrundeliegender psychischer Probleme. So werden sowohl der Aufbau bzw. die Stabilisierung der Arbeitsfähigkeit und der aktiven Freizeitgestaltung angestrebt, als auch das Erlangen sozialer Kompetenz (Kommunikation, Kontakt, Belastung, Selbstbehauptung) und der Entwurf einer realistischen Lebensperspektive (Einstellungsänderung, Selbstbild) als Therapieziele definiert.

## Klientel

In das ambulante Therapieprogramm werden alle Abhängige von harten Drogen, d.h. Heroinabhängige und Abhängige von Medikamenten mit opiatähnlicher Wirkung, aufgenommen. Es spielt keine Rolle für die Therapieaufnahme, ob die Klienten entzogen sind oder nicht. Entscheidend ist nur, daß die letzten 6 Monate vor Therapiebeginn nicht vollständig aus drogenfreien Zeiten bestehen, um eine nachsorgeähnliche Behandlung auszuschließen, und daß die Klienten die mehrmals wöchentlich stattfindenden Therapiesitzungen wahrnehmen können (Entfernung zum Wohnort).

## Therapieverlauf

Die ambulante Therapie dauert durchschnittlich 9 Monate mit wöchentlich 2 Therapiesitzungen, wobei die Dauer der Therapie und die Häufigkeit der Therapiesitzungen sich nach den individuellen Zielen und Erfordernissen richten. Das therapeutische Konzept basiert auf den Grundlagen der Verhaltenstherapie und wird in Einzelsitzungen durchgeführt. Als zusätzliche Maßnahmen gelten unregelmäßige, kontrollierte Urinproben und die Einbeziehung von Bezugspersonen in die Therapie. Der Therapieverlauf läßt sich grob in folgende Phasen gliedern: Aufnahmephase (Informationsgespräch, Therapievertrag), Motivationsphase, Entgiftungsphase und Interventionsphase (Abbau der Verhaltensdefizite, Stabilisierung neugelernten Verhaltens). Es ist wichtig darauf hinzuweisen, daß das ambulante Therapieprogramm in seinen Zielen und Inhalten strukturiert ist, die Phasen des Therapieverlaufs jedoch variieren und die Therapie sich an den Defiziten bzw. Fähigkeiten des einzelnen orientiert.

## Bisherige Ergebnisse

Die den folgenden Aussagen zugrundeliegenden Daten beziehen sich auf den Bezugszeitraum vom 1.1.1983 bis 31.12.1983.

Von den 37 Klienten, die 1983 die ambulante Therapie begannen, waren am 31.12.1983 noch 57% in Behandlung, 38% hatten vorzeitig beendet und 5% waren zu diesem Zeitpunkt planmäßig entlassen worden. Das Durchschnittsalter der über die Hälfte männlichen Klienten betrug 25 Jahre. Knapp 50% aller Klienten hatten keine vorausgegangenen stationären Entwöhnungsbehandlungen, und 60% aller Klienten kamen ohne gerichtliche Weisung in die Therapie. Die Klientel besteht größtenteils aus Klienten, die länger als 2 Jahre von harten Drogen abhängig waren (86% der Klientel). Betrachtet man diese „langabhängigen" Klienten, so kamen gut 25% dieser Klienten ohne Therapieauflage und ohne vorherige Therapieerfahrung in die Behandlung. Ein etwas höherer Prozentsatz (29%) hatte ebenfalls keine Therapieauflage, aber vorherige Therapieerfahrung.

## Erste Erfahrungen

Es zeigt sich die Tendenz, daß das ambulante Therapieangebot im Vergleich zu stationären Einrichtungen teilweise eine andere Klientel anspricht. So spielen Faktoren, wie bestehende Partnerschaft, Kinder, Wohnung, Arbeitsstelle, wie auch die Angst vor „Eingesperrtsein" oder die Angst, daß Außenstehende von der Abhängigkeit erfahren, eine wichtige Rolle bei der Entscheidung für eine ambulante Therapie.

Da noch keine detaillierte Dokumentationsauswertung vorliegt, läßt sich derzeit nur sagen, daß die Abbrüche durchschnittlich in den ersten 2 Monaten der Therapie stattfinden und die hauptsächlichen Abbruchgründe in folgende Kategorien fallen: Verstöße gegen Therapievereinbarungen (wie z.B. massive Rückfälle, sehr unregelmäßige Teilnahme) und/oder Unzufriedenheit der Klienten (Therapiemüdigkeit, Überforderung durch ambulante Therapie) sowie das Nichterreichen des körperlichen Entzugs.

## Ausblick

Um sowohl die Ergebnisse aussagekräftig zu machen, als auch die Erfahrungen zu vertiefen, sind weitere Therapien in den Jahren 1984 und 1985 geplant. Katamnesen sind gegenwärtig in Durchführung.

## Literatur

Feldhege F-J (1975) Ein ambulantes Therapieprogramm zur Rehabilitation jugendlicher Drogenabhängiger („Fixer"). Rehabilitation 28:1–2, 24–31

Feldhege F-J, Krauthan G, Schneider R, Schulze B, Vollmer H (1977) Ein ambulantes Breitbandprogramm zur Behandlung jugendlicher Drogenabhängiger. Wien Z Suchtgefahren 1:15–32, 3–14

# Katamnesen von Alkoholkranken nach Behandlung in der akutpsychiatrischen Abteilung eines Allgemeinkrankenhauses

B. Engelhardt, W. Greve

## Zusammenfassung

100 alkoholabhängige Patienten, die von 1976 bis 1979 behandelt worden waren, wurden in den Jahren 1981–1983 in einem persönlichen Gespräch und zusätzlich mit Fragebogen nachuntersucht, um den Behandlungserfolg festzustellen. Bei mehr als der Hälfte hatte sich das Trinkverhalten zwar gebessert, aber bei etwa 10% der Gebesserten wurden schwere psychische Störungen oder soziale Isolation festgestellt.

In den Jahren von Oktober 1981 bis März 1983 wurden die Katamnesen von Alkoholkranken erhoben, die in der akutpsychiatrischen Abteilung eines Allgemeinkrankenhauses behandelt worden waren.

Die Abteilung umfaßt 100 Betten und unterliegt keiner Aufnahmeverpflichtung. Die Behandlung Alkoholkranker erfolgt auf den Stationen zusammen mit anderen psychisch kranken Patienten, wobei der Anteil Suchtkranker bei durchschnittlich 33% liegt. Für die Alkoholabhängigen besteht das übliche therapeutische Angebot wie Einzelgespräche, Mal- und Beschäftigungstherapie sowie autogenes Training. Darüber hinaus wird als Hauptelement der Behandlung der Suchtkranken Gruppentherapie durchgeführt in Form einer wöchentlich stattfindenden, offen geführten Gruppe für stationär aufgenommene und nachbetreute bereits entlassene Patienten mit dem Ziel, eine Hilfe zur Abstinenz zu geben, andererseits die zugrundeliegende neurotische Grundstörung anzugehen.

Die Untersuchung wurde im Zeitraum von Oktober 1981 bis März 1983 durchgeführt. Dazu ausgewählt wurden alle stationär aufgenommenen Alkoholkranken, rücklaufend von einem Zeitpunkt, der 2½ Jahre vor Beginn der Untersuchung lag. Die 100 alkoholabhängigen Patienten waren in den Jahren von Januar 1976 bis März 1979 stationär behandelt worden. Der Katamnesenzeitraum lag zwischen 2½ und 7 Jahren. 22,6% der Patienten waren

Frauen, 77,4% Männer. Das Alter lag zwischen 21 und 56 Jahren, durchschnittlich bei 38,6 Jahren. Verheiratet waren 56,6% der Patienten, geschieden 22,8%, allein lebten 20,8%. 58,5% der Patienten hatten Volksschulabschluß, 30,2% mittlere Reife und 11,3% Abitur. Von anfangs 100 Patienten beteiligten sich 52 an der Untersuchung. Mit ihnen wurde ein persönliches Gespräch geführt sowie ein Fragebogen zur Bewertung des Behandlungserfolgs und zur Bestimmung prognostischer Kriterien ausgefüllt.

8 Patienten waren zwischenzeitlich verstorben, 2 konnten wegen hirnorganischer Veränderungen nicht befragt werden, 27 Patienten lehnten eine Befragung ab, bei 11 Patienten konnte der Aufenthalt trotz intensiver Bemühungen nicht ermittelt werden.

Unter Einbeziehung des Trinkverhaltens, der psychischen Symptomatik und der sozialen Situation wurde das Behandlungsergebnis beurteilt. Zugrunde gelegt wurden die Daten der 52 Patienten, die sich an der Untersuchung beteiligt hatten. Die Patienten konnten 4 verschiedenen Gruppen zugeordnet werden:

Die Gruppe 1 umfaßte alle Patienten, die nach der Behandlung abstinent blieben: $n = 9$ (17,3%).

Die Patienten der Gruppe 2 hatten längere Rückfälle in ihr früheres Trinkverhalten, waren jedoch mindestens 1 Jahr vor der Befragung abstinent: $n = 15$ (28,8%).

Die Gruppe 3 entsprach hinsichtlich des Trinkverhaltens der Gruppe 2, die Patienten dieser Gruppe litten im Gegensatz dazu jedoch unter schweren psychischen Störungen bzw. lebten in völliger sozialer Isolation: $n = 6$ (11,5%).

Die Gruppe 4 umfaßte alle Patienten, die nach der Behandlung in ihr früheres Trinkverhalten zurückgefallen waren: $n = 22$ (42,5%).

Bei alleiniger Betrachtung des Trinkverhaltens könnten 57,6% der Patienten in ihrem Zustand als gebessert eingeordnet werden; davon litten jedoch 11,5% unter schweren psychischen Störungen bzw. lebten sozial völlig isoliert, so daß sie kaum den Therapieerfolgen zugerechnet werden können, die somit 46,1% der Patienten umfassen.

# Chronisch Abhängige auf einer Suchtaufnahmestation [*]

O. Geibel, U. Lenz

## Zusammenfassung

Vorgestellt wird das Stationsprogramm der Suchtaufnahmestation des Psychiatrischen Landeskrankenhauses Weissenau sowie Beschreibungen der Klientel von 1983 (n = 349) hinsichtlich verschiedener Patientencharakteristika und Suchtmerkmale sowie Daten zur Vorbehandlung und Angaben zur Therapie.

## Aufnahmebereich und Behandlungskette

Der Aufnahmebereich des PLK Weissenau umfaßt die Landkreise Ravensburg und Bodenseekreis (ca. 400 000 Einwohner) mit ausgewogener Infrastruktur.

Der *Suchtkrankenbereich* erstrebt eine möglichst vollständige regionale stationäre und ambulante Grundversorgung aller Suchtkranken des Einzugsgebiets (Rothenbacher u. Truöl 1981). Unsere Behandlungskette arbeitet eng zusammen mit Beratungsstellen, Selbsthilfegruppen, niedergelassenen Ärzten, Fachkrankenhäusern, Allgemeinkrankenhäusern und Einrichtungen des öffentlichen Gesundheitswesens. Zur Kette selbst gehören folgende Einrichtungen:

1) Suchtkrankenambulanz,
2) Suchtaufnahmestation zur Entgiftung und Motivationsbehandlung,
3) Behandlungsabteilung für suchtkranke Männer (6 monatige Entwöhnungsbehandlung),
4) Station zur langfristigen Behandlung chronischer Suchtkranker (Schwarte et al. 1982, Rothenbacher et al. 1983a),

---

[*] Den Mitarbeitern der Station 4 sei an dieser Stelle dafür gedankt, daß sie die Autoren während der Durchführung der Untersuchung von Routinearbeit entlasteten und Frau R. Dürr die Gestaltung dieses Kongreßposters ermöglichten.

5) Übergangswohnheim,
6) angegliederte Tages- und Nachtklinik mit Ausbildungswerkstatt (z.Z. im Aufbau).

## Aufgaben der Aufnahmestation und Stationsprogramm

Die *Suchtaufnahmestation* (Station 4, 25 Betten, gemischtge-
schlechtlich, halboffen, jährlich ca. 450 Aufnahmen) hat neben der
medizinischen Behandlung (Entzugssyndrome, Folgeschäden) die
Aufgabe, mit Hilfe eines psychotherapeutisch orientierten Stufen-
programms den nach körperlicher Entgiftung zu ca. 90% zunächst
nicht behandlungsbereiten Klienten Rahmen und konkretes
Übungsfeld zu bieten, damit sie sich über die Notwendigkeit und
den Sinn einer Entwöhnungsbehandlung klar werden. Das *Stationsprogramm* soll aktivieren, realitätsgerechte Selbst- und Fremd-
wahrnehmung, Offenheit, Kommunikations- und Gruppenfähig-
keit sowie Konfrontationsbereitschaft fördern und neue Verhaltensweisen einüben helfen. Suchtmittel sind nicht erlaubt, Kontrollen jederzeit möglich. Zum therapeutischen Angebot gehören:
Gruppentherapie, Stationsversammlung, Selbsthilfegruppe mit
ehemaligen Abhängigen, Entspannungstraining, Beschäftigungstherapie, nach Bedarf Einzelgesprächspsychotherapie, Frühsport
und Freizeitgestaltung in Abhängigkeit von der Aktivität der
Klienten. Wir haben ein verhaltenstherapeutisch geprägtes Stati-
onsmilieu mit verantwortlicher Übernahme konkreter „Posten"
für verschiedene selbstverwaltete Stationsbereiche. Umstufungen
erfolgen auf schriftlichen und mündlichen Antrag und nach Rück-
meldung durch die Stationsversammlung. Angehörige und wichtige Bezugspersonen werden einbezogen. Ausführlicher zu den methodischen Ansätzen berichteten Rothenbacher et al. (1983 b).

## Retrospektive Untersuchung anhand der möglichen Merkma-
le einer chronischen Abhängigkeit

Alle Suchtkranken unseres Einzugsgebiets, die einer stationären
Grundversorgung bedürfen, kommen zunächst auf die Aufnahmestation. Über die allgemeinen Probleme der Motivationsbehandlung (Geibel et al. 1982) und die Gruppe der illegalen Drogenabhängigen (Geibel u. Rothenbacher 1981) berichteten wir bereits.

Zunehmende Chronifizierung und schwerere psychische, soziale und körperliche Schäden der Aufgenommenen legten uns nahe, unser Klientel der Aufnahmen eines Jahrgangs (1983) anhand der Krankengeschichten retrospektiv zu untersuchen.

Wir legten folgende Merkmale der chronischen Abhängigkeit zugrunde:

1) mehr als 10 Jahre Abhängigkeit,
2) erste Behandlung vor mehr als 10 Jahren,
3) mindestens 5 stationäre Aufnahmen wegen Suchtkrankheit.

Darüber hinaus wurden die „Behandlungsmuster" der Klienten bis zum Jahre 1983 (ambulant, stationäre Entgiftung, Motivationsbehandlung, Entwöhnungsbehandlung), die Suchtfolgeschäden und zusätzliche psychiatrische Erkrankungen sowie einige Angaben zur persönlichen und sozialen Lage in einem Erhebungsbogen erfaßt.

## Ergebnisse

Erste vorläufige Ergebnisse sind im nachfolgenden Erhebungsbogen zusammengestellt:

*Erhebungsbogen über Langfristige*

| *Zahl* der Patienten | 349 | Auswertbar | 332 (95.1%) |
|---|---|---|---|
| Frauen | 104 | | |
| Durchschnittsalter | 37,8 Jahre | Auswertbar | 95 (91,3%) |
| Männer | 245 | | |
| Durchschnittsalter | 39,2 Jahre | Auswertbar | 237 (96,7%) |

*Dauer* des Suchtmittelgebrauchs nach Einschätzung des Therapeuten

| | | |
|---|---|---|
| *Länger als 10 Jahre* | Frauen | 12 (11,5%) |
| | Männer | 89 (36,2%) |
| *Länger als 10 Jahre und erste Behandlung* | Frauen | 7 (6,7%) |
| *vor mehr als 10 Jahren* | Männer | 3 (1,2%) |
| *Mindestens 5 stationäre Aufnahmen* | Frauen | 24 (23%) |
| | Männer | 17 (6,9%) |
| *Alle 3 Kriterien erfüllt* | Frauen | 7 (6,7%) |
| | Männer | 18 (7,2%) |
| *Keines der Kriterien erfüllt* | Frauen | 22 (21,2%) |
| | Männer | 28 (11,3%) |
| *Suchtmittelgebrauch länger als 10 Jahre und* | Frauen | 30 (28,8%) |
| *mehr als 5 stationäre Aufnahmen* | Männer | 82 (33,4%) |

*Suchtfolgeschäden*

| Organisches Psychosyndrom | Frauen | 4 | (3,8%) |
|---|---|---|---|
| | Männer | 11 | (4,5%) |
| Korsakow-Syndrom | Frauen | 1 | (1%) |
| | Männer | 4 | (1,6%) |
| Klinisch manifeste Polyneuropathie | Frauen | 0 | |
| | Männer | 6 | (2,4%) |

*Zusätzliche psychiatrische Erkrankung*

| Endogene Psychose | Frauen | 3 | (2,9%) |
|---|---|---|---|
| | Männer | 6 | (2,4%) |
| Minderbegabung/Schwachsinn | Frauen | 3 | (2,9%) |
| | Männer | 4 | (1,6%) |

*Art der Suchtmittel*

| Alkohol | Frauen | 51 | (49%) |
|---|---|---|---|
| | Männer | 191 | (77,8%) |
| Medikamente | Frauen | 7 | (6,7%) |
| | Männer | 4 | (1,6%) |
| Drogen | Frauen | 1 | (1%) |
| | Männer | 2 | (0,8%) |
| Polytoxikomanie | Frauen | 36 | (34,6%) |
| | Männer | 40 | (16,5%) |

*Kontakt zu Beratungsstellen*

| Ja | Frauen | 42 | (40,4%) |
|---|---|---|---|
| | Männer | 108 | (43,9%) |
| Nein | Frauen | 53 | (50,9%) |
| | Männer | 129 | (52,6%) |

*Vorbehandlung*

Entgiftungen
　Frauen 243,
　　pro Patientin 2,6 Entgiftungen
　Männer 523,
　　pro Patient 2,2 Entgiftungen

Motivationsbehandlung
　Frauen 202,
　　pro Patientin 2,1 Behandlungen
　Männer 440,
　　pro Patient 1,9 Behandlungen

Entwöhnung
　Frauen 12,
　　pro Patientin 0,13 Entwöhnungen
　Männer 43,
　　pro Patient 0,2 Entwöhnungen

*Behandlung auf Station 4*
Zahl der Behandlungen

Frauen 202,
pro Patientin 2,1
Männer 440,
pro Patient 1,9

Dauer der Behandlungen insgesamt (Tage)
Frauen 3704
Männer 8583

Behandlungsdauer einer Behandlung (Tage)
Frauen 18,3
Männer 19,5

Behandlungsdauer pro Patient (Tage)
Frauen 38,4
Männer 37,1

---

*Status der letzten Behandlung*
Freiwillig
Frauen 91 (87,5%)
Männer 226 (92,2%)

Forensisch
Frauen 1 (0,9%)
Männer 6 (2,4%)

UBG
Frauen 3 (2,9%)
Männer 4 (1,6%)

Pflegschaft/Vormund
Frauen 0
Männer 1 (0,4%)

---

*Überwiegender Lebensunterhalt vor der letzten Aufnahme*
Erwerbstätig
Frauen 30 (28,8%)
Männer 118 (47,9%)

Rente/Pension
Frauen 6 (5,8%)
Männer 25 (10,4%)

Arbeitslosengeld
Frauen 17 (16,3%)
Männer 66 (26,9%)

Sozialhilfe
Frauen 5 (4,8%)
Männer 14 (5,7%)

Durch Angehörige
Frauen 37 (35,6%)
Männer 14 (5,7%)

---

*Erreichte Stufe auf Station 4 bei der letzten Aufnahme*
0
Frauen 38 (36,5%)
Männer 115 (46,9%)

S
Frauen 39 (37,5%)
Männer 81 (32,9%)

1
Frauen 9 (8,6%)
Männer 22 (9%)

2
Frauen 6 (5,8%)
Männer 12 (5%)

3
Frauen 3 (2,9%)
Männer 7 (2,8%)

---

| Entlassungsort | | | |
|---|---|---|---|
| Nach Hause | Frauen | 69 | (66,4%) |
| | Männer | 154 | (62,7%) |
| Innerhalb PLK | Frauen | 12 | (11,6%) |
| | Männer | 20 | (8,1%) |
| Fachklinik | Frauen | 10 | (9,7%) |
| | Männer | 41 | (16,8%) |
| Allgemeinkrankenhaus | Frauen | 1 | (0,9%) |
| | Männer | 3 | (1,2%) |
| Ohne festen Wohnsitz | Frauen | 1 | (0,9%) |
| | Männer | 7 | (2,9%) |
| Heim/Wohngemeinschaft | Frauen | 0 | |
| | Männer | 2 | (0,8%) |
| Verstorben | Frauen | 0 | |
| | Männer | 1 | (0,4%) |
| Entwichen | Frauen | 1 | (0,9%) |
| | Männer | 4 | (1,7%) |
| Noch stationär | Frauen | 1 | (0,4%) |
| | Männer | 0 | |
| Justizvollzugsanstalt | Frauen | 0 | |
| | Männer | 5 | (2,1%) |

Überraschend war, daß lediglich 20% der Frauen und 10% der Männer keines der drei genannten Merkmale erfüllten.

Merkmal 1 und 3 gleichzeitig erfüllten je 33% der Männer und Frauen. Zählt man hinzu, wer entweder Merkmal 1 oder Merkmal 3 oder gar alle 3 Kriterien erfüllte, so weisen 66% der Frauen und ca. 80% der Männer chronische Verläufe auf.

Beim Behandlungsmuster in der Vergangenheit fiel auf, daß lediglich etwa 10% der Frauen und 20% der Männer schon eine Entwöhnungsbehandlung absolviert haben und je 50% der Frauen und Männer schon wenigstens einmal Kontakt zur Beratungsstelle hatten. Jeder Mann und jede Frau hatten im Laufe der Jahre im Schnitt etwa zwei Entgiftungen und zwei Motivationsbehandlungen (Station 4) absolviert.

Vermutlich erschwerende Momente der Motivationsbehandlung (schwere Suchtfolgekrankheiten und zusätzliche psychiatrische Erkrankungen) wiesen ca. 10% der Frauen und 10% der Männer auf. Auffällig war, daß mehr als 50% der Männer und 66% der Frauen nicht (mehr) erwerbstätig waren. Von Arbeitslosengeld und Sozialhilfe lebten zuletzt 20% der Frauen und fast 33% der Männer.

In eine Fachklinik verlegt wurden zuletzt ca. 10% der Frauen und knapp 20% der Männer. Einer Verlegung innerhalb des PLK bedurften je 10% der Männer und Frauen. Bei dem deutlichen Trend zur Chronifizierung spricht der hohe Prozentsatz (ca. 66%) der Entlassungen nach Hause eher für den „Mosaiksteincharakter" einzelner Behandlungsmaßnahmen im Verlauf der Motivationsentwicklung Suchtkranker (Hänsel 1980). Aus der vorläufigen Auswertung ergeben sich eine Fülle neuer Fragen, die durch die geplante (maschinelle) Differenzierung der erhobenen Daten erhellt werden könnten.

## Literatur

Geibel O, Rothenbacher H (1981) Motivationsbehandlung – illegale Drogenabhängige in der Suchtaufnahmestation des PLK Weissenau. ICAA-Kongreßbericht 269–282, Lausanne

Geibel O, Rothenbacher H, Friedrich M (1982) Motivationsbehandlung – Methode und Ergebnisse einer Suchtaufnahmestation. In: Helmchen H, Linden M, Rüger U (Hrsg) Psychotherapie in der Psychiatrie. Springer, Berlin Heidelberg New York, S 215–219

Hänsel D (1980) Gedanken zum Verlauf der Motivation bei suchtkranken Patienten. Suchtgefahren 26:112–118

Rothenbacher H, Truöl L (1981) Ein differentielles Behandlungsprogramm für Suchtkranke im stationären Bereich. In: Knischewski E (Hrsg) Alkoholismus-Therapie. Nicol, Kassel, S 185–204

Rothenbacher H, Fritz G, Kreibaum L, Müller-Mohnssen M (1983 a) Erfahrungen bei der Therapie „unmotivierter" Suchtkranker – Erhebungen zum Therapieverlauf. In: Reimer F (Hrsg) Alkoholismus und Sucht, 14. Weinsberger Kolloquium. Weißenhof, Weinsberg, S 113–128

Rothenbacher H, Fritz G, Weithmann G (1983 b) Methodische Ansätze bei stationärer Therapie der Alkohol- und Medikamentenabhängigkeit im Psychiatrischen Krankenhaus. In: Schrappe O (Hrsg) Methoden der Behandlung von Alkohol-, Drogen- und Medikamentenabhängigkeit. Schattauer, Stuttgart New York, S 51–62

Schwarte P, Weithmann G, Rothenbacher H (1982) Erfahrungen mit einem Konzept zur stationären Behandlung krankheitsuneinsichter Alkoholiker. In: Drogen und Alkohol 2, 2. Int. Symp., Basel. Karger, Basel, S 91–100

# Katamnesen bei ehemaligen Mitgliedern von Synanon

E. Hanel, F. Klett, R.-D. Wilk, I. Warnke, E. F. Teubler

## Zusammenfassung

In eine katamnestische Untersuchung wurden alle Personen (n = 196) einbezogen, die zwischen 1980 und 1982 bei Synanon aufgenommen wurden.
Berichtet wird über die Erfahrungen der Klienten während des Aufenthalts
bei Synanon und über Angaben zum Drogen- und Alkoholkonsum sowie
über die schulische und berufliche Situation zur Zeit der Katamneseerhebung.

## Einleitung und Ziele

Synanon Berlin führte mit Unterstützung der Projektgruppe
Rauschmittelabhängigkeit eine postalische Befragung bei ehemaligen Mitgliedern durch. Das Interesse an der weiteren Entwicklung
ihrer ausgeschiedenen Mitglieder überwog gegenüber der Skepsis
von Synanon bezüglich statistischer Datenerhebungen. Synanon
interessierte v. a. der berufliche und soziale Werdegang der Ehemaligen und die Begründung für den Entschluß, zu Synanon zu gehen.
Ziel der Projektgruppe ist es, exemplarisch zu untersuchen, mit
welchem Aufwand externer Unterstützung eine therapeutische
Einrichtung selbst Katamnesen durchführen kann und welche Probleme dabei auftreten.

## Katamnesedurchführung

In die Untersuchung wurden alle Personen (n = 196) einbezogen,
die zwischen dem 1.1.1980 und dem 31.12.1982 bei Synanon aufgenommen worden waren und mindestens sieben Monate vor dem
Befragungszeitpunkt (März 1984) Synanon verlassen hatten. Da
bei Aufnahme zu Synanon nur wenige Informationen erhoben
wurden, die das Auffinden der Adressen erleichtern, war das Wie-
derauffinden der Ehemaligen schwierig. So fehlt zum Beispiel eine

Entlassungsanschrift. Mit Unterstützung der Projektgruppe bei der Technik der Adressenauffindung haben Mitarbeiter von Synanon Einwohnermeldeämter, Klienten und Bezugspersonen, soweit deren Adressen bekannt waren, z. T. mehrmals angeschrieben. Zum Schutz der Ehemaligen wurden neutrale Briefkuverts verwandt.

Nachfolgend wird das Ergebnis der Nachforschungen aufgeführt:

| | |
|---|---|
| Katamneseangaben liegen vor: | 53 (27%), |
| Adresse unbekannt: | 96 (49%), |
| Verweigerungen: | 45 (23%), |
| Todesfälle: | 2 (1%) |
| Gesamt: | 196 (100%). |

Unter die Kategorie Verweigerungen fallen explizite Verweigerungen, d. h. Ehemalige, die die Beantwortung des Fragebogens ausdrücklich ablehnten, und indirekte Verweigerungen, d. h. Ehemalige, die den Fragebogen trotz mehrfacher Aufforderung nicht zurücksandten.

Der Katamnesezeitraum seit Verlassen der Einrichtung beträgt im Durchschnitt 22 Monate mit einer Spannweite von 7 bis 47 Monate.

## Klientel

Von allen Personen des Bezugszeitraums (n = 196) liegen folgende Daten vor, die bei Eintritt zu Synanon auf Personalbogen festgehalten wurden:

| | |
|---|---|
| – Alter (Jahre): | Durchschnitt 26, Spannweite 18–51 (bei Erstaufnahme); |
| – Geschlecht: | 48 weiblich (24%); |
| – Familienstand: | ledig: 151 (77%), |
| | verheiratet: 20 (10%), |
| | verwitwet: 1 (1%), |
| | geschieden: 21 (11%), |
| | getrennt lebend: 3 (2%); |
| – Aufenthaltsdauer (Wochen): | Durchschnitt 18, Spannweite 1–140; |

- Gerichtsverfahren:
  Ermittlungsverfahren
  anhängig: 104 (56%),
- Schulden: 77 (41%),
- Sozialhilfeempfänger
  vor der Aufnahme: 54 (30%).

Weitere Angaben zum Status bei Eintritt zu Synanon wurden retrospektiv zum Katamnesezeitpunkt erhoben (n = 53):

- Hauptdroge vor Synanon: Opiate/Ersatzmittel: 40 (75%),
  Alkohol: 10 (19%),
  „weiche" Drogen: 1 (2%),
  unbekannt: 2 (4%).
- Alter bei erstmaligem
  „Fixen" (Jahre): Durchschnitt 18,4
  (Spannweite 12–27);
- Unterbringung vor Synanon:
  Zahl der stationären Ent-
  wöhnungsbehandlungen: 2,4 (Spannweite 1–6),
- Dauer der Untersuchungs-
  und Strafhaft (Monate): 19 (Spannweite 1–72).

## Bisherige Ergebnisse

Bisher liegen folgende Ergebnisse vor, wobei Personen mit fehlenden Daten und untergebrachte Personen als Mißerfolge gewertet wurden:

- Drogenkonsum:
  Mindestens 3 Monate kein Konsum (Mehrfachnennungen möglich) folgender Drogen:
  „weiche" Drogen: 35 (66%),
  Kokain: 43 (31%),
  Opiate: 41 (77%),
  Medikamente: 41 (77%),
  Alkohol: 17 (32%).
- Alkoholkonsum:
  abstinent, soziales Trinken: 38 (72%),
  fast täglicher Konsum bis
  ständiges, übermäßiges Trinken: 15 (28%).

- Schul- oder Berufsausbildung nach Synanon:
  begonnen und/oder beendet: 14 (26%).
- Gesamtdauer der Arbeitslosigkeit nach Synanon (Monate): 9,2
  (Spannweite 1–37).

**Erfahrungen der Klienten während des Aufenthalts bei Synanon**

- Zufrieden bzw. sehr zufrieden mit dem Aufenthalt bei Synanon:
  34 (64%);
- Erfahrungen bei Synanon haben geholfen bzw. sehr geholfen,
  das eigene Leben zu verändern: 40 (75%).
- Am häufigsten genannte Gründe für den Entschluß, zu Synanon
  zu gehen:

| | |
|---|---|
| eigene Entscheidung: | 24 (45%), |
| anstehende Gerichtsverfahren: | 7 (13%), |
| gerichtliche Auflage: | 4 (8%). |

Um zu überprüfen, ob die erreichten Personen eine zufällige
Auswahl aller in die Untersuchung einbezogenen Personen darstellen, wurden Stichprobenvergleiche vorgenommen ($\chi^2$- und t-Test).
Bezüglich Geschlecht, Familienstand und Alter bei Erstaufnahme
bestehen keine Unterschiede. Hinsichtlich der Gesamtdauer aller
Aufenthalte unterschieden sie sich: Die erreichten Personen waren
signifikant länger bei Synanon als die nichterreichten Personen.
Die folgende Übersicht zeigt, wieviel Prozent der Personen, bezogen auf die Aufenthaltsdauer, jeweils erreicht wurden:

| Aufenthaltsdauer | Alle Personen | Personen mit Katamnese |
|---|---|---|
| Bis unter 6 Monate | 75% | 20% |
| 6 bis unter 9 Monate | 10% | 40% |
| 9 Monate und darüber | 15% | 53% |

**Vorläufige Ergebnisbeurteilung**

Als Erfolgskriterium bezüglich des Drogenkonsums wurde festgelegt: seit mindestens 3 Monaten frei von illegalen Drogen und nicht
mehr als 4 Tage im Monat Alkoholkonsum. Dieses Kriterium erreichten 30 Personen. Bezogen auf die Aufenthaltsdauer und die
Bezugsgröße (alle Personen oder nur nachuntersuchte Personen)
ergibt sich:

a) Bezugsgröße: Nachuntersuchte Personen (n = 53):     57%;
   davon: Personen mit mindestens 6 Monate
          Aufenthaltsdauer:     75%;
          Personen mit mindestens 9 Monate
          Aufenthaltsdauer:     69%.
b) Bezugsgröße: Alle Personen des Bezugszeitraums
          (n = 196):     15%;
   davon: Personen mit mindestens 6 Monate
          Aufenthaltsdauer:     30%,
          Personen mit mindestens 9 Monate
          Aufenthaltsdauer:     37%.

Neben dem Drogenverhalten wurden weitere Erfolgskriterien, wie berufliche und soziale Rehabilitation und Legalitätsbewährung, erfaßt. Diese Auswertung liegt noch nicht vor.

**Probleme und Schlußfolgerungen**

Ein Hauptproblem lag in der Wiederauffindung der ehemaligen Mitglieder. Der Anteil der erreichten Klienten ist mit 27% zwar durchaus vergleichbar mit Untersuchungen therapeutischer Einrichtungen, doch läßt sich, wie Klett (1984) zeigen konnte, die Quote der Nichterreichbaren bei intensiver Adressensuche reduzieren. Das heißt, um möglichst viele der Ehemaligen zu erreichen, sollte ein hoher Aufwand bei der Adressensuche eingeplant werden. Erleichtert wird das Auffinden, wenn Entlassungsadressen und weitere Hinweise zur Wiederauffindung bei Verlassen der Einrichtung festgehalten werden. Darüber hinaus sollten die Klienten beim Weggang über Katamnesen informiert werden.

Ein weiteres Problem stellte die teilweise retrospektive Datenerhebung dar. Diese Angaben können durch unterschiedliche Erinnerungsleistungen verzerrt sein. Daraus folgert, daß Katamnesen bereits bei Beginn der Behandlung oder des Aufenthaltes eingeplant werden sollten. Die Qualität der postalischen Angaben muß noch geprüft werden.

**Literatur**

Klett F (1984) Langzeitverläufe bei behandelten Drogenabhängigen über 5–10 Jahre. Tagungsbericht der 5. Wissenschaftlichen Tagung der Deutschen Gesellschaft für Suchtforschung und Suchttherapie e. V., 25./26. Mai 1984, Berlin.

# Verlaufsbeobachtung biologischer Parameter bei Alkoholismus

N. Müller, H. E. Klein, M. Fichter, M. Höhe, H.-P. Kapfhammer, F. May, G. Nieberle

## Zusammenfassung

Eine Untersuchung an 35 Alkoholabhängigen, die entweder zum akuten Entzug oder als Teilnehmer einer 6 wöchigen stationären Therapie an der Psychiatrischen Universitätsklinik München aufgenommen waren, zeigt, daß Alkoholentzug Änderungen des Kortisolspiegels induziert. Die verminderte TSH-Stimulation scheint nicht vom akuten Alkoholentzug beeinflußt zu sein.

## Einleitung

Endokrinologische Befunde wurden in den letzten Jahren zunehmend unter dem Gesichtspunkt nosologischer Gemeinsamkeiten von Alkoholismus und affektiven Erkrankungen diskutiert. Loosen u. Prange (1982) beschrieben eine "blunted response" von TSH nach Gabe von TRH bei Alkoholikern und depressiven Patienten. Swartz u. Dunner (1982) und Oxenkrug (1978) fanden im Dexamethason-Suppressions-Test (DST) Veränderungen bei Patienten, die unter Alkoholismus oder Depression litten. Eine abgeschwächte Wachstumshormon(GH)-Stimulierbarkeit auf Clonidin bei endogen-depressiven Patienten wird von Matussek et al. (1980) berichtet.

## Methodik

Die Studie umfaßte 35 Alkoholiker (21 m., 14 w.) zwischen 19 und 50 Jahren, die sich entweder zum akuten Entzug oder als Teilnehmer einer 6 wöchigen stationären Therapie in unserer Klinik befanden. Die Diagnose Alkoholismus wurde klinisch, durch den RDC und den MALT (Münchener Alkoholismustest) gestellt. Ein klinikeigener Alkoholismusfragebogen diente der Erhebung der Vorgeschichte und der Alkoholikertypisierung nach Jellinek.

Psychopathologische Veränderungen wurden durch das AMP-System und die GAS-Skala erfaßt. Bei allen Patienten wurde bei der Aufnahme die $\gamma$GT bestimmt und der Alkoholgehalt in der Ausatemluft gemessen. Endokrinologische Funktionen wurden mit dem DST (1 mg Dexamethason oral um 23.00 Uhr, 9 h und 17 h danach Blutabnahmen), dem TRH-Test (0,2 mg TRH i.v. und Blutabnahme zu den Zeitpunkten $-30, 0, 30$ und 90 min) und dem Clonidintest (1,5 µg/kg KG Clonidin i.v. gemäß den standardisierten Bedingungen) geprüft. Bei 17 Patienten wurden die endokrinologischen Untersuchungen nach einer Phase längerer Abstinenz ($\bar{x} = 5,2$ Wochen) wiederholt.

## Ergebnisse

Während bei der Erstuntersuchung 6 Patienten (17%) Non-Suppressoren waren, erreichte bei der Nachuntersuchung kein Patient einen Kortisolwert $> 5$ mg/dl nach Gabe von Dexamethason. Bezüglich Alter, Geschlechtszugehörigkeit, MALT- und RDC-Gesamtscore, Alkoholtrinkmengen pro Tag, Ausprägungen auf den GAS- und AMP-Skalen sowie $\gamma$GT-Konzentration im Blut und Alkoholgehalt der Ausatmungsluft unterschieden sich die Gruppen der Suppressoren und der Non-Suppressoren nicht statistisch signifikant. 83% der Non-Suppressoren wurden zur akuten Entgiftung aufgenommen (gegenüber 52% der Suppressoren), und 67% mußten mit Clomethiazol behandelt werden (gegenüber 28% der Suppressoren); dies unterstreicht die klinische Beobachtung der ausgeprägteren und akuteren psychiatrischen Symptomatik bei Non-Suppressoren.

33% der Non-Suppressoren hatten eine familiäre Belastung mit Depression, bei den Suppressoren war dies bei 6,9% der Patienten der Fall.

Bei Betrachtung der AMP-Syndrome zeigten sich signifikante Korrelationen zwischen dem 16.00-Uhr-Kortisolwert nach dem DST (Abb. 1) und – bei Aufnahme – dem psychoorganischen Syndrom (p = 0,01) und dem apathischen Syndrom (p = 0,05), sowie – bei Kontrolle – dem manischen Syndrom (p = 0,01).

Im TRH-Test (Abb. 2) zeigten 31% der Patienten eine "blunted response" nach Aufnahme; nach der Zeit der Abstinenz stieg der

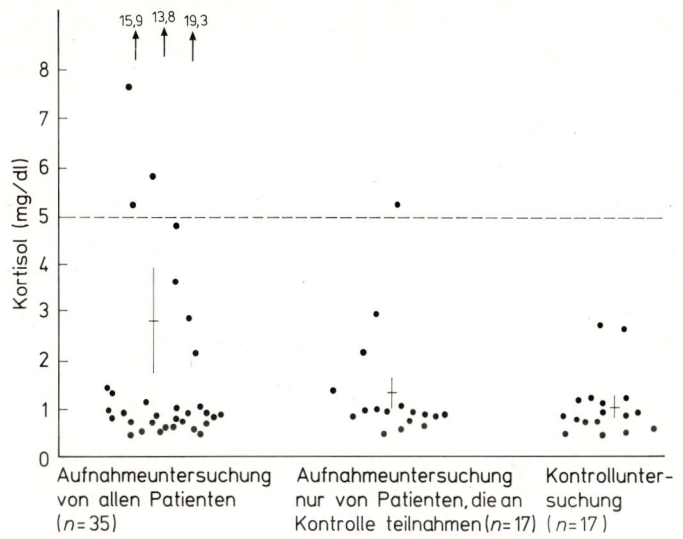

**Abb. 1.** 16.00-Uhr-Werte des Kortisols nach dem DST (17 h nach Kortison-einnahme)

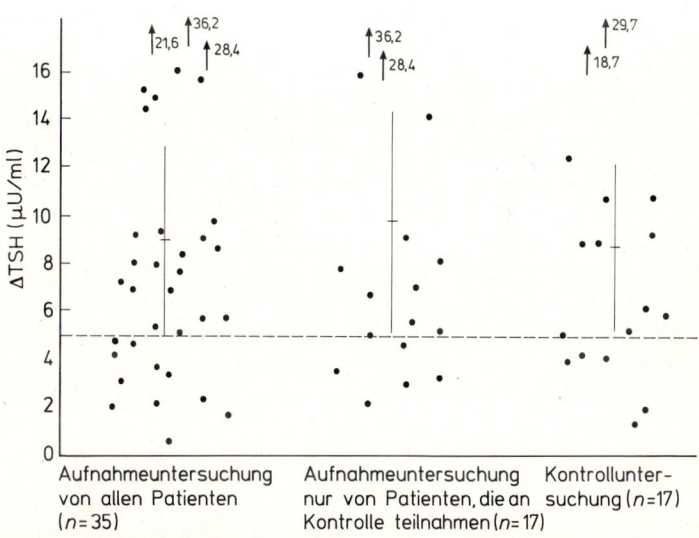

**Abb. 2.** TRH-Test: Differenz aus Basalwert und 30-min-Wert des TSH ($\Delta$ TSH) nach Stimulation

Anteil auf 41% der Patienten. Keiner der Patienten mit abge-schwächter TSH-Stimulation hatte bei Kontrolle einen Wert über 5 µU/ml.

Bei der Kontrolluntersuchung wurden die Patienten, die eine "blunted response" zeigten, nach der GAS-Skala signifikant krän-ker eingeschätzt (p = 0,05) und litten an einem ausgeprägteren „Hostilitätssyndrom" in der AMP-Skala (p = 0,05). $\gamma$-Alkoholiker nach Jellinek wiesen gegenüber den $\delta$-Alkoholikern höhere TSH-30-min-Werte (p = 0,05) und einen höheren TSH-Anstieg (p = 0,02) auf.

Im Clonidintest (Abb. 3) zeigte sich beim Vergleich von 12 männlichen Alkoholikern bei der Eingangsuntersuchung mit 12 männlichen Probanden einer vergleichbaren Altersgruppe kein si-gnifikanter Unterschied in der Höhe der GH-Stimulation durch Clonidin. Der Kurvenverlauf erscheint bei der Erstuntersuchung instabiler gegenüber der Kontrolluntersuchung und den gesunden Probanden.

Bei Betrachtung aller untersuchten Patienten war bei der Erst-untersuchung die GH-Stimulation um so höher, je höher die Alko-holkonzentration in der Ausatmungsluft bei Aufnahme war (p = 0,001). Bei der Kontrolluntersuchung war die Stimulation höher,

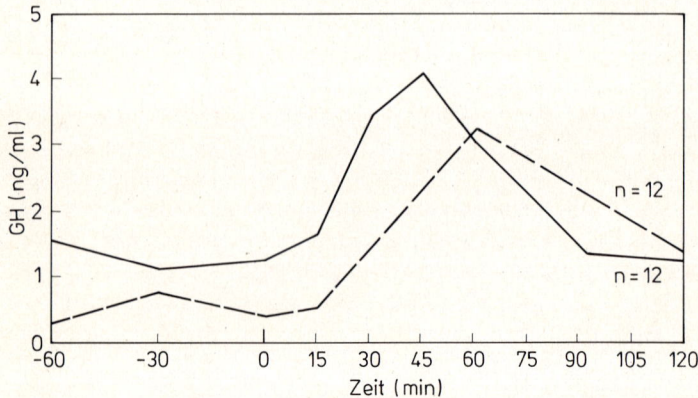

**Abb. 3.** Verlauf der Konzentration von GH nach Stimulation durch Cloni-din bei Alkoholikern (——) und gesunden Probanden (– – – –)

wenn die Leberschädigung (durch $\gamma$GT-Werte erfaßt) groß war (p = 0,001).

Zusammenhänge zwischen der GH-Stimulierung und psychopathologischen Verlaufsvariablen ergaben sich nicht.

## Diskussion

Das abnorme DST-Ergebnis bei 17% der Patienten bei der Aufnahme, das sich nach Abstinenz bei keinem Patienten replizieren ließ, deutet darauf hin, daß der akute Alkoholentzug Änderungen des Kortisolspiegels induziert. Für DST-Veränderungen als diagnostisches Kriterium für Alkoholismus oder als Hinweis auf genetische Vulnerabilitätsmarker sprechen diese Befunde nicht.

Ausmaß der Intoxikation und Schwere der akuten Leberschädigung scheinen die GH-Stimulierbarkeit durch Clonidin zu erhöhen. Bei der gewählten Dosis von 1,5 µg zeigt sich kein Unterschied zwischen Gesunden und Alkoholikern. Der Vergleich der Kurvenverläufe, der auf eine größere Instabilität der GH-Stimulationskurven bei Alkoholikern hindeutet, spricht am ehesten für einen unspezifischen Intoxikationseffekt; allerdings lassen die sehr kleinen Untersuchungs- und Vergleichsgruppen eine endgültige Aussage nicht zu.

Die Ergebnisse des TRH-Tests zeigen, daß die abgeschwächte TSH-Stimulation nicht nur Folge des akuten Alkoholentzugs ist. Diese Befunde stimmen mit jenen von Loosen et al. (1983) überein, die bei seit mindestens 2 Jahren abstinenten chronischen Alkoholikern in 31% der Fälle eine "blunted response" fanden.

Die Befunde im TRH-Test scheinen nicht in erster Linie durch den akuten Alkoholentzug beeinflußt zu sein. Vielmehr könnte die verminderte TSH-Stimulation als eine zustandsunabhängige "Traitvariable" bei Alkoholikern interpretiert werden, wenn auch bedacht werden muß, daß der Beobachtungszeitraum von 5–6 Wochen Abstinenz relativ kurz ist.

Die Übereinstimmung dieses neuroendokrinologischen Befundes bei Alkoholikern mit dem bei depressiven Patienten gibt einen gewissen Hinweis auf mögliche nosologische Gemeinsamkeiten beider Krankheitsbilder.

# Literatur

Loosen P, Wilson J, Dew B, Tipermas A (1983) Thyrotropin-releasing hormone (TRH) in abstinent alcoholic men. Am J Psychat 140/9:1145–1149

Loosen P, Prange A (1982) Serum thyrotropin response to thyrotropin-releasing hormone in psychiatric patients. Am J Psychat 139/4:405–416

Matussek N, Ackenhell U, Hippius H, Müller F, Schröder H-T, Schultes H, Wasilewski B (1980) Effect of clonidin on growth-hormon-release in psychiatric patients and controls. Psychat Res 2:25–36

Oxenkrug GF (1978) Dexamethasone-test in alcoholics. Lancet II:795

Swartz C, Dunner F (1982) Dexamethasone suppression testing in alcoholics. Arch Gen Psychiatry 39:1309–1312

# Katamnestische Untersuchungen bei ehemaligen Heroinabhängigen der Bezirksklinik Hochstadt

M. Pfeiffer-Beck

## Zusammenfassung

Einige Ergebnisse einer katamnestischen Untersuchung ehemaliger heroinabhängiger Patienten (n = 129; durchschnittliche Katamnesedauer 6 Jahre)
zur sozialen und beruflichen Reintegration und zum akuten Drogenkonsum werden vorgelegt. Schlußfolgerungen für eine bessere Rückfallprophylaxe werden gezogen.

## Ziel und Methode der Untersuchung

Ziel der Studie „Katamnestische Untersuchungen ehemaliger Dro-
genabhängiger – durchgeführt bei Patienten der Bezirksklinik
Hochstadt" war die Analyse des Werdegangs ehemaliger drogen-
abhängiger Patienten nach Art und Ausmaß ihrer beruflichen und
sozialen (Re-)Integration seit der Entlassung aus der Therapie.
Von besonderem Interesse waren in unserem Zusammenhang die
Probleme des Ausbildungs- und Arbeitsplatzes, der Wohnung, des
Aufenthaltes in anderen therapeutischen Institutionen und der
Kontakt zu Nachsorgeeinrichtungen sowie der Umgang mit ande-
ren Drogen (Alkohol, Medikamente). In die Untersuchung einbe-
zogen war das Kontaktverhalten zur Herkunftsfamilie, zum
Freundeskreis und gegebenenfalls zur Drogenszene.

129 ehemaligen drogenabhängigen Patienten der Bezirksklinik
Hochstadt wurde ein Fragebogen vorgelegt, in dem mit geschlosse-
nen – um relevante quantitative Daten zu erhalten – und offenen
Fragen – um Detailinformationen zu einzelnen Problembereichen
zu gewinnen – versucht wurde, möglichst umfassend den Lebensweg der Probanden nach dem Klinikaufenthalt zu erfassen. Einbezogen wurden Patienten der Bezirksklinik Hochstadt, die zwischen
1976 und einschließlich 1980 eine Therapie begonnen hatten. Die
Befragten sollten mindestens 1 Jahr lang aus der Therapie entlassen sein, um sinnvolle Aussagen über die Rückfälligkeit und den

weiteren Lebensweg treffen zu können. Die Interviews wurden zwischen November 1982 und Mai 1983 durchgeführt.

## Ausgewählte Ergebnisse

Nach dem Weggang aus der Bezirksklinik Hochstadt wurden n Patienten (in Klammern Prozent)

| | | |
|---|---|---|
| nicht rückfällig | 31 | (24), |
| konsumierten ein- oder mehrmals Heroin | 41 | (36), |
| wurden vollständig rückfällig | 47 | (40). |

Dabei wurde unter Rückfälligkeit ein erneuter Heroinkonsum verstanden.

Zum Zeitpunkt des Interviews

| | | |
|---|---|---|
| waren „clean" | 90 | (70), |
| waren heroinabhängig | 21 | (16), |
| bestand eine unsichere Diagnose bei | 18 | (14). |

| Als Gründe für die Rückfälligkeit wurden genannt: | n | [%] |
|---|---|---|
| Die Gelegenheit bot sich zufällig durch Kontakt mit Drogenabhängigen | 51 | (52), |
| Wunsch nach Drogen | 41 | (41,8), |
| Schwierigkeiten mit sozialen Kontakten | 17 | (17,3), |
| Schwierigkeiten bei der Arbeitssuche oder mit Arbeitslosigkeit | 11 | (11,2), |
| Probleme mit dem Partner | 8 | (8,2), |
| Probleme mit den Eltern | 6 | (6,1), |
| Keine (konkreten) Gründe | 5 | (5,1), |
| Unzufriedenheit mit der Arbeitsstelle | 4 | (4,1), |
| finanzielle Probleme | 1 | (1,0). |

Es muß also kein spezifischer und genau angebbarer Grund für einen Rückfall vorhanden sein.

Zwischen rückfälligen und „drogenfreien" Patienten lassen sich keine Unterschiede bezüglich der Variablen

– Therapiemotivation und
– Therapieabbruch bzw. Therapieabschluß finden.

Dagegen zeigen sich signifikante Unterschiede bezüglich:

– Zufriedenheit mit sozialen Kontakten: Je befriedigender die sozialen Kontakte zu nichtdrogenabhängigen Bekannten sind, desto niedriger ist die Rückfallgefahr.

- Therapiedauer: Je länger der Patient in Behandlung war, desto geringer ist seine Rückfallgefährdung.
- Zufriedenheit mit der Partnersituation: Eine Partnerbeziehung wirkt um so schützender vor einem Rückfall, je befriedigender sie empfunden wird.
- Dauer der Heroinabhängigkeit: Je kürzer die Heroinabhängigkeit bestanden hat, desto größer ist die Behandlungschance.
- Freizeitaktivitäten: Je mehr und/oder je befriedigendere Freizeitaktivitäten ausgeübt werden, desto niedriger ist die Rückfallquote.
- Kontakten zu Nachsorgeeinrichtungen: Kontakte zu Nachsorgeeinrichtungen schützen vor Rückfällen.
- Berufstätigkeit und Zufriedenheit mit der Arbeitsstelle: Arbeitslosigkeit und/oder Unzufriedenheit mit dem Arbeitsplatz erhöhen das Rückfallrisiko.
- Zukunftsperspektiven: Je mehr befriedigendere Zukunftsperspektiven und -vorstellungen vorhanden sind, desto niedriger ist das Rückfallrisiko.

## Schlußfolgerungen

Es scheint aufgrund der vorliegenden Ergebnisse sinnvoll zu sein, folgende Schlußfolgerungen bezüglich einer günstigen Prognose zu ziehen:

1) Der Kontakt zur Drogenszene sollte unterbleiben. Gleichzeitig müssen subjektiv befriedigende Beziehungen zu drogenfreien Personen und/oder eine Partnerbeziehung geschaffen werden.
2) Eine Therapie sollte möglichst früh während der „Drogenkarriere" stattfinden.
3) Der Kontakt zu Nachsorgeeinrichtungen scheint bezüglich Rückfallprophylaxe von großer Bedeutung zu sein.

# Mortalität bei Benzodiazepinabhängigen

B. Piesiur-Strehlow, U. Strehlow

## Zusammenfassung

Analysiert wird die Sterblichkeit von Patienten mit Benzodiazepinabhängigkeit oder -abusus in Abhängigkeit davon, welche weiteren Suchtmittel
mißbraucht werden.

In den Jahren 1977–1982 wurden unter den in der Psychiatrischen Universitätsklinik Göttingen stationär behandelten Patienten 387 Fälle bekannt, in denen die Diagnose Benzodiazepinabhängigkeit oder -abusus gestellt werden konnte (Kemper et al.
1980; Poser et al. 1983). Dabei hatten aber die meisten der Patienten neben Benzodiazepinen auch andere Suchtmittel konsumiert,
z. T. auch mehrere (Alkohol, andere Suchtmittel, illegale Drogen;
Tabelle 1).

Für 384 (99,2%) Patienten ließen sich die erforderlichen katamnestischen Daten (letztes gesichertes Lebensdatum bzw. allfälliges
Todesdatum) ermitteln. Das Intervall zwischen Katamnesedatum
und Datum der ersten Diagnosestellung ergab den Beobachtungszeitraum ("time under risk"). Die Anzahl der beobachteten Todesfälle wurde mit der erwarteten verglichen, letztere berechnet ausgehend von den Sterbewahrscheinlichkeiten der Bevölkerung der
Bundesrepublik Deutschland (hrsg. vom Statistischen Bundesamt
1978). Außerdem wurde die Wahrscheinlichkeit dafür berechnet,
daß die beobachtete Anzahl der Todesfälle oder sogar eine größere
noch zufällig in einer Durchschnittsbevölkerung auftreten könnte.

In der Gruppe der Patienten, bei denen Alkohol zu den mißbrauchten Suchtmitteln gehörte, wurden 31 Todesfälle beobachtet
bei 5,04 erwarteten ($p < 10^{-10}$). Weitere 55 Patienten hatten u. a.
illegale Drogen konsumiert: In dieser Untergruppe wurden 8 Todesfälle beobachtet bei 0,39 erwarteten ($p = 4,10^{-9}$).

**Tabelle 1.** Daten von Patienten mit Abhängigkeit von Benzodiazepinen und anderen Suchtmitteln

| Konsumierte Suchtstoffe | n | Frauen | Durch-schnitts-alter ± SD (Jahre) | Mittlere Katamnese-dauer ± SD (Jahre) | Erwartete Todesfälle (y) | Beobachtete Todesfälle (x) | $\frac{x}{y}$ | $p(X \geq x)$ |
|---|---|---|---|---|---|---|---|---|
| Benzodiazepine allein oder mit anderen Medikamenten | 150 | 109 | 46,6 ± 13,5 | 3,8 ± 3,3 | 2,80 | 8 | 2,86 | 0,006 |
| Benzodiazepine und u.a. Alkohol | 218 | 90 | 40,9 ± 12,6 | 5,9 ± 4,2 | 5,04 | 31 | 6,15 | $<10^{-10}$ |
| Benzodiazepine und u.a. illegale Drogen | 55 | 9 | 28,7 ± 6,0 | 4,7 ± 2,9 | 0,39 | 8 | 20,5 | $4,1 \cdot 10^{-9}$ |

**Tabelle 2.** Daten der isoliert Benzodiazepinabhängigen (nach DSM-III-Kriterien, Katamnese 1984) und der nicht abhängigen Kontrollpartner

| | n | Frauen | Durch-schnitts-alter ± SD (Jahre) | Mittlere Katamnese-dauer ± SD (Jahre) | Erwartete Todesfälle (y) | Beobachtete Todesfälle (x) | $\frac{x}{y}$ | $p(X \geqq x)$ |
|---|---|---|---|---|---|---|---|---|
| Isoliert Benzo-diazepinabhängige (nach DSM III) | 62 | 40 | 47,2 ± 12,6 | 4,6 ± 2,5 | 1,35 | 4 | 2,96 | 0,045 |
| Kontrollen | 62 | 40 | 47,1 ± 13,0 | 4,5 ± 2,5 | 1,34 | 4 | 2,98 | 0,044 |

Diese Zahlen stimmen gut mit den in der Literatur für Alkohol-
abhängige und von illegalen Drogen Abhängigen bekannten
Zahlen überein (Bschor u. Wessel 1983; Edwards et al. 1978;
Joe et al 1982; Nicholls et al. 1974; Thorarinsson 1979).

Bei 62 Patienten konnte eine isolierte Benzodiazepinabhängigkeit gemäß DSM III diagnostiziert werden (Tabelle 2). In dieser
Gruppe wurde 4 Todesfälle beobachtet bei 1,35 erwarteten ($p =$
0,045). In einer Vergleichsgruppe, die hinsichtlich Geburtsdaum,
Geschlecht und psychiatrischer Vorerkrankung (40 Neurosen, 8
affektive Psychosen und 14 sonstige Psychosen) parallelisiert war,
wurden entsprechend der Bildung der Vergleichsgruppe 1,34 Todesfälle erwartet; beobachtet wurden, wie in der Gruppe der isoliert Benzodiazepinabhängigen, 4 Todesfälle.

Aufgrund unserer Untersuchung von 62 Patienten mit einer isolierten Benzodiazepinabhängigkeit durchschnittlich 4,6 Jahre nach
erstmaliger Diagnosestellung ergeben sich keine Hinweise auf eine
erhöhte Mortalität im Vergleich zu einer Kontrollgruppe mit gleichen psychiatrischen Erkrankungen. Für beide Gruppen ist die
Mortalität im Vergleich zur Durchschnittsbevölkerung erhöht
($p = 0,045$).

## Literatur

Bschor F, Wessel J (1983) Zur Überlebensquote Drogenabhängiger. Dtsch
Med Wochenschr 108:1345–1351
Edwards G, Kyle E, Nicholls P (1978) Alcoholism and correlates of mor-
tality. J Stud Alcohol 39:1607–1617
Joe GW, Lehman MS, Simpson DD (1982) Addict death rates during a
four-year posttreatment follow-up. Am J Public Health 72/7:703–709
Kemper N, Poser W, Poser S (1980) Benzodiazepin-Abhängigkeit. Dtsch
Med Wochenschr 105:1707–1712
Nicholls P, Edwards G, Kyle E (1974) Alcoholics admitted to four hospi-
tals in England. Q J Stud Alcohol 35:841
Poser W, Kemper N, Poser S (1983) Benzodiazepin-Abhängigkeit: Gibt es
Unterschiede zwischen den verschiedenen Substanzen? In: Waldmann H
(Hrsg) Medikamenten-Abhängigkeit. Akademische Verlagsgesellschaft,
Wiesbaden, S 55–63
Thorarinsson AA (1979) Mortality among men alcoholics in Iceland, 1951–
1974. J Stud Alcohol 40:704–718

# Überprüfung und Versuch einer Erklärung der Wirksamkeit eines regional konzipierten Behandlungskonzepts für Abhängige in einem psychiatrischen Landeskrankenhaus

J. Rink

## Zusammenfassung

Die Erfolgsquote liegt je nach Definition der Gesamtstichprobe zwischen 25% und 52% Abstinente. Dieses Ergebnis liegt an der oberen Grenze vergleichbarer Untersuchungsergebnisse, insbesondere bei Patienten von Landeskrankenhäusern (Bremer u. Jonas 1980). Im FPI-Profil zeigten sich erwartete Veränderungen im Verlauf der Behandlung und im Katamnesezeitraum, jedoch ergaben sich kaum Unterschiede zwischen der Gruppe der Stabilen und der Gruppe der Instabilen. Lediglich eine Verbesserung bei der Skala „Nervosität" kann als Indiz für ein günstiges Behandlungsergebnis gelten. Es bleibt aber unklar, wodurch eine solche Veränderung induziert wird. Bei der Frage nach der Wirksamkeit und Wichtigkeit der Behandlungselemente zeigt sich, daß sich die Stabilen insgesamt mehr mit der Behandlung identifizieren und den gemeinschaftsfordernden Elementen einen hohen Stellenwert beimessen, während sie der Nachsorge eine geringe Bedeutung geben. Die Instabilen klammern sich hingegen eher an stützende und strukturierende Behandlungselemente.

## Ziele der Untersuchung

### Überprüfung und Versuch einer Erklärung der Wirksamkeit des Behandlungskonzeptes

Ein Behandlungserfolg zu einem Katamnesezeitpunkt ist immer bedingt durch die Therapievariablen
- Behandlung,
- Institution,
- Geschehen zum Katamnesezeitraum und deren Wechselwirkungen.

Multiple Analysen des Bedingungsgefüges des Behandlungserfolges sind schwierig und häufig wenig aussagekräftig (Cronkite u. Moss 1978).

Eine Erforschung der Therapieeingangsvariablen kann die versorgungspolitisch fragwürdige Konsequenz einer Patientenselektion beinhalten (Gibbs u. Flanagan 1977; Matakas et al. 1978).

Wir konzentrieren uns daher auf die empirische Untersuchung der Wirksamkeit der Behandlung, da diese Variable im Bedingungsgefüge für die Behandler am meisten relevant ist.

## Methoden

Wir führten eine Zweijahreskatamnese durch.

Erhebungsmodus: Ehemaligentreffen, schriftliche Befragung, fernmündliche Befragung und Besuche.

Durch diese sequentielle Erhebungsstrategie konnte die Rücklaufquote optimiert werden.

a) *Bestimmung des Therapieerfolges*

Wir definierten ein Stabilitätsmaß bestehend aus:
- Selbsteinschätzung zum Trinkverhalten,
- Fremdeinschätzung zum Trinkverhalten,
- Selbsteinschätzung der sozialen Situation,
- Fremdeinschätzung der sozialen Situation.

Zusätzlich erfolgte eine Verlaufskontrolle durch eine therapiebegleitende Persönlichkeitsdiagnostik mittels FPI-Erhebung zu Therapiebeginn, zu Therapieende und zum Katamnesezeitpunkt.

b) *Erklärung der Wirksamkeit der Behandlung*

Der Einfluß der Therapievariablen auf den Behandlungserfolg ist methodisch nur schwer faßbar. Ein möglicher Ausweg ist die Erfassung der Wirksamkeit der Behandlung durch Befragung der Patienten nach der subjektiv erlebten Wirksamkeit und Wichtigkeit der Behandlungselemente. Dazu entwickelten wir einen halbstandardisierten Fragebogen und überprüfen diesen im Rahmen einer Voruntersuchung.

## Behandlungskonzept

Wir wollen im folgenden unser Behandlungskonzept schematisiert darstellen (eine ausführliche Beschreibung des Konzepts findet sich bei Rink 1982).

*Grunddaten der Behandlungseinrichtung*

Träger der Einrichtung:
Land, Landeskrankenhaus.

Lage der Einrichtung:
Auf dem Gelände eines PLK am Rande einer Kleinstadt.

Kapazität, Plätze:
Kurzfristige Behandlung 40 Plätze, mittelfristige Behandlung 27 Plätze.

Behandlungsdauer:
Kurzfristige Behandlung bis 1 Monat, mittelfristige Behandlung bis 4 Monate.

Aufnahme:
Regional begrenzt, aber zu großes Gebiet (1,5 Mio. Einwohner).

Kostenträger:
Hauptsächlich LVA, auch Kassen.

Aufnahmebeschränkungen, Abschlußkriterien:
Akute Psychose, Drogenabhängige.

Aufnahmebedingungen, Aufnahmemodus:
Häufig keine direkte Motivation zur Behandlung; Aufnahmegrund: körperliche Entgiftung.

*Körpertherapeutische Maßnahmen (medizinische Behandlung)*

Körperliche Entgiftung:
Auf Aufnahmestation des PLK.

Medizinische Behandlung:
Behandlung interkurrenter Erkrankungen, regelmäßige Laborkontrollen, medizinische Aufklärung durch das Pflegepersonal.

Medikamentöse Behandlung:
Evtl. medikamentöse Behandlung psychischer Grund- und Folgeleiden.

Körperliche Reaktivierung:
Wandern wöchentlich, Schwimmen wöchentlich, Gymnastik 2mal pro Woche.

*Psychotherapeutische Maßnahmen*

Psychotherapeutische Ausrichtung:
Hauptsächlich Methoden der humanistischen Psychologie und sozialtherapeutischer Schwerpunkt.

Einzeltherapie:
Nur bei akuten Krisen.

Gruppentherapie:
  Sitzungen pro Woche:
  – Info-Gruppe,
  – psychotherapeutische Gruppen,
  – sozialtherapeutische Gruppen,
  – Rollenspiele, In-vivo-Therapie.

Systematik der Gruppen:
  Gestuftes System.

Entspannungstechniken:
  Autogenes Training 2mal wöchentlich.

Arbeit mit Angehörigen:
  Angehörigenwochenende, bei Bedarf weiterführende
  Familientherapie.

Weiterbehandlung und Nachsorge:
  Regelmäßige, vierteljährliche Ehemaligentreffen, Kontakt zu
  Nachsorgegruppen schon während der Behandlung.

Behandlungsziel:
  Totale Abstinenz, Nachreifung und Stabilisierung der
  Persönlichkeit, soziale Rehabilitation.

*Soziotherapeutische Maßnahmen*

Arbeitstherapie:
  Arbeitstherapie gemeinsam mit psychisch Kranken.

Beschäftigungstherapie:
  Beschäftigungstherapie in festen Gruppen 2mal wöchentlich,
  Neigungsgruppen abends.

Extramurale Therapie:
  In-vivo-Training in der Abschlußphase, Bewährungsurlaub
  2mal pro Aufenthalt.

Kontakt und Nachsorgegruppen:
  Während des stationären Aufenthaltes.

*Therapeutische Gemeinschaft*

Hausordnung:
  Partielles Rauchverbot, gestufte Ausgangsregelung,
  Gruppenausgang.

Umgang mit Rückfall:
  Sanktionen werden individuell getroffen in Absprache mit Mitpatienten.
Parlament:
  Wöchentlich, geleitet von Patienten, demokratische Anordnung.
Team:
  Teambesprechung wöchentlich, Teamsupervision wöchentlich.
Verbindliche Vereinbarungen:
  Hausordnung, Therapievertrag.

## Stichprobe

Das Behandlungskonzept ist gültig von Anfang 1978 bis Juli 1980.

*Entlassungen in diesem*
*Zeitraum:*                   191, davon 61 vorzeitig.
Reguläre Entlassungen         130 Patienten,
Voruntersuchung                30 Patienten,
Hauptuntersuchung             100 Patienten.

*Soziodemographische Daten der Stichprobe*

*Geschlecht:*
Männer                        87%,
Frauen                        13%.

*Sonstige Daten: Abb. 1–5.*

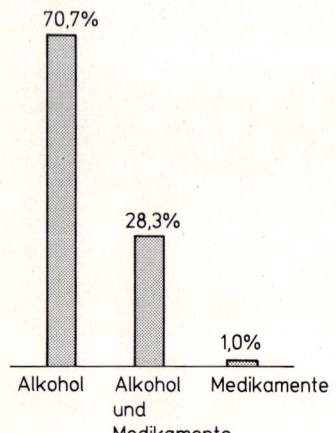

Abb. 1. Art der Suchtmittel

70,7%

28,3%

1,0%

Alkohol    Alkohol    Medikamente
           und
           Medikamente

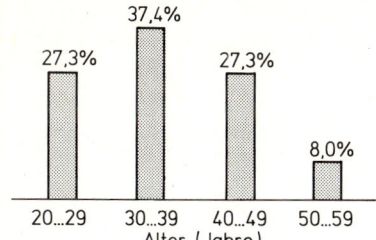

**Abb. 2.** Altersverteilung

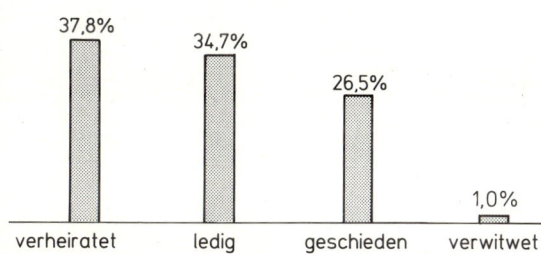

**Abb. 3.** Familienverhältnisse

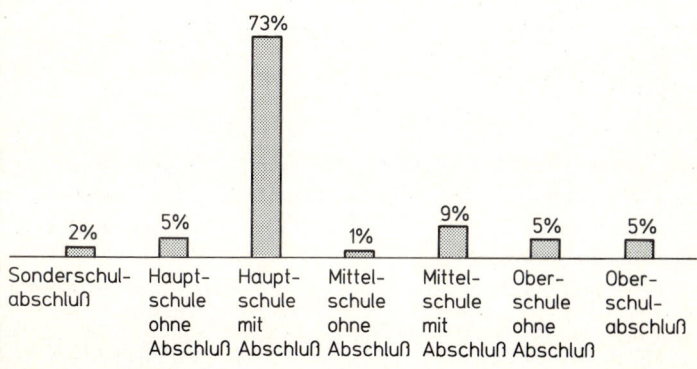

**Abb. 4.** Schulbildung

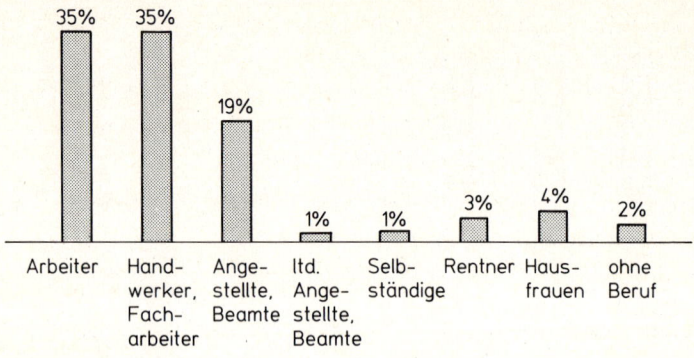

**Abb. 5.** Berufsposition

## Untersuchungsergebnisse

### Überprüfung der Wirksamkeit

| | |
|---|---|
| Vollständiger Rücklauf | 68%, |
| davon stabil | 51%, |
|     labil | 22%, |
|     instabil | 26%. |
| Rücklauf zum Trinkverhalten | 91%, |
| davon stabil | 41%, |
|     labil | 19%, |
|     instabil | 40%. |

Vergleichbare Ergebnisse finden sich bei Emrick (1974) und Olbrich u. Watzl (1978).

*Veränderungen im FPI-Profil*

Im Verlauf der Behandlung ergaben sich Veränderungen in den Skalen Depressivität, Extraversion und Maskulinität, bis zum Katamnesezeitpunkt außerdem bei den Skalen Nervosität, Gehemmtheit und emotionale Labilität.

FPI-Veränderungen in Abhängigkeit von der diagnostizierten Stabilität:

Die Werte bei der Skala Nervosität ändern sich bei den Instabilen während der Behandlung nicht, bei den Stabilen jedoch deutlich. Eine Veränderung bei der Skala Nervosität ist demnach ein Behandlungsprädiktor.

Ähnliche Ergebnisse finden sich bei Bettex (1972) und Merkel (1976).

**Ergebnisse zur Klärung der Wirksamkeit**

Bei der Einzelanalyse von insgesamt 21 Items, die zur Beurteilung der Behandlung dienten, zeigte sich eine
– geringe Bedeutung der ambulanten Nachbehandlung,
– hohe Bedeutung der Abstinenz im Rahmen der Klinik.
Ein Zusammenhang zwischen Therapiebeurteilung und Stabilität besteht bei den Items
– Gemeinschaft mit Mitpatienten,
– Selbsterfahrungsgruppe,
– die Therapeuten.
Unterschiedliche Einschätzungen ergaben sich bei folgenden Items:

Die Stabilen betonen die Abstinenz im Schutz der Klinik, die Info-Gruppen und die Selbsterfahrungsgruppen als wichtige Therapieelemente.

Die Instabilen betonen das autogene Training sowie die Nachsorge.

*Kritische Bewertung der Ergebnisse*

Die Faktorenstruktur im Fragebogen zur Erklärung des Behandlungserfolges war aufgrund deutlicher Jasagetendenz unklar. Die positive Beurteilung und Identifikation mit dem Behandlungskonzept bei den Stabilen beruht evtl. auf Erfolgsergebnissen nach der Behandlung. Die Einschätzung der Labilen sowie auch der Behandlungsabbrecher bleibt unklar.

**Schlußfolgerung und Ausblick**

– Der Versuch, therapieimmanente Variablen im Wirkgefüge des therapeutischen Geschehens durch die subjektive Therapiebeurteilung zu erfassen, ist nur ansatzweise gelungen.
– Die Bestimmung von Determinanten im Behandlungsgefüge gestaltete sich schwierig und blieb unbefriedigend aufgrund der geringen Validität des Fragebogens.

– Bei der Bestimmung des Therapieerfolges konnten hingegen viele an bisherigen Untersuchungen erkannte methodische Fehlerquellen minimiert werden.

Am Rande der empirischen Untersuchung konnten für den praktiker wichtige Erfahrungen gesammelt werden:

– Kenntnisse der Lebensverhältnisse durch Besuche bei ehemaligen Patienten,
– Kritik an der Behandlung insbesondere durch Aussageverweigerer.

Es ergaben sich weiterhin wichtige Fragestellungen während des Untersuchungsablaufs:

– unklarer Einfluß der versorgungspolitischen Rahmenbedingungen auf den Behandlungserfolg,
– die Gruppe der Labilen (Sind das die kontrollierten Trinker?).
– Was ist mit den Behandlungsabbrechern und den nicht Behandlungsmotivierten?

## Literatur

Bettex M (1972) Exploration zur Objektivierung therapeutischer Erfolge an Suchtkranken. Diplomarbeit, Universität Würzburg

Bremer G, Jonas H (1980) Die Behandlungserfolge von Alkoholikern eines Landeskrankenhauses. Suchtgefahren 26:131–143

Cronkite RC, Moss RH (1976) Evaluating alcoholism treatment programs: An integrated approach. J Consult Clin Psychol 46:1105–1119

Emrick CD (1974) A review of psychologically oriented treatment of alcoholism. Stud Alcohol 35:523–549

Gibbs L, Flanagan J (1977) Prognostic indicators of alcoholism treatment outcome. Int J Addict 12:1097–1141

Matakas F, Koester H, Leidner B (1978) Welche Behandlung für welche Alkoholiker. Eine Übersicht. Psychiatr Prax 5:143–152

Merkel CM (1976) Gruppendynamische Konvergenztherapie bei Alkoholkranken. Vandenhoeck & Ruprecht, Göttingen

Olbrich R, Watzl H (1978) Behandlungsergebnisse in der Therapie des Alkoholismus. Eine Übersicht. Suchtgefahren 24:18

Rink J (1982) Möglichkeiten und Grenzen eines sozial-psychiatrischen Behandlungskonzeptes für Suchtkranke in einem Landeskrankenhaus. Suchtgefahren 28:169–176

318

# Vermehrte Bildung von β-Carbolinen nach Alkoholgenuß als möglicher Auslöser gesteigerten Alkoholkonsums *

H. Rommelspacher, L. Schmidt

## Zusammenfassung

Eine Gruppe von 20 γ-Alkoholikern wurde bei der Aufnahme in eine psychosomatische Abteilung und 14 Tage später während der stationären Behandlung untersucht. Es wurde festgestellt, daß die Konzentration des β-Carbolins Harman im Urin bei Aufnahme deutlich über den Kontrollwerten lag und auch noch nach 2 Wochen erhöht war, obgleich die Patienten während des Aufenthalts keinen Alkohol tranken, was überprüft wurde. Dessen Metabolit Azetaldehyd gilt als eine der Vorstufen des Harmans. Diese Befunde sind deshalb bemerkenswert, weil damit erstmals für ein β-Carbolin die Hypothese gestützt wurde, daß β-Carboline auslösende Substanzen für die Alkoholkrankheit bei prädisponierten Patienten sind.

Eine solche Annahme wurde durch statistische Auswertungen aller erhobenen Daten weiter gestützt. Beispielsweise bestand eine Korrelation zwischen familiärer Belastung und Harmankonzentrationen nach 14 Tagen. Außerdem hatten die Patienten eine um so höhere Konzentration an Harman-14, je jünger sie zum Zeitpunkt ihres ersten Rausches waren. Zwischen dem Alter der ersten Alkoholeinnahme und Harman-14 bestand keine Korrelation.

Außerdem konnte gezeigt werden, daß ein intakter Stoffwechsel Voraussetzung für eine erhöhte Bildungsrate des Harmans ist. Dies spricht für eine enzymatische Bildung dieses β-Carbolins.

## Einleitung

Einige Alkoholkranke erleiden einen Rückfall schon nach Einnahme geringer Mengen Alkohol. Es ist deshalb denkbar, daß Folgeprodukte des Ethanols, die in vivo entstehen, einen solchen unwiderstehlichen Drang auslösen. β-Carboline oder auch Isochinoline, meist als TIQ (Tetrahydroisochinoline) bezeichnet, sind als Substanzen mit einer derartigen Wirkung denkbar. Die β-Carboline

* Die Autoren danken Herrn Dr. G. Schmidt, Institut für Rechtsmedizin der Freien Universität Berlin, für die Bestimmung des Azetaldehyds und Herrn Dipl.-Psychol. T. Muhr für die statistische Auswertung.

werden aus Tryptamin bzw. Serotonin, die TIQ aus Dopamin bzw. Noradrenalin in vivo gebildet. Eine weitere Voraussetzung für die Bildung dieser auch als Kondensationsprodukte bezeichneten Substanzen ist das Vorhandensein von Aldehyden und/oder α-Ketosäuren. Als Aldehyd ist in dem hier interessierenden Zusammenhang der Azetaldehyd von Bedeutung, dessen Konzentration nach Alkoholgenuß im Körper erheblich ansteigt. Als α-Ketosäure ist Pyruvat als Vorstufe denkbar, wie im nächsten Unterkapitel erläutert werden soll.

Daß β-Carboline den Drang nach weiterer Alkoholaufnahme verstärken können, legen tierexperimentelle Befunde nahe. Infusion von β-Carbolinen in den Seitenventrikel über 14 Tage führte bei der Ratte zu einer deutlich vermehrten Ethanoleinnahme während der 2. Woche (Tuomisto et al. 1982; Airaksinen et al. 1983). Außerdem konnte gezeigt werden, daß die Einnahme von Ethanol zu einer vermehrten Bildung des β-Carbolins Harman führt (Rommelspacher et al. 1980, 1984; Shoemaker et al. 1980). Es sollte deshalb untersucht werden, ob der Harmanspiegel bei Alkoholkranken erhöht ist, um Hinweise dafür zu bekommen, ob auch beim Menschen dieses β-Carbolin eine der Substanzen sein könnte, die den unwiderstehlichen Drang nach weiterem Ethanolkonsum auslösen. Bevor die eigenen Untersuchungen dargestellt werden, soll auf die Biosynthese der β-Carboline eingegangen werden, um den Zusammenhang zwischen dem Ethanolkonsum und der Bildung der β-Carboline zu verdeutlichen.

**Biosynthese der β-Carboline**

Einmalige Einnahme von Ethanol führt zu einer vermehrten Bildung von Harman. Interessanterweise besteht eine Dosisabhängigkeit nur bis zu mittleren Dosen, während toxische Dosen keine deutliche Erhöhung über Kontrollwerte im Gehirn von Ratten auslösen. Chronische orale Verabreichung führt zu einer ansteigenden Vermehrung der Ausscheidung von Harman im Urin von Ratten. Die Konzentration von Harman im Gehirn korreliert gut mit den Verhaltensänderungen des Tieres, wie sie von Majchrowicz (1975) beschrieben worden sind. Diese Befunde weisen daraufhin, daß der Azetaldehyd als Vorstufe für die Bildung von Harman dienen kann (Rommelspacher et al. 1984). Allerdings zeigte diese Un-

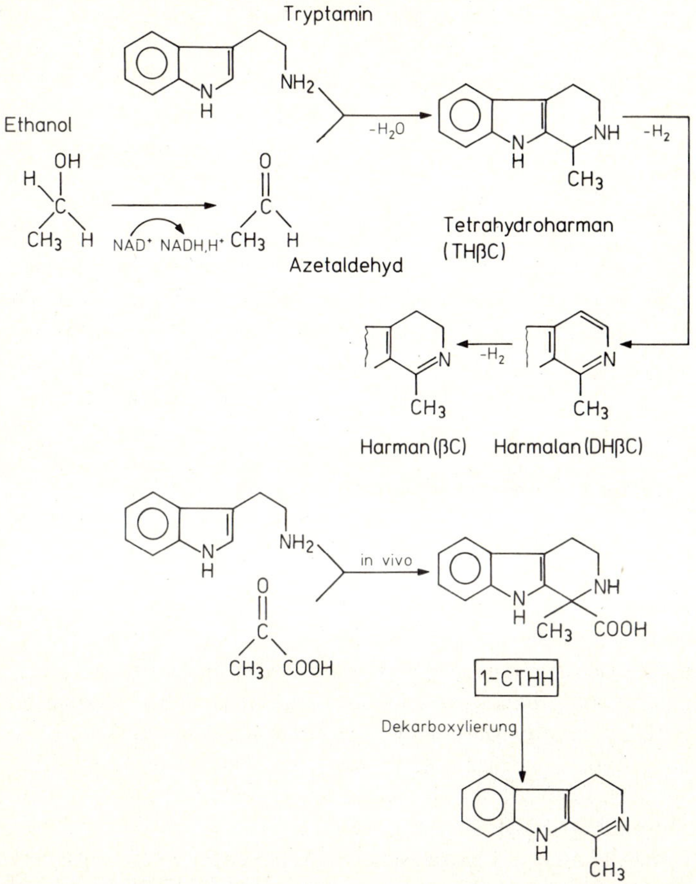

**Abb. 1.** Die beiden Möglichkeiten der Biosynthese von β-Carbolinen. Im *oberen Teil* der Abbildung ist die Zyklisierung von Tryptamin und Azetaldehyd, dem Metaboliten des Ethanols, dargestellt. Zunächst entsteht Tetrahydroharman (Tetrahydro-β-Carbolin, THβC). Aus diesem entsteht Dihydro-β-Carbolin (Harmalan, DHβC), und aus diesem das β-Carbolin Harman (βC). Bei der alternativen Biosynthese sind Tryptamin und die α-Ketosäure Pyruvat die Vorstufen. Es entsteht zunächst 1-Karboxytetrahydroharman (*1-CTHH*). Durch Dekarboxylierung wird Harmalan gebildet, aus dem dann die beiden anderen β-Carboline Tetrahydroharman und Harman entstehen, deren Strukturformeln im *oberen Teil* der Abbildung angegeben sind

321

tersuchung auch, daß andere Vorstufen zusätzlich existieren müssen, da keine exakte Korrelation zwischen dem Azetaldehydanstieg im Blut und der Konzentrationszunahme von Harman im Gehirn bestand. Auch die Zeitabläufe der beiden Veränderungen entsprachen sich nicht. Deshalb wurde geprüft, ob Pyruvat als Vorstufe dient. Tryptamin und Pyruvat wurden intraventrikulär appliziert und die Konzentration verschiedener β-Carboline gemessen. Dabei ergab sich, daß Pyruvat als Vorstufe für die Biosynthese dienen kann. Die einzelnen Zwischenstufen wurden aus dem Hirngewebe extrahiert und identifiziert (Rommelspacher u. Susilo 1984). Die beiden Biosynthesewege der β-Carboline sind in Abb. 1 dargestellt.

**Methoden**

Venenblut und Urin wurden von 20 Alkoholkranken (γ-Alkoholiker; 16 männlich, 4 weiblich) am Aufnahmetag in die Klinik und 2 Wochen später während der stationären Entgiftung gewonnen. Die Kontrollgruppe bestand aus 15 Probanden mit entsprechendem Alter und Geschlecht. Sie waren nicht alkoholabhängig und hatten mindestens 24 h vor Abnahme der Urinprobe keinen Alkohol zu sich genommen. Die Konzentration an Harman im Urin und die von Ethanol, Azetaldehyd und Azeton im Blut wurden mit HPDLC beziehungsweise GC-MS bestimmt. Mehrere andere Laborparameter wurden während des Aufenthalts in der Klinik erhoben einschließlich der Histologie der Leberbiopsie, der Zahl der Thrombozyten, der Konzentration der Transaminasen usw. Diese Daten wurden mit Daten aus der Krankenanamnese korreliert. Die statistische Auswertung wurde mit dem SPSS-Programm (Rechner CD 6000) sowie mit dem Microcomputerprogrammsystem Statpak und Multiplan (Rechner: Basis 108) durchgeführt.

Folgende Daten wurden für die Untersuchung erhoben: Alter, Geschlecht, Gewicht, Alter bei der ersten Alkoholaufnahme, Alter beim ersten Rausch, Zeitpunkt der Tendenz, die Trinkmenge zu steigern, durchschnittlicher täglicher Ethanolkonsum (g täglich), Zeitpunkt des letzten Alkoholkonsums, Entzugssymptome (keine, leichte, schwere einschließlich Halluzinationen), Klassifikation der Alkoholkrankheit, Abhängigkeit von anderen Drogen, Alkoholkrankheit bei Familienangehörigen ersten Grades, $\gamma$GT (4–25/26–50/ > 50 U/mm³), Leberhistologie (normal, Fettleber 1., 2., 3. Grades, Zirrhose), Thrombozyten (Normbereich, unter 150 000/mm³). Die Ethanol- und Azetaldehydkonzentration im Blut sowie die Harmankonzentration im Urin wurden bei der Aufnahme in die Klinik und 2 Wochen danach während der Entgiftungsperiode bestimmt.

## Ergebnisse

Nach statistischer Analyse der Daten ergeben sich die in Tabelle 1 aufgeführten Korrelationen. Demnach besteht eine Abhängigkeit der Harmankonzentration besonders 14 Tage nach stationärer Aufnahme von der damaligen Konzentration und einigen anamnestischen Daten sowie einigen Laborparametern. Bemerkenswert ist dabei, daß die Patienten während des stationären Aufenthalts keinen Alkohol zu sich nahmen, was durch Messung der Blutkonzentration kontrolliert wurde.

Die Harmankonzentration der Patienten bei der Aufnahme war signifikant höher als die der Kontrollgruppe. Der Medianwert nach 14 Tagen lag ebenfalls noch über dem der Kontrollgruppe.

Einer genaueren statistischen Analyse wurden die folgenden Beziehungen unterzogen:
1) Einfluß familiärer Belastung auf die Harmankonzentration,
2) Zusammenhang zwischen dem Grad der pathologischen Veränderungen und der Harmankonzentration,
3) Alter beim ersten Rausch und der Harmankonzentration.
Eine familiäre Belastung wurde von 6 Patienten berichtet (30%). Mit den Daten wurde eine Kovarianzanalyse gerechnet mit Harman-A (Harmankonzentration bei Aufnahme in die Klinik) als Kovariate. Der resultierende F-Wert von 1,4 ist auf dem 5%-Niveau signifikant. Daraus läßt sich der Schluß ziehen, daß Personen mit familiärer Belastung eine signifikant höhere Harmankonzentration (Mittel 2,1) um Urin aufweisen als Alkoholiker ohne Vorbelastung (Mittel 1,64).

Die Prüfung eines statistischen Zusammenhangs zwischen dem Ausmaß der Leberschädigung und Harman-14 (Harmankonzentration 14 Tage nach Aufnahme) erfolgte durch Berechnung der

**Tabelle 1.** Einfache Korrelationsprüfung der Variablen mittels SPSS-Programm und Multiplan. *Harman-A* Harmankonzentration bei Aufnahme in die Klinik, *Harman-14* Harmankonzentration 14 Tage nach Aufnahme, *Azetaldehyd-A* Azetaldehyd-konzentration bei Aufnahme in die Klinik, *neg.* negative Korrelation

| Keine Korrelation zwischen | Alter, Gewicht und Geschlecht, | und den Konzentrationen von Ethanol, Azetaldehyd, Harman |
| | durchschnittliche tägliche Trinkmenge während des vergangenen halben Jahres, Abnahme der Zahl der Thrombozyten | |
| Korrelationen (p < 0,05) zwischen | Alter der ersten Alkoholeinnahme und | Azetaldehyd-A (neg.), |
| | Alter beim ersten Rausch und | Harman-14 (neg.), |
| | Konzentration der γGT und | Harman-14 (neg.), |
| | Histologie der Leber und | Harman-14 (neg.), |
| | Harman-A und | Harman-14 |

Spearman-Rangkorrelationen. Die Berechnungen sicherten eine negative Korrelation zwischen der Harmankonzentration und dem Ausmaß der Leberschädigung. Eine ähnliche Beziehung wurde zwischen der Höhe der $\gamma$GT und Harman-14 festgestellt.

Die Pearson-Korrelation ergab nach Herauspartialisieren von Harman-A mittels Partialkorrelation (Part Corr) einen signifikanten, negativen Zusammenhang zwischen Harman-14 und dem Alter beim ersten Rausch.

## Diskussion

Wie aus Abb. 1 und aus anderen Berichten hervorgeht, ist Harman eines von etwa 10 $\beta$-Carbolinen, deren Vorkommen unter physiologischen Bedingungen beim Menschen oder Säugetier nachgewiesen wurde bzw. wahrscheinlich ist. Seine Funktion ist nicht eindeutig geklärt. Als gesichert kann gelten, daß es zu zerebraler Aktivierung führt (Naranjo 1979; Rommelspacher et al. 1981; Saano u. Airaksinen 1982). Substanzen mit ähnlicher Struktur wie Harman führen zu angeregter Stimmungslage bis Euphorie, zu optischen Halluzinationen und oft auch zu autistischen Tendenzen. Im Tierexperiment führen einige $\beta$-Carboline zu vermehrter Ethanolaufnahme.

Vor allem aus diesen Gründen war es interessant zu prüfen, ob Harman bei $\gamma$-Alkoholikern vermehrt im Urin ausgeschieden wird. Da Harman lipophil ist und gut die Blut-Hirn-Schranke überwinden kann, ist die Harmanausscheidung ein guter Indikator für die Verhältnisse in vivo. Die erhobenen Meßwerte stützen die Hypothese und zeigen für die $\beta$-Carboline erstmals, daß Harman als auslösende Substanz für das vermehrte Trinken bei diesen Alkoholkranken in Frage kommt.

Unter den Laborbefunden ist besonders hervorzuheben, daß der pathologische Abbau des Lebergewebes und der Anstieg der $\gamma$GT, die ebenfalls ein Indikator für die Funktionstüchtigkeit der Leber ist, negativ mit der Harmanausscheidung korreliert. Für die Bildung von Harman ist also eine intakte Leberfunktion wichtig. Dies deutet daraufhin, daß die Leber ein Bildungsort für Harman bei diesen Alkoholikern ist. Andererseits könnte eine eingeschränkte metabolische Leistung der Leber Indikator für eine solche Einschränkung auch bei anderen Organen, wie beispielsweise des Gehirns, sein.

Bemerkenswert ist ferner, daß die Harmankonzentration bei denjenigen Patienten höher ist, von denen Verwandte ersten Grades ebenfalls alkoholkrank sind bzw. waren. Es liegt also eine gewisse genetische Disposition für die Höhe des Harmanspiegels vor. Genauere Untersuchungen auch bei nicht erkrankten Verwandten zur Prüfung dieser Beobachtung sind geplant.

Aus Daten der Eigenanamnese ergab sich, daß das Alter des ersten Rausches mit der Konzentration von Harman nach 14 Tagen stationärer Behandlung negativ korreliert. Interessanterweise gilt dies nicht für das Alter bei der ersten Alkoholeinnahme. Wenn man annimmt, daß letzteres oft von Bezugspersonen erzwungen wird, ersteres meist auf einer Eigeninitiative beruht, würde diese Beobachtung für eine pathognomonische Bedeutung des Harmans sprechen. Allerdings ist die Gruppe der Patienten zu klein, um weiterreichende Schlüsse zu ziehen, auch nicht für diese Untergruppe der $\gamma$-Alkoholiker.

## Literatur

Airaksinen MM, Mähönen M, Tuomisto L, Peura P, Eriksson CJP (1983) Tetrahydro-$\beta$-carbolines: Effect on alcohol intake in rats. Pharmacol Biochem Behav 18/51:525–529

Majchrowicz E (1975) Induction of physical dependence upon ethanol and the associated behavioral changes in rats. Psychopharmacologia 43:245–254

Naranjo C (1979) Psychotropic properties of the harmala alkaloids. In: Efron DH, Holmstedt B, Kline NS (eds) Ethanopharmacologic search for psychoactive drugs. Raven, New York, pp 385–391

Rommelspacher H, Susilo R (1984) Biosynthesis of $\beta$-carbolines. In: Collins M (ed) Aldehyde adducts in alcoholism. Liss, New York

Rommelspacher H, Strauss S, Lindemann J (1980) Excretion of tetrahydroharmane and harmane into the urine of man and rat after a load with ethanol. FEBS Lett 109:209–212

Rommelspacher H, Nanz C, Borbe HO, Fehske KJ, Müller WE, Wollert W (1981) Benzodiazepine antagonism by harmane and other $\beta$-carbolines in vitro and in vivo. Eur J Pharmacol 10:409–416

Rommelspacher H, Damm H, Strauss S, Schmidt G (1984) Ethanol induces an increase of harman in the brain and urine of rats. Naunyn-Schmiedebergs Arch Pharmacol

Saano L, Airaksinen MM (1982) Binding of $\beta$-carbolines and caffeine on benzodiazepine receptors: Correlations to convulsions and tremor. Acta Pharmacol Toxicol 51:300–308

Shoemaker DW, Cummins JT, Bidder TG, Boettger HG, Evans M (1980) Identification of harman in the rat arcuate nucleus. Naunyn-Schmiedebergs Arch Pharmacol 310:227–230

Tuomisto L, Airaksinen MM, Peura P, Eriksson CJP (1982) Alcohol drinking in the rat: Increases following intracerebroventricular treatment with tetrahydro-$\beta$-carbolines. Pharmacol Biochem Behav 17:831–836

# Konzept und Behandlungsergebnisse einer Station für sog. depravierte Alkoholiker

H. Rothenbacher, P. Trostmann

## Zusammenfassung

Bei der Therapie von langjährig chronischen Alkoholpatienten mit schweren Folgeschäden im psychischen, somatischen und sozialen Bereich konnten erhebliche Verbesserungen erreicht werden.

Der Weissenauer Suchtkrankenbereich besteht aus einer Aufnahmestation, einer Rehabilitationsstation (Rahlenhof), einer Station zur Behandlung chronischer Suchtkranker, einem Übergangswohnheim sowie einer Ambulanz.

Intensive Verbindungen und Verknüpfungen mit zahlreichen Selbsthilfegruppen, den regional zuständigen Psychosozialen Beratungsstellen sowie zu 2 Vereinen (Verein zur Förderung psychisch Kranker, Ravensburg-Weissenau e. V., ANODE – Selbsthilfeverein zur Förderung der beruflichen Eingliederung Suchtkranker und Suchtgefährdeter e. V.) mit therapeutischen Wohngruppen, Ausbildungswerkstatt und therapeutischen Wohngemeinschaften ergänzen den stationären Kern im Sinne eines Behandlungsverbunds.

Sogenannte depravierte Alkoholiker mit langjährigen chronischen Krankheitsverläufen und schweren Folgeschäden im psychischen, somatischen und sozialen Bereich werden seit 1976 auf der genannten Station zur Behandlung chronisch Suchtkranker therapiert.

Die Klientel läßt sich unter Zusammenfassung der soziodemographischen Daten folgendermaßen beschreiben:

Der typische Patient dieser Station verfügt kaum noch über soziale Bezüge, steht in seiner beruflichen Situation ziemlich am Ende der sozialen Rangskala, ist überwiegend arbeitslos oder frühberentet und kann selten eine qualifizierte Ausbildung aufweisen.

Der wichtigste therapeutische Schritt besteht darin, zum Patienten zunächst eine persönliche Beziehung aufzubauen, welche neben emphatisch-akzeptierenden auch konfrontative Anteile enthalten muß. Zu differenzieren ist hierbei eine Konfrontation mit Ereignissen aus der Vorgeschichte mit jetzigem Verhalten im therapeutischen Setting sowie in der Begegnung zwischen Patient und Therapeut.

Das Behandlungsprogramm selbst umfaßt kontrollierende Anteile (Hausordnung, Punkteprogramm, Kontrollen), selbstverantwortlichkeitsfördernde Anteile (Stationsversammlungen, Verantwortungsposten, Interessengruppen, Krisengruppen bei Rückfällen oder Entweichungen, Gruppenausgang) sowie therapeutische Anteile im engeren Sinn (Einzeltherapie, Gruppentherapie, Familiengespräche, Selbstversorgungsgruppe, Lerngruppe, Heimgruppe als Vorbereitung auf Heimverlegungen, Korsakow-Gruppe, Arbeits- und Beschäftigungstherapie, Hygieneprogramm, Sport).

Die Behandlungsergebnisse (n = 112, durchschnittlicher Katamnesezeitraum 68 Wochen, Drop-out-Quote 25,8%, soziale Stabilität 40%, Abstinenz 20%, Wiederaufnahmequote 23%) sprechen unter Berücksichtigung der schwerstkranken und geschädigten Klientel dafür, die bei diesen Patienten oft anzutreffende therapeutische Resignation aufzugeben und differenzierte, den individuellen Bedürfnissen flexibel anzupassende Therapieprogramme zu entwickeln. Planung und Realisierung entsprechender Nachsorgeeinrichtungen und Dauerwohnmöglichkeiten sind dabei notwendige Bedingungen zur Verhinderung von Dauerhospitalisierungen oder Drehtüreffekten.

# Verlaufsuntersuchungen an Kindern mit Alkoholembryopathie

H.-C. Steinhausen, H.-L. Spohr

## Zusammenfassung

Eine Nachuntersuchung von 56 Kindern mit Alkoholembryopathie ergab eine erstaunliche Tendenz zur Kompensation auffälliger Befunde. Es besteht eine enge Beziehung zwischen Schweregrad der morphologischen Schädigung und Ausmaß des Alkoholkonsums einerseits sowie zwischen Ausmaß psychopathologischer Auffälligkeiten und Intelligenzminderung andererseits.

## Einleitung

Die Auswirkungen des mütterlichen Alkoholabusus während der Schwangerschaft in Form eines Mißbildungssyndroms – der sog. Alkoholembryopathie – sind in einer Vielzahl von Berichten dokumentiert worden. In eigenen Arbeiten haben wir mehrdimensional angelegte Untersuchungen auf pädiatrischer, neurologischer, kinderpsychiatrischer und kinderpsychologischer Ebene hinsichtlich Methodik und Ergebnissen wiedergegeben (Nestler et al. 1981 a, b). Mit diesen Arbeiten wurde der Erkenntnisstand über das Mißbildungssyndrom, das durch eine intrauterine Wachstumsverzögerung, einen verringerten Kopfumfang (Mikrozephalus), geistige Entwicklungsverzögerung und Hyperaktivität sowie charakteristische dysplastische Zeichen (die sog. kraniofaziale Dysmorphie) gekennzeichnet ist, beträchtlich erweitert.

Die Befunderhebung unserer Erstuntersuchungen wurde nach durchschnittlich 3 Jahren an einer geringfügig verminderten, jedoch für die Ausgangsstichprobe noch repräsentativen Anzahl von Patienten wiederholt. Im folgenden bringen wir eine gekürzte Wiedergabe der Ergebnisse dieser Verlaufsstudien, über die an anderer Stelle ausführlich berichtet worden ist (Spohr u. Steinhausen 1984; Steinhausen 1984; Steinhausen et al. 1984).

## Stichproben und Methodik

Von ursprünglich 71 Kindern mit Alkoholembryopathie wurden 56 pädiatrisch nachuntersucht; dabei wurden sämtliche Mißbildungen und sog. Minoranomalien erfaßt. Psychiatrische Untersuchungen anhand eines standardisierten Interviews konnten ursprünglich bei 49 und in der Nachuntersuchung bei 28 Kindern vorgenommen werden. Die neurologische Untersuchung unter besonderer Berücksichtigung reifungsabhängiger Zeichen wurde bei 26 bzw. 19 Kindern durchgeführt. Schließlich wurden testpsychologische Untersuchungen zur Erfassung von Intelligenz, sprachlicher Entwicklung und visueller Wahrnehmung ursprünglich bei 32 und zum Zeitpunkt der Katamnese bei 16 Kindern vorgenommen. Für die unterschiedlichen Stichprobenumfänge bei der Erstuntersuchung war die Altersabhängigkeit der Untersuchungsverfahren verantwortlich. Die Schwundquote bei Nachuntersuchung ging wesentlich auf Ortswechsel und Verweigerung zur Teilnahme, seltener auf Todesfälle zurück.

## Ergebnisse

Eine zusammenfassende Betrachtung des Verlaufs – ohne die an anderer Stelle vorgenommene Dokumentation der Daten – ergab, daß die kraniofaziale Dysmorphie bei den untersuchten Kindern abnahm. Dies galt für die Merkmale Retrogenie, Nasolabialfalten, Epikanthus, Muskelhypotonie, Ptosis, hoher Gaumen, Strabismus und Blepharophimose. Parallel dazu vollzog sich ein deutlicher Trend zur Normalisierung der morphometrischen Parameter Kopfumfang, Körpergewicht und Körperlänge.

Auch die neurologische Untersuchung zeigte eine Funktionsverbesserung v. a. der reifungsabhängigen Befunde. Parallel dazu nahm der Anteil abnormer EEG-Befunde im Sinne von Allgemeinveränderungen 1. und 2. Grades ab.

In der psychiatrischen Untersuchung konnte ebenfalls ein Rückgang des quantitativ erfaßten Ausmaßes der Auffälligkeiten beobachtet werden. Gleichwohl zeigten einige Symptome wie das Kardinalmerkmal der Hyperaktivität eine deutliche Persistenz. In dieser Persistenz mußte auch die Ursache für die dysproportional hohen Raten einer beeinträchtigten Schulentwicklung gesehen werden, die aufgrund der ebenfalls festgestellten Trends der Normalisierung der Intelligenzbefunde nicht zu erwarten war. Für die Intelligenzentwicklung mußte allerdings einschränkend festgestellt werden, daß extrem geschädigte Kinder in der Regel geistig behindert blieben.

## Diskussion

Mehrdimensional angelegte Studien zum Verlauf der Alkoholembryopathie haben eine erstaunliche Tendenz der Kompensation von auffälligen Befunden und Symptomen ergeben. Weiterführende Analysen zeigten, daß hier ganz offensichtlich schwerpunktmäßig biologische Nachreifungsfaktoren wirksam waren. Der Rückgang der dysmorphen Zeichen dürfte auch die Erklärung für die Tatsache abgeben, daß dieses Syndrom so häufig übersehen wird. Andererseits schaffen Anteile eines persistierenden organischen Psychosyndroms mit Hyperaktivität und Ablenkbarkeit trotz einer generellen Besserung psychopathologischer Auffälligkeiten und einer Normalisierung kognitiver Funktionen Bedingungen, die den weiteren Entwicklungsverlauf in der Schule beeinträchtigen. Für schwergeschädigte Kinder bleiben die Entwicklungsmöglichkeiten sehr begrenzt. Dabei besteht, wie wir in früheren Berichten dargelegt haben, eine enge Beziehung zwischen dem Schweregrad der morphologischen Schädigung und dem Ausmaß des Alkoholkonsums einerseits sowie dem Ausmaß der psychopathologischen Auffälligkeiten und Intelligenzminderungen andererseits.

## Literatur

Nestler V, Spohr H-L, Steinhausen H-C (1981 a) Die Alkoholembryopathie. Mehrdimensionale Studien zu den Folgen des Alkoholismus in der Schwangerschaft. Enke, Stuttgart

Nestler V, Spohr H-L, Steinhausen H-C (1981 b) Mehrdimensionale Studien zur Alkoholembryopathie. Monatsschr Kinderheilkd 129:404–409

Spohr H-L, Steinhausen H-C (1984) Der Verlauf der Alkoholembryopathie. Monatsschr Kinderheilkd

Steinhausen H-C (1984) Kinder alkoholkranker Eltern. In: Steinhausen H-C (Hrsg) Risikokinder. Kohlhammer, Stuttgart

Steinhausen H-C, Nestler V, Huth H (1982) Psychopathology and mental functions in the offspring of alcoholic and epileptic mothers. J Am Acad Child Psychiatry 21:268–273

Steinhausen H-C, Göbel D, Nestler V (1984) Psychopathology in the offspring of alcoholic parents. J Am Acad Child Psychiatry

# Verlaufsbeobachtungen bei drogeninduzierten Psychosen

W. Trabert, K.-L. Täschner

## Zusammenfassung

Eine Nachuntersuchung von 40 Fällen sog. drogeninduzierter Psychosen 6 Jahre nach ihrer ersten Behandlung wurde mit der Zielsetzung durchgeführt, anhand des Verlaufs einen Beitrag zur exakteren Diagnostik und Prognostik dieser Psychoseform zu leisten. Während Querschnittsuntersuchungen eine gewisse Abgrenzung gegenüber der Gruppe der Schizophrenien zu ermöglichen schienen, zeigt die Verlaufsbeobachtung von 17 Fällen eine hohe Übereinstimmung mit dem Krankheitsbild der „klassischen" Schizophrenie. 10 Patienten zeigten deutliche Residualsymptome, 3 weitere Patienten diskrete inhaltliche und formale Denkstörungen, und nur 4 Patienten waren bei der Nachuntersuchung psychopathologisch unauffällig. Der überwiegend ungünstige Verlauf ist möglicherweise auf die überwiegend defiziente soziale Ausgangssituation, den verzögernden Einfluß des Lebens in der Drogenszene auf den Beginn der Behandlung einer Krankheit bzw. auf die Verstärkung einer primär vorhandenen Psychose durch den (symptomatischen) Drogenkonsum zurückzuführen.

Mit dem zunehmenden Gebrauch von Rauschdrogen in den letzten Jahrzehnten konnte auch immer wieder bei Drogenkonsumenten das Auftreten psychotischer Bilder beobachtet werden, die über bloße Intoxikationszustände hinausgingen. Dabei stellte sich zunächst die Frage, ob es sich bei diesen psychotischen Bildern nicht um exogene Psychosen handelt, da eine entsprechende Noxe ja in Gestalt der eingenommenen Rauschdroge durchaus gegeben und auch eine entsprechende Kausalkette denkbar ist, oder aber ob hier eine „klassische" schizophrene Psychose vorliegt, die zwar verschiedenartige Beziehungen zu dem Rauschmittelkonsum aufweist, grundsätzlich aber nicht der Droge als Conditio sine qua non bedarf.

In z. T. umfangreichen Untersuchungen (Täschner 1980; Bron 1982), die sich mit dem querschnittsmäßigen Bild psychotischer Zustände bei Drogenkonsumenten befaßten, konnte gezeigt werden, daß es bei Drogenkonsumenten immer wieder zum Auftreten psychotischer Bilder kommen kann, die sich vom psychopathologischen Querschnitt her nur in wenigen Punkten von einer schizophrenen Psychose unterscheiden.

*Drogeninduzierte Psychose* nennen wir daher ein schizophrenie-ähnliches Krankheitsbild, dessen Auslösung und pathoplastische Ausgestaltung durch Drogenkonsum mitgeprägt wird. Diesem Krankheitsbild kommt keine eigene Stellung innerhalb des nosologischen Systems zu, sondern es läßt sich als syndromatologische Einheit in die Gruppe der schizophrenen Psychosen einordnen. Von der „klassischen" schizophrenen Psychose unterscheidet es sich durch bestimmte „exogene Beimengungen" (optische und taktile Halluzinationen, Orientierungs-, Merkfähigkeits- und Gedächtnisstörungen; Täschner 1980). Der *Entstehungsmodus* dieses Krankheitsbildes wird als das Zusammenwirken dispositioneller Faktoren mit peristatischen Faktoren – in diesem Fall dem Konsum von Rauschdrogen – im Sinne einer Ausklinkung einer bereits vorhandenen Bereitschaft des Organismus, an einer Schizophrenie zu erkranken, durch Rauschdrogen verstanden.

Im Gegensatz zu der nicht geringen Anzahl von Arbeiten, die sich mit dem aktuellen Bild psychotischer Zustände bei Drogenkonsumenten befassen, liegen nur wenige Untersuchungen über den Verlauf solcher drogeninduzierten Psychosen vor (Bron et al. 1977; Glass u. Bowers 1970).

*Ziel* der vorliegenden Untersuchung war es, im Rahmen einer Nachuntersuchung Aussagen über den Verlauf und die Prognose drogeninduzierter Psychosen zu machen.

1973 berichtete Täschner auf einem Kongreß über 40 Patienten, bei denen 1971/1972 aufgrund des querschnitthaften psychopathologischen Bildes sowie eines bestehenden Drogenkonsums die Diagnose einer drogeninduzierten bzw. „endoformen paranoid-halluzinatorischen Psychose" gestellt wurde. (Die Ergebnisse wurden 1980 publiziert.) Das Muster der damals gefundenen psychopathologischen Störungen unterschied sich nur geringfügig (z. B. Denkverlangsamung und Merkfähigkeitsstörungen) von dem „klassischer" schizophrener Psychosen. Es handelte sich um 35 Männer sowie 5 Frauen im Alter zwischen 16 und 27 Jahren. In 7 Fällen konnte vermutet werden, daß die Psychose bereits vor dem Beginn des Drogenkonsums eingesetzt hatte, dieser also möglicherweise eine Form der Selbsttherapie darstellte. In 22 Fällen kam es erst nach bestehenden Drogenkonsum zur Manifestation der Psychose. In 11 Fällen war diese zeitliche Differenzierung nicht mehr möglich.

Im Rahmen der 1978 durchgeführten *Nachuntersuchung* zeigte sich zunächst bei Durchsicht der Krankenakten bzw. bei entsprechenden Nachforschungen, daß 4 Patienten verstorben waren; bei 2 Patienten war durch Auswanderung eine Nachuntersuchung unmöglich geworden. 17 Patienten konnten entweder nicht erreicht werden, oder sie reagierten nicht auf unsere Kontaktversuche bzw. lehnten eine Nachuntersuchung ab.

17 Patienten konnten nachuntersucht werden, wobei es sich um 16 Männer und 1 Frau handelte mit einer Altersspanne von 22 bis 32 Jahren. Bezüglich der Alters- und Geschlechtsverteilung sowie des Drogenkonsumverhaltens unterschied sich das nachuntersuchte Kollektiv nicht von der Ausgangsgruppe.

Die Untersuchung selbst gliederte sich in 4 Bereiche:

1) Erhebung einer z. T. standardisierten Anamnese,
2) Erstellung eines psychopathologischen Befundes und
3) Anwendung einer reduzierten Form des HAWIE (Hamburg-Wechsler-Intelligenztest für Erwachsene).

   Ferner wurden den Patienten
4) 2 Beschwerdelisten vorgelegt: zum einen die Paranoiddepressivitätsskala von v. Zerssen und zum anderen der „Frankfurter Beschwerdefragebogen" von Süllwold, der zur Erfassung schizophrener Basisstörungen dienen sollte.

Bezüglich prämorbider Daten ergab sich familienanamnestisch eine Belastung mit endogenen Psychosen in 5 Fällen (29%), eine Belastung mit Suchtleiden in 8 Fällen (47%) sowie ätiologisch nicht weiter geklärten Suiziden in 7 Fällen (41%).

Ein komplizierter Geburtsverlauf war bei 7 Patienten (41%) festzustellen.

Verhaltensstörungen im Vorschulalter traten bei 8 Patienten (47%) auf.

Eine Broken-home-Situation fand sich bei 13 Fällen (76%), ein Schul- oder Ausbildungsabbruch vor Manifestation der Psychose bei 13 Patienten (76%).

Bezüglich der eingenommenen Drogen lag bei allen Patienten ein Mehrfachkonsum vor. Die Häufigkeit der jeweils eingenommenen Substanzen ist in Tabelle 1 veranschaulicht.

Bei 11 Patienten (65%) manifestierte sich die Psychose erst nach bestehendem Drogenkonsum; bei 3 Patienten (18%) ließen sich schon Zeichen einer Psychose vor bestehendem Drogenkonsum feststellen. Bei weiteren 3 Patienten (18%) war diese zeitliche Differenzierung nicht exakt möglich.

Bei 10 Patienten (60%) lag zum Zeitpunkt der Nachuntersuchung (1978) der letzte Drogenkonsum 5 Jahre oder mehr zurück, bei 6 Patienten (35%) lag er bis zu 1 Jahre zurück und bei 1 Patienten (6%) lag er 1 Monat zurück. In keinem der Fälle war die Frequenz der Drogeneinnahme innerhalb der letzten 2 Jahre aber größer als einmal pro Quartal.

Bei 3 Patienten (18%) war es seit der Erstmanifestation der Psychose – also im Katamnesezeitraum – zu 5 oder mehr psychiatrischen Krankenhausaufenthalten gekommen, in 10 Fällen (60%) waren 2–4 Krankenhausaufenthalte in Erfahrung zu bringen, bei nur 4 Patienten (24%) fand sich ein einmaliger Krankenhausaufenthalt. Bei 4 Patienten betrug die maximale Dauer der Krankenhausaufenthalte mehr als 1 Jahr, bei 10 Patienten (60%) betrug die maximale Dauer der Krankenhausaufenthalte 6 Monate, bei 3 Patienten (18%) bis zu 1 Jahr.

Vier der Patienten (24%) boten bei der Nachuntersuchung ein unauffälliges Bild, einer dieser Patienten hatte allerdings eine schizoaffektive, zum Untersuchungszeitpunkt remittierte Psychose,

**Tabelle 1.** Eingenommene Drogen (Mehrfachkonsum)

|              | n  | [%]   |
|--------------|----|-------|
| Haschisch    | 17 | (100) |
| LSD          | 17 | (100) |
| Opiate       | 14 | (82)  |
| Stimulanzien | 7  | (41)  |
| Meskalin     | 4  | (24)  |
| Sedativa     | 2  | (12)  |
| Alkohol      | 13 | (76)  |

die jedoch in der Vorgeschichte häufige Krankenhausaufenthalte notwendig gemacht hatte.

Bei 3 Patienten ließen sich nur sehr diskrete Denkstörungen oder leichte, paranoid gefärbte Denkinhalte nachweisen, die sich im Rahmen unserer Untersuchung nicht einem klaren psychotischen Krankheitsgeschehen zuordnen ließen.

Bei 4 Patienten fanden wir ein produktives psychotisches Bild mit einer leichten Defektsymptomatik. Bei 5 Patienten (29%) lag ein produktives psychotisches Bild mit einer daneben bestehenden schweren Defektsymptomatik vor, bei 1 Patienten (6%) konnten wir eine schwere Defektsymptomatik beobachten, wobei allerdings keine psychotischen Produktionen mehr nachweisbar waren. Bei den produktiven und/oder defektuösen Bildern (n = 10) waren in unterschiedlicher Häufigkeit folgende psychopathologische Einzelsymptome zu beobachten (Tabelle 2):

Optische oder taktile Halluzinationen, Zwangssymptome oder Orientierungsstörungen waren in keinem der Fälle vorhanden. Der bei 10 Patienten (60%) gefundene Defektzustand zeigte in 3 Fällen eine Betonung im affektiven Bereich, bei 1 Patienten einen deutlichen Schwerpunkt im Antriebsbereich. Bei 2 Patienten standen ausgesprochene Denkstörungen im Vordergrund des defektuösen Geschehens, bei 4 Patienten zeigte sich ein globaler Defekt.

**Tabelle 2.** Psychopathologische Einzelsymptome bei produktiven und/oder defektuösen Bildern (n = 10)

|                            | n  | [%]   |
|----------------------------|----|-------|
| Formale Denkstörungen      | 10 | (100) |
| Affektive Inadäquatheit    | 8  | (80)  |
| Paranoide Denkinhalte      | 7  | (70)  |
| Akustische Halluzinationen | 6  | (60)  |
| Ängstlichkeit              | 6  | (60)  |
| Mißtrauen                  | 5  | (50)  |
| Affektarmut                | 5  | (50)  |
| Motorische Unruhe          | 3  | (30)  |
| Antriebsarmut              | 2  | (20)  |
| Ich-Störungen              | 1  | (10)  |
| Parakinesen                | 1  | (10)  |

Zum Zeitpunkt der Nachuntersuchung war es aufgrund der Krankheit bei 6 Patienten (35%) zu einer sozialen Desintegration gekommen, mit Verwahrlosung, Heimunterbringung oder Dauerunterbringung in psychiatrischen Landeskrankenhäusern.

Zusammenfassend läßt sich feststellen, daß eine Nachuntersuchung von 17 Patienten mit drogeninduzierten Psychosen im zeitlichen Abstand von 6 Jahren in 10 Fällen (60%) ein defektuöses psychotisches Bild mit im Vordergrund stehenden Denk- und Affektstörungen ergab. Auffällig dabei ist, daß mit Deutlicherwerden des eigengesetzlich ablaufenden psychotischen Geschehens die anfänglich bestehende Drogenproblematik mehr und mehr in den Hintergrund trat.

Bei 6 Patienten (35%) hatte die Krankheit zu einer völligen sozialen Desintegration mit z.T. jahrelangen Krankenhausaufenthalten geführt.

Gegenüber den bekannten schizophrenen Verlaufsformen konnten keine wesentlichen Unterschiede beobachtet werden, insbesondere fanden sich von psychopathologischer Seite her nicht die diskriminierenden Faktoren einer „klassischen" schizophrenen Psychose – z.B. taktile Halluzinationen, amnestischer Symptomenkomplex (Grosch 1948) –, wie sie von Täschner (1980) für das Anfangsstadium drogeninduzierter Psychosen beschrieben wurden. Wir halten daher die Vermutung für berechtigt, daß es im Verlauf sog. drogeninduzierter Psychosen bezüglich des psychopathologischen Bildes zu einer Angleichung an die bisher schon bekannten Verlaufsformen schizophrener Psychosen kommt. Verlauf und Prognose drogeninduzierter Psychosen müssen aber angesichts der von uns beobachteten hohen Zahl der defektuösen Bilder als ungünstig bewertet werden.

Über die Ursachen für diesen von uns gesehenen ungünstigen Verlauf drogeninduzierter Psychosen lassen sich noch keine definitiven Aussagen machen, jedoch ist es z.B. durchaus denkbar, daß diejenigen Faktoren, die die Entstehung eines Drogenkonsums fördern können – z.B. eine Broken-home-Situation, wie wir sie häufig fanden –, sich auch ungünstig auf den Verlauf der Psychose auswirken, indem sie zu einem instabilen sozialen Umfeld beitragen und dadurch z.B. eine konsequente Behandlung erschweren.

Möglicherweise führt auch das Abdriften in die Drogenszene bei Krankheitsbeginn dazu, daß erste Krankheitssymptome „kupiert" werden in dem Sinne, daß sie als Ausdruck einer unmittelbaren Drogenwirkung und nicht als erstes Symptom einer möglichen eigengesetzlich ablaufenden endogenen Psychose begriffen werden, was eine Verzögerung und Erschwerung einer effizienten Therapie zur Folge hat.

Denkbar ist auch, daß der manchmal im Sinne einer Selbsttherapie betriebene Drogenkonsum bei Psychosekranken, der über das Phänomen des „Ausklinkens" zu einem Circulus vitiosus führt, den Verlauf ungünstig beeinflußt.

Ebenso dürfte die bei Krankheitsbeginn häufig bestehende Zugehörigkeit zur Drogenszene mit oft wechselnden, nicht dauerhaften sozialen Bindungen ein insgesamt instabiles und beziehungsloses Milieu schaffen, in dem sich die Psychose, ohne zunächst als solche erkannt zu werden, ungehindert fortentwickeln kann.

## Literatur

Bron B (1982) Drogenabhängigkeit und Psychose. Psychotische Zustandsbilder bei jugendlichen Drogenkonsumenten. Springer, Berlin Heidelberg New York

Bron B, Fröscher W, Gehlen W (1977) Analyse chronischer psychotischer Zustandsbilder bei jugendlichen Drogenkonsumenten. Fortschr Neurol Psychiatry 45:53–75

Glass GS, Bowers MB (1970) Chronic psychosis associated with longterm psychotomimetic drug abuse. Arch Gen Psychiatr 23:97–103

Grosch H (1948) Zur Psychopathologie der organischen Bewußtseinstrübung. Nervenarzt 19:471–478

Keup W (1967) Psychotic symptoms due to cannabis abuse. (A survey of newly admitted mental patients.) Dis Nerv Syst 31:119–126

Täschner K-L (1973) Psychosen bei Drogenkonsumenten. Vortrag auf dem 3. Wiss. Kongreß der Dt. Akademie für medizinische Fortbildung über „Drogenkonsum und Abhängigkeit", 5.2.1973, Kassel

Täschner K-L (1980a) Rausch und Psychose. Psychopathologische Untersuchungen an Drogenkonsumenten. Kohlhammer, Stuttgart

Täschner K-L (1980b) Zur Symptomatik und Differentialdiagnose von Psychosen bei Drogenkonsumenten. Suchtgefahren 26:195–199

# Medikamentenmißbrauch und -abhängigkeit bei stationären psychiatrischen Patienten

B. Wolf, W. Poser, L. G. Schmidt, E. Rüther

## Zusammenfassung

In einer Studie von 1980–1983 der Universitätskliniken Berlin, Göttingen und München sollte an stationären psychiatrischen Patienten die Häufigkeit von Medikamentenmißbrauch und -abhängigkeit, sowie die Häufigkeit und die Art der verwendeten Medikamente ermittelt werden.

Bei den insgesamt 895 Patienten mit Medikamentenmißbrauch, entsprechend 7% aller stationären Aufnahmen, standen Benzodiazepine (BZD) mit 78% an der Spitze, gefolgt von nicht-BZD-Hypnotika in 27% und Analgetika in 25%. Bei der Hälfte der Patienten lag gleichzeitig ein Alkoholmißbrauch bzw. -abhängigkeit vor.

Es überwog eine BZD-Abhängigkeit im Rahmen einer Polytoxikomanie gegenüber einer isolierten BZD-Abhängigkeit. In allen 3 Kliniken lautete die Reihenfolge der am häufigsten verwendeten BZD-Derivate Diazepam, Bromazepam und Lorazepam.

## Einleitung

Ziele unserer Erhebung waren, die Häufigkeit von Medikamenten-mißbrauch bzw. -abhängigkeit bei hospitalisierten psychiatrischen Akutpatienten zu ermitteln und einen Überblick über das Spektrum der mißbräuchlich verwendeten Medikamente zu erhalten. Gemäß der Häufigkeit stand die Untersuchung der Benzodiazepin-(BZD-)Abhängigkeit im Vordergrund; es wurde der Frage nach der primären bzw. sekundären BZD-Abhängigkeit nachgegangen und die sich ergebenden klinischen Probleme, insbesondere die Entzugssymptomatik, beleuchtet.

## Methodik

Während des Zeitraums von Mai 1980 bis Dezember 1983 wurden in einer vom Bundesgesundheitsamt unterstützten Studie an den 3 psychiatrischen Universitätskliniken Berlin, Göttingen und München alle stationären Patienten mit Medikamentenmißbrauch bzw.

-abhängigkeit gemäß der WHO-Definition (WHO 1965) anhand eines speziellen Fragebogens erfaßt.

## Ergebnisse

Es wurden insgesamt 895 Patienten (Berlin 145, Göttingen 211 und München 539) mit Medikamentenmißbrauch bzw. -abhängigkeit registriert, was 7% aller Klinikaufnahmen (Gesamt ≈ 12 700; Berlin ≈ 2000, Göttingen ≈ 3300, München ≈ 7400) entspricht. Das Geschlechtsverhältnis betrug 42% Männer : 58% Frauen.

Mißbrauch wurde bei 33% der Patienten angenommen, rein psychische Abhängigkeit bei 31% und physische Abhängigkeit bei 36%; 52% betrieben zusätzlich Alkoholmißbrauch bzw. waren alkoholabhängig, 11% nahmen neben Medikamenten auch illegale Drogen. Patienten mit Alkoholproblematik wurden bei der Bewertung der körperlichen Abhängigkeit von Medikamenten i. allg. nicht mit einbezogen, außer es handelte sich klar um einen zweizeitigen Entzug, d. h. anfangs vornehmlich vegetative alkoholbedingte Entzugssymptome, gefolgt von länger anhaltenden Entzugserscheinungen mehr psychischer Natur, die eher einer BZD-Abhängigkeit zuzuordnen sind. Ebenso wurden Wahrnehmungsstörungen quantitativer Art, z. B. Geräusch- oder Lichtüberempfindlichkeit, bzw. qualitativer Art, z. B. optische Verzerrung, Schwankgefühl, die als relativ typisch für den BZD-Entzug gelten (Lader 1983; Lader u. Petursson 1983), gewertet.

**Tabelle 1.** Überblick über die gleichzeitig oder sukzessiv mißbrauchten Medikamente

|                                      | n   | [%]   |
|--------------------------------------|-----|-------|
| Benzodiazepine                       | 700 | (78)  |
| Hypnotika                            | 245 | (27)  |
| Analgetika (Nichtmorphintyp)         | 227 | (25)  |
| Stimulanzien                         | 88  | (10)  |
| Appetitzügler                        | 34  | (4)   |
| Morphinderivate und -ersatzstoffe    | 69  | (8)   |
| Clomethiazol (Distraneurin)          | 59  | (7)   |
| Biperiden (Akineton)                 | 20  | (2)   |
| Gesamt                               | 895 | (100) |

Betrachtet man die Art der mißbräuchlich verwendeten Medikamente, so standen die BZD mit 78% an der Spitze. In weitem Abstand folgten Hypnotika (Barbiturate > Diphenhydramin > Bromharnstoffderivate > Methaqualon) mit 27% und Nichtopiatanalgetika mit 25% (Tabelle 1).

## Benzodiazepinmißbrauch bzw. -abhängigkeit

Von den insgesamt 700 Patienten mit BZD-Mißbrauch benutzten 70% (488 Patienten) auch andere Suchtmittel, 212 Patienten benutzten ausschließlich BZD, davon je die Hälfte mehrere BZD-Derivate bzw. von Anfang an ein und dasselbe BZD-Präparat. An allen 3 Kliniken lautete die Reihenfolge der am häufigsten mißbräuchlich verwendeten BZD: Diazepam in insgesamt 239, Bromazepam in 182 und Lorazepam in 155 Fällen.

Von den insgesamt 212 Patienten (24% von 895) mit *isoliertem BZD-Konsum* wurden 29% (n = 61) als Mißbrauch, 19% (n = 40) als ausschließlich psychisch abhängig und 52% (n = 111) als körperlich abhängig klassifiziert. Nur bei 19% (n = 41) von ihnen wurde eine sekundäre BZD-Abhängigkeit – meist Umsteiger von Alkohol auf BZD – angenommen, während bei 81% (n = 111) ein primärer BZD-Mißbrauch bzw. -abhängigkeit festgestellt wurde.

43% (n = 91) der 212 Patienten mit „reinem" BZD-Mißbrauch entwickelten somatische Entzugserscheinungen, am häufigsten Tremor, Schwitzen und Schlafstörung, 33% (n = 71) zeigten Entzugssymptome psychischer Natur, meist in Form von Angst und innerer Unruhe. Die Differentialdiagnose zwischen Entzugssyndrom und Grunderkrankung (Hallstorm u. Lader 1981; Lader 1983; Tyrer et al. 1981) erwies sich insbesondere in einigen Fällen mit Angstneurose bzw. agitierter endogener Depression als schwierig. 6% (n = 13) machten eine Entzugspsychose durch, wobei ähnlich wie bei Böning u. Schrappe (1984) ein weites Spektrum an psychotischer Entzugssymptomatik, Delirien, paranoid-halluzinatorischen und depressiv-ängstlichen Syndromen gesehen wurde. Von den 7 Fällen der Münchner Klinik boten 2 Patienten eine paranoid-halluzinatorische Symptomatik bei ungestörter Orientierung, 2 ein delirantes Bild; 1 Patientin entwickelte nach einem anfänglich stuporös-mutistischen ein paranoides Syndrom. Eine Patientin hatte zu Beginn der Entzugspsychose akustische Halluzinationen bei klarer Bewußtseinslage, die von einem mehr als 4 Monate währendem Bild mit ausgeprägter Affektlabilität abgelöst wurde. Bei 1 Patienten dominierten Derealisations- und Depersonalisationserlebnisse. Abgesehen von einem Patienten hatten alle mäßig bis exzessiv überhöhte Dosen über einen Zeitraum zwischen 2 und 20 Jahren, durchschnittlich von 7,5 Jahren, genommen. Dies steht mit den Angaben in der Literatur (Kemper et al. 1980; Schöpf 1983) im Einklang, daß neben der Dosis die Dauer des Mißbrauchs für die Ausprägung des Entzugssyndroms von entscheidender Bedeutung ist. 4 Patienten erlitten einen Entzugskrampfanfall (Howe 1980; Rifkin et al. 1976).

## Beurteilung

Während eines Zeitraums von 46 Monaten wurden an 3 psychiatrischen Akutkliniken insgesamt 895 Patienten mit Medikamentenmißbrauch (33%) bzw. -abhängigkeit (66%) erfaßt, was 7% aller stationären Aufnahmen entspricht. 52% betrieben zusätzlich Alkoholmißbrauch bzw. waren alkoholabhängig. Benzodiazepine spielten bei 78% der Patienten (n = 700) die weitaus größte Rolle, gefolgt von Hypnotika bei 27% und Nichtopiatanalgetika bei 25%. BZD als alleiniges Suchtmittel verwendeten 24% der Patienten (n = 212) wovon wiederum bei der Hälfte Zeichen körperlicher Abhängigkeit beobachtet wurden. Bei der Mehrzahl von ihnen lag im Sinne einer "low dose dependence" keine oder nur eine geringfügige Dosissteigerung vor. Bei einem kleinen Teil (n = 13) mit jahrelanger Einnahmedauer und vorwiegend deutlicher Dosissteigerung kam es zu gravierenden Entzugserscheinungen in Form von Entzugspsychosen, Delirien und zerebralen Krampfanfällen, weshalb beim Entzug unter Umstellung auf ein langwirksames BZD ein Ausschleichen über mehrere Wochen unbedingt erforderlich ist. Die Entzugssymptome leichteren Grades vegetativer und insbesondere psychischer Art, wie innere Unruhe und verstärkte Angst, waren z. T. subjektiv so stark beeinträchtigend und langwierig, daß ein Entzug unter ambulanten Bedingungen schwer möglich war und in Analogie zur Alkoholabhängigkeit die Entzugserscheinungen zur Perpetuation der Sucht beitrugen. Die sich nicht selten bereits innerhalb einiger Monate entwickelnde körperliche Abhängigkeit und die damit verbundenen Absetzprobleme, sowie die mit einer BZD-Einnahme möglicherweise einhergehende Verschleierung und Entdifferenzierung psychopathologischer Syndrome, sollen zu einer umsichtigen Verordnung von BZD aufrufen, d. h. die Indikation sollte streng gestellt werden und die Therapie in den meisten Fällen auf wenige Wochen limitiert sein. Inwieweit der stationäre Entzug erfolgreich war, kann aus unserem Material nicht beurteilt werden, da bisher keine katamnestischen Untersuchungen vorliegen. Für die Suchtmittelfreiheit kommt der effizienten Therapie der psychiatrischen Grundkrankheit eine hervorragende Bedeutung zu. Unter klinischen Bedingungen werden soziale Konsequenzen der BZD-Abhängigkeit, solange keine ausgeprägte Dosissteigerung vorliegt, in den meisten Fällen verneint. Subtilere mißbrauchsbedingte Beeinträchtigungen psychosozialer Art sollten Gegenstand von Untersuchungen im ambulanten Bereich sein.

## Literatur

Böning J, Schrappe O (1984) Benzodiazepinabhängigkeit: Klinik der Entzugssyndrome. Dtsch Ärztebl 81:279–295

Hallstorm C, Lader M (1981) Benzodiazepine withdrawal phenomena. Int Pharmacopsychiatry 16:235–244

Howe J (1980) Lorazepam withdrawal fits. Br Med J II:1163–1164

Kemper N, Poser W, Poser S (1980) Benzodiazepine-Abhängigkeit. Dtsch Med Wochenschr 105:1702–1712

Lader M (1983) Dependence on benzodiazepines. J Clin Psychiatry 44:121–127

Lader M, Petursson H (1983) Abuse liability of anxiolytics. In: Malick J, Enna S, Yamamura H (eds) Anxiolytics: Neurochemical, behavioral and clinical perspectives. Raven New York pp 291–205

Rifkin A, Quitkin F, Klein D (1976) Withdrawal reaction to diazepam. Jama 236:2172–2173

Schöpf J (1983) Withdrawal phenomena after long-term administration of benzodiazepines: A review of recent investigations. Pharmacopsychiatria 16:1–8

Tyrer P, Huggett T, Rutherford D (1981) Benzodiazepine withdrawal symptoms and propanolol. Lancet I:520–522

World Health Organization Committee on dependence producing drugs (1965) WHO Tech Rep Ser 312

# Sachverzeichnis